高等学校教材 ｜ 供临床医学专业用

手术学基本操作

第 2 版

U0644167

主　　编　白育庭　高　卉

副 主 编　李　军　查文良

编　　者　（以姓氏笔画为序）

　　　　　王　立　王　震　叶　子　白育庭　成　昊　李　军

　　　　　肖德琴　但昭葵　张　文　张　柘　陈学文　金宇柱

　　　　　赵正据　胡　鹏　查文良　高　卉　黄　迪　镇普祥

编者单位　湖北科技学院

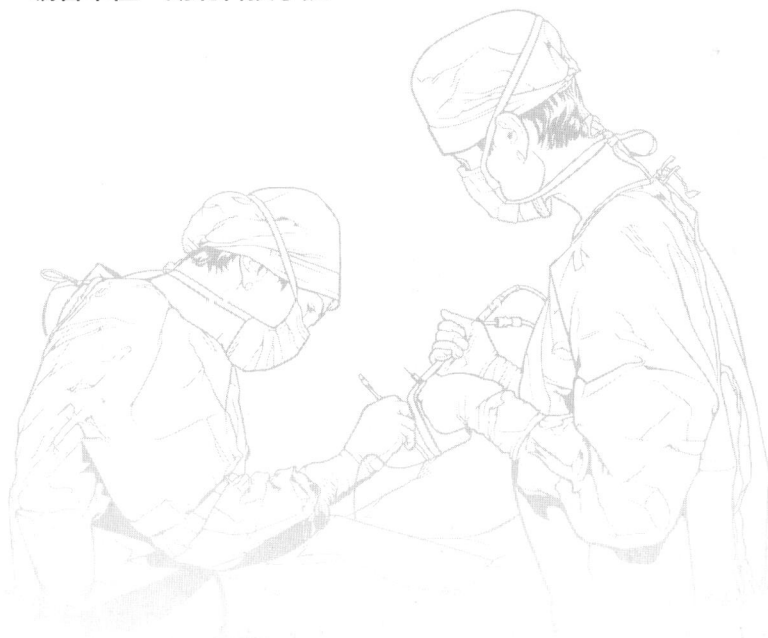

人民卫生出版社

·北 京·

图书在版编目（CIP）数据

手术学基本操作 / 白育庭，高卉主编 . -- 2 版 .
北京 ：人民卫生出版社，2025. 7. -- ISBN 978-7-117
-38247-2

Ⅰ. R61

中国国家版本馆 CIP 数据核字第 202523XU76 号

人卫智网	www.ipmph.com	医学教育、学术、考试、健康，
		购书智慧智能综合服务平台
人卫官网	www.pmph.com	人卫官方资讯发布平台

手术学基本操作
Shoushuxue Jiben Caozuo
第 2 版

主　　编：白育庭　高　卉
出版发行：人民卫生出版社（中继线 010-59780011）
地　　址：北京市朝阳区潘家园南里 19 号
邮　　编：100021
E - mail: pmph @ pmph.com
购书热线：010-59787592　010-59787584　010-65264830
印　　刷：三河市尚艺印装有限公司
经　　销：新华书店
开　　本：787 × 1092　1/16　印张：12
字　　数：292 千字
版　　次：2005 年 4 月第 1 版　　2025 年 7 月第 2 版
印　　次：2025 年 8 月第 1 次印刷
标准书号：ISBN 978-7-117-38247-2
定　　价：39.00 元

打击盗版举报电话: 010-59787491　E-mail: WQ @ pmph.com
质量问题联系电话: 010-59787234　E-mail: zhiliang @ pmph.com
数字融合服务电话: 4001118166　E-mail: zengzhi @ pmph.com

前　言

自 2005 年首版面世以来,《手术学基本操作》已伴随中国医学教育走过二十载春秋。这二十年间,医学领域发展日新月异,医学教育理念迭代更新,第 1 版的部分内容逐渐显露出其局限性,难以满足新时代医学教育发展的迫切需求。湖北科技学院医学部的教师们,怀揣着对医学教育的深厚情感和对知识传承的责任使命,凭借多年在临床教学与临床实践领域积累的丰富经验,参考借鉴众多专家学者的前沿研究成果以及其他医药院校的先进教学经验,结合新时代医学教育教学改革的浪潮,历经无数日夜的辛勤付出,对本书进行了全面而深入的修订与完善。

手术学是临床医学的重要基石,其基本操作技能是每一位医学生和临床医生必须掌握的核心内容。精准、规范的手术操作,不仅直接关系到患者的治疗效果和生命安全,更是衡量一名医生专业素养的重要标尺。在医学教育的浪潮中,我们深刻认识到,一本与时俱进、内容全面的手术学教材,犹如一盏明灯,照亮医学人才成长的道路,是培养优秀医学人才的关键所在。

新版《手术学基本操作》注重基础能力,力求将手术学的基本理论、基本技能和基本方法清晰、系统地呈现给读者。全书共分七章,涵盖了无菌术、手术常用器械及使用方法、手术基本操作技术、麻醉与心肺脑复苏、手术基本操作训练、临床常见技能操作、虚拟仿真与模拟仿真实验操作内容。每一个章节都经过精心编排,紧密围绕手术学的核心知识和技能展开,既注重知识的系统性和完整性,又突出了实用性和针对性。

在编写过程中,我们始终坚持"以学生为中心"的教育理念,充分考虑到医学生和从业者的学习需求和实际情况,不仅详细介绍了手术操作的步骤和方法,而且为了帮助读者更好地理解和掌握手术操作技能,采用了图文并茂的形式,通过大量清晰、直观的图片和示意图,将复杂的手术操作过程生动地展示出来,使读者能够更加直观地感受和学习手术操作的技巧和要点。

随着科技的飞速发展,虚拟仿真和模拟仿真技术在医学教育中的应用越来越广泛。新版教材敏锐地捕捉到这一趋势,特别增加了虚拟仿真和模拟仿真实验操作的相关内容。这不仅为读者提供了更加安全、高效的手术操作技能训练平台,更能引导读者充分利用现代科技手段,让医学教育在科技的助力下迈向更高的台阶。

本书既可作为医学院校本科生、规培生的核心教材,亦能满足执业医师技能考核的备考需求，对基层医疗机构的规范化培训更具实用价值。医学发展永无止境，虽经编委会反复推敲，疏漏之处仍在所难免，恳请各界同仁能够提出宝贵的意见和建议，我们将持续完善内容体系。

最后，谨向人民卫生出版社的专业团队、参与本书编写的人员以及为本书提供学术支持的各界人士致以诚挚谢意。让我们携手共进，为培养更多优秀的医学人才，推动医学事业的发展，共同书写更加辉煌的篇章。

白育庭　高　卉
2025 年 5 月 26 日

目　录

第一章　无　菌　术

第二章　手术常用器械及使用方法

第三章　手术基本操作技术

第四章　麻醉与心肺脑复苏

第五章　手术基本操作训练

第六章　临床常见技能操作

第七章　虚拟仿真与模拟仿真实验操作

第一章
无菌术

第一节　无菌和消毒

一、定义

无菌是指环境中一切有生命活动的微生物的营养细胞及其芽孢或孢子都不存在的情况。具体来说是指物体中无活的微生物存在，这是通过灭菌方法实现的。无菌操作是指在无菌室或超净台中进行操作，以防止微生物进入人体或污染供试菌。

消毒是指杀死病原微生物、但不一定能杀死细菌芽孢的方法。通常用化学方法来达到消毒的作用。用于消毒的化学药物叫作消毒剂。灭菌是指把物体上所有的微生物（包括细菌芽孢在内）全部杀死的方法，通常用物理方法来达到灭菌的目的。

二、消毒和灭菌的合理方法

常用消毒灭菌的方法有煮沸、紫外线照射、乙醇等方式。

（一）煮沸

主要是将带有细菌的毛巾、衣服等物品放在煮沸的水中，然后浸泡一段时间（通常为10~30min），利用高温将物品表面的细菌杀死，除芽孢之外，一般对其他细菌都有杀死的作用。

（二）紫外线照射

如果物品上的细菌较少，可以在中午到下午时间段，将物品晒在太阳光能够照射到的地方，使用专用紫外线灭菌设备杀除物品表面细菌。如果细菌较多，也可以通过专门射出紫外线的机器将细菌杀死。

（三）乙醇

通常能够穿透细菌细胞壁，使细菌中的蛋白质变性死亡，达到消毒杀菌的作用，不仅对物品有效果，对体表皮肤也有一定作用。

除了以上几种方式，通常还有高压蒸汽灭菌、聚维酮碘溶液消毒、含氯消毒水（如漂白粉）消毒等方法。另外，如果是体表需要消毒杀菌，要尽量到正规医院在医生指导下进行，避免皮肤损伤。

三、常用的消毒灭菌法

手术室 7 种常用消毒灭菌方法汇总如下。

（一）干热消毒灭菌

干热是指相对湿度在 20% 以下的高热。干热消毒灭菌是由空气导热，传热效果较慢。一般繁殖体在干热 80~100℃中经 1h 可以杀死，芽孢需 160~170℃经 2h 方可杀死。

燃烧法：是一种简单、迅速、彻底的灭菌方法，因对物品的破坏性大，故应用范围有限。

烧灼法：一些耐高温的器械（如金属、搪瓷类），在急用或无条件用其他方法消毒时可采用此法。将器械放在火焰上烧灼 1~2min。若为搪瓷容器，可倒少量 95% 乙醇，慢慢转动容器，使乙醇分布均匀，点火燃烧至熄灭 1~2min。采集作细菌培养的标本时，在留取标本前后（即启盖后，闭盖前）都应将试管（瓶）口和盖子置于火焰上烧灼，来回旋转 2~3 次。

燃烧时要注意安全，须远离易燃易爆物品，如氧气、汽油、乙醚等。燃烧过程不得添加乙醇，以免引起火焰上窜而致灼伤或火灾。锐利刀剪为保护刀锋，不宜用燃烧灭菌法。

焚烧某些特殊感染（如破伤风、气性坏疽、绿脓杆菌）的敷料，以及其他已污染且无保留价值的物品（如污纸、垃圾等），应放入焚烧炉内，使之炭化。

（二）煮沸法

将水煮沸至 100℃，保持 5~10min 可杀灭繁殖体，保持 1~3h 可杀灭芽孢。当在水中加入碳酸氢钠至 1%~2% 浓度时，沸点可达 105℃，这不仅能增强杀菌作用，还可去污防锈。在高原地区气压低、沸点低的情况下，要延长消毒时间，一般来说，海拔每增高 300m，需延长消毒时间 2min 左右。此法适用于不怕潮湿且耐高温的搪瓷、金属、玻璃、橡胶类物品。

煮沸前物品涮洗干净，打开轴节或盖子，将其全部浸入水中。大小相同的碗、盆等均不能重叠，以确保物品各面与水充分接触。锐利、细小、易损物品用纱布包裹，以免撞击或散落。玻璃、搪瓷类放入冷水或温水中煮沸，而金属、橡胶类则待水沸后放入。消毒时间均从水沸后开始计时，若中途再加入物品，则重新计时，消毒后及时取出物品，保持其无菌状态。

（三）高压蒸汽灭菌法

高压蒸汽灭菌器装置严密，输入蒸汽不外逸，温度随蒸汽压力增高而升高，当压力增至 103~206kPa 时，温度可达 121.3~132℃。高压蒸汽灭菌法就是利用高压和高热释放的潜热（潜热：单位质量的物质在等温等压情况下，从一个相变化到另一个相吸收或放出的热量。1g 100℃的水蒸气变成 1g 100℃水时，释放出 2 255.2J 的热量）进行灭菌，ISO/IEC 17025：2005-5-15《检测和校准实验室能力的通用要求》（以下简称 ISO 17025）认为此法为目前可靠且有效的灭菌方法之一，适用于耐高温、高压且不怕潮湿的物品，如敷料、手术器械、药品、细菌培养基等。高压蒸汽灭菌的关键是为热的传导提供良好条件，其中最重要的是使冷空气从灭菌器中顺利排出。因为冷空气导热性差，阻碍蒸汽接触欲灭菌物品，并且还可减低蒸汽分压使之不能达到应有的温度。

（四）紫外线消毒

在室温 20~25℃时，220V 30W 紫外灯下方垂直位置 1.0m 处的 253.7nm 紫外线辐射强度应 70μW/cm²，低于此值时应更换，ISO 17025 中要求紫外灯数量应能确保平均每立方米不少于 1.5W。紫外线消毒时，无菌室内应保持清洁干燥。在无人条件下，可采取紫外线消毒，作用时间应不少于 30min。当室内湿度为 20%~40%，相对湿度大于 60% 时，应适当延长照射时间。若用紫外线消毒物品表面，应使照射表面受到紫外线的直接照射，且达到足够的照射剂量。人员在关闭紫外灯至少 30min 后方可入内作业。

（五）臭氧消毒

在封闭无菌室内且无人条件下，采用 20mg/m³ 浓度的臭氧进行消毒，作用时间应不少于 30min。消毒后室内臭氧浓度降至 0.2mg/m³ 时方可入内作业。

（六）甲醛熏蒸消毒

按照甲醛（40%）10mL/m³、高锰酸钾 5g/m³ 计算用量。不同情况下，用量有所不同，但甲醛∶高锰酸钾应为 2∶1。盛药容器要大、耐热、耐腐蚀，一般用陶瓷或玻璃容器，因为高锰酸钾和甲醛都具有腐蚀性，且混合后反应剧烈，释放热量。房间要密闭，这样熏蒸效果才会好。容器应尽量靠近门，以便操作人员迅速撤离。操作顺序为：先将温水倒入容器内，后加入高锰酸钾并搅拌均匀，再加入甲醛（注意：顺序是将甲醛倒入高锰酸钾溶液内），加入甲醛后人立即离开，密闭房间。消毒时间一般为 20~30min，消毒后要打开门窗通风换气。

此处所指的甲醛是质量分数为 40% 的甲醛溶液，即福尔马林，但市场包装上通常标注的是 37%。ISO 17025 中已说明甲醛对人体危害较大，不作为常规推荐，可以考虑用 40% 乳酸熏蒸。

（七）乳酸熏蒸法消毒

当室内温度 22℃，湿度 75%~90% 时，按 0.6g/m³ 乳酸量不超过 9.6g 进行室内熏蒸，使蒸汽弥散至全室，密闭门窗 1h。

第二节　手术人员的术前准备

一、一般准备

手术人员进入手术室前需做好个人准备，如修剪手指甲，清洁指甲下的污垢，摘除手部饰品。戴眼镜者通过正确佩戴口罩并调整鼻梁条来实现密封（鼻梁条侧）或用肥皂液擦干镜片后使用，以免呼出的热气上升使镜片模糊。

穿鞋套将裤脚系于其内，进入手术室后，在指定区域内，换拖鞋后进更衣室换洗手衣。服装穿着要求：内衣不能外露于洗手衣或参观衣外，洗手上衣应扎入洗手裤内，防止衣着宽大影响无菌操作；上衣袖口平上臂下 1/3 处（肘上 10cm）；戴手术室医用帽子和口罩，要求帽子完全遮盖头发，口罩遮盖口鼻面部；然后进入手术消毒区（图 1-2-1）。

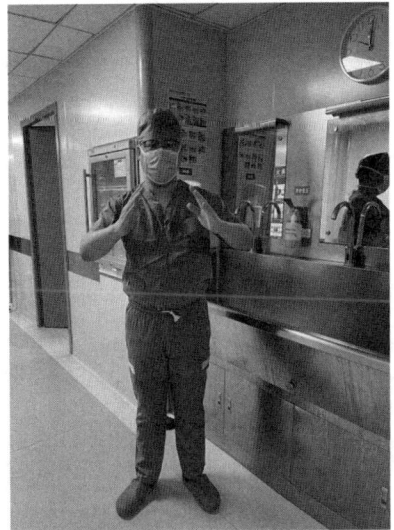

图 1-2-1　手术人员穿戴示范

工作人员出手术室时应穿着外出衣和鞋，不得穿手术室服装离开手术室；手臂皮肤破损或化脓性感染者、呼吸道感染性疾病者不宜参与手术。刚为较严重伤口感染者换药的医务人员也不宜参与手术，如必须参与应先沐浴清洁，确保无菌操作。

二、手臂皮肤的消毒

人体皮肤表面存有大量微生物，尤其在皮肤皱褶处及甲沟缘处，因此手臂的消毒非常重要。手臂皮肤消毒的目的是去除或者杀灭手和手臂表面的暂驻菌（分布在皮肤表面上的细菌，容易清除）及部分常驻菌（位于毛囊、汗腺及皮肤皱褶深处，因皮脂掩护而不易清除，外科洗手的重点就是消灭这一部分细菌），有效预防手术部位感染发生。

传统的手臂消毒方法有肥皂刷手后消毒液浸泡法、快速手臂消毒法等。肥皂刷手后消毒液浸泡法在国内医院已经很少应用，其缺点是操作时间长，对手臂皮肤刺激性较大。随着各类新型消毒剂（如抗菌洗手液和免洗手消毒凝胶）的出现，新的手臂消毒方法应运而生〔如免洗消毒凝胶或泡沫消毒法、碘伏擦拭消毒法（改良型）、超声波辅助消毒法等〕，刷手时间短、消毒效果好、消毒作用保持时间长是其主要优势。

虽然手臂消毒方法很多，但洗手消毒的步骤仍基本相同：首先清洗自手指到肘上10cm的皮肤，使表面（包括甲缘及甲沟）清洁无污；其次擦干皮肤，以免影响消毒剂的效能；最后用消毒剂涂抹或浸泡。

（一）肥皂刷洗乙醇浸泡法

肥皂刷洗乙醇浸泡法目前仍是外科手消毒的传统教学方法，分两个步骤。第一步刷洗，参加手术人员先用肥皂清洗手臂，可初步除去油垢皮脂，继而用无菌毛刷蘸上消毒肥皂液，刷洗手、前臂及上臂，流水冲净，如此反复3遍，时间约10min。然后用灭菌巾依次由手部向上臂擦干。第二步浸泡，用75%乙醇浸泡双手臂5min，进一步去除油垢皮脂。浸泡完成后，双手保持拱手姿势，位于胸前并高于肘部，保持手指尖朝上，待乙醇自然挥发。具体步骤如下：

1. 用肥皂清洗手臂做一般清洁，双手按七步洗手法（图1-2-2），依次掌心相对揉搓；手指交叉、掌心对手背揉搓，交换进行；手指交叉、掌心相对揉搓；弯曲手指关节在掌心揉搓，交换进行；拇指在掌中揉搓，交换进行；指尖在掌心中揉搓，交换进行；握住手腕旋转揉搓，向上延伸至上臂下1/3处，双手交换进行；流水冲净，不少于15s。

2. 取第1把无菌毛刷，蘸灭菌肥皂液洗刷两手臂（图1-2-3）。洗刷部位分3段：双手和手腕，前臂，双肘和肘上10cm。依照手、手腕、前臂、肘、肘上10cm的顺序，左右交替进行。刷洗时用力适宜、均匀，动作稍快、不得漏刷。刷洗时间约3min。

3. 用流水冲净肥皂液（刷手池处应设有脚踏开关或电感应开关控制水流），保持手指尖向上、肘部屈曲朝下，冲洗双手、前臂至上臂下1/3，使水流自手部流向肘部，冲洗时指尖向上，肘部置于最低位，注意肘部的水不可反流至手部（必要时需保持上身前屈15°~30°），见图1-2-4。

4. 取第2把无菌毛刷刷洗，方法同上，依照手、手腕、前臂、肘、肘上8cm的顺序，左右交替进行；取第3把无菌刷刷洗，方法同上，依照手、手腕、前臂、肘、肘上6cm的顺序，左右交替进行，如此反复刷洗3遍，共约10min。

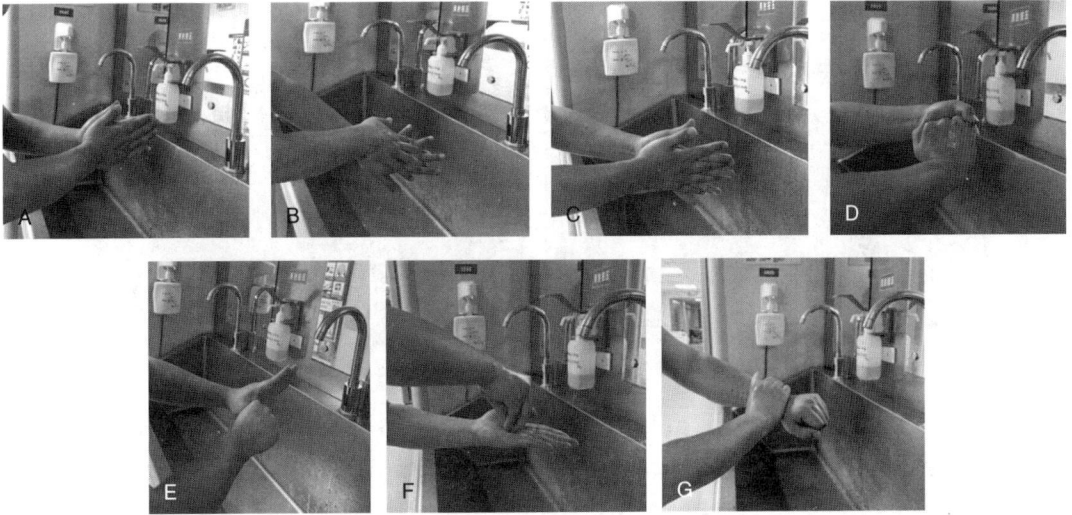

图 1-2-2 七步洗手法

A.第1步：双手合并，掌心对掌心揉搓；B.第2步：手指交错，掌心对手背搓擦；C.第3步：手指交错，掌心对掌心搓控；D.第4步：双手互握，互相揉搓指背；E.第5步：拇指在掌中转动，两手互换；F.第6步：指尖揉搓掌心，两手互换；G.第7步：握住手腕旋转揉搓，向上延伸至上臂下 1/3 处，双手交换进行。

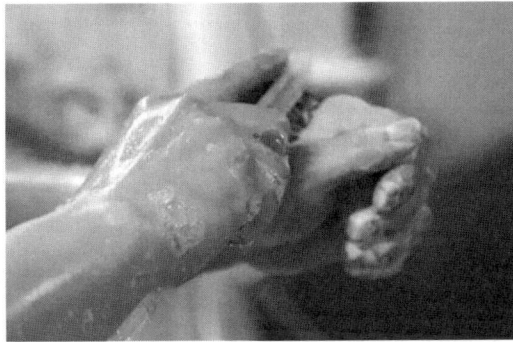

图 1-2-3 无菌毛刷刷洗手臂

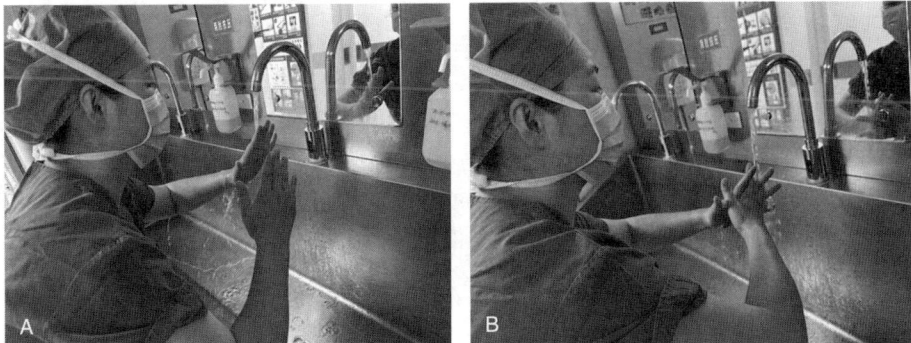

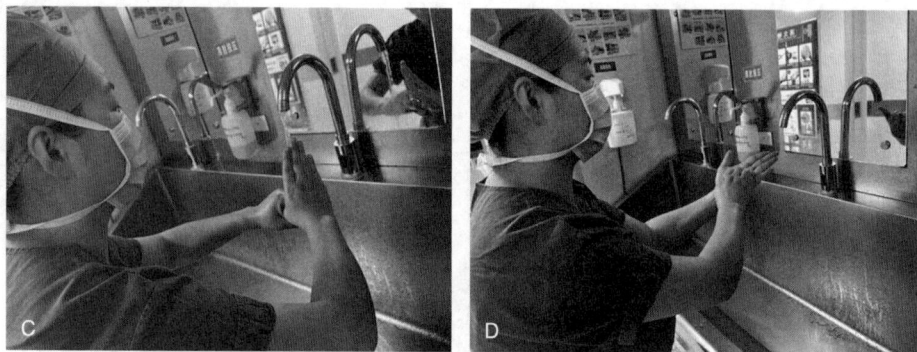

图 1-2-4 冲净肥皂液

5. 取无菌毛巾擦拭手臂。用一块无菌毛巾擦干双手后对折成三角形，放置于腕部并使三角形的底边朝向肘部，另一手抓住下垂两角拉紧、旋转，逐渐向近端移动至肘上6cm，再将小毛巾翻折，用同样的方法擦拭另一手臂。擦拭的目的是避免将水带入泡手桶中稀释乙醇而降低消毒效果。

6. 双手臂浸入盛有75%乙醇的泡手桶中，浸泡5min。浸泡要求淹没肘上6cm处，手指分开，用泡手桶内的纱布（或小毛巾）揉擦双手及前臂，使药液充分发挥作用。浸泡完毕，举起双手臂，使手上乙醇沿肘流入泡手桶中（注意浸入和离开桶时，手或手指不要触及桶边缘），待手臂自然晾干，或用干燥无菌纱布或无菌巾轻轻蘸干。

7. 洗手消毒完毕后，保持拱手姿势。双手距离胸部30cm，向上不能高于肩部，向下不能低于剑突，手臂不能下垂。入手术间时用背部推开门或用脚踏感应开门，手臂不可触及未消毒物品，否则须重新浸泡消毒。

（二）快速手臂消毒法

快速手臂消毒法是国内手术室常见的一种手消毒方法，该方法采用三氯羟基二苯醚，对肠道致病菌、化脓性球菌有杀灭作用，具体步骤如下。

1. 清水冲洗双手、前臂至肘上10cm。

2. 取抗菌洗手液5mL，按七步洗手法揉搓洗双手，再用双手涂抹洗手液洗上臂、肘部至肘上10cm，约3min，只需洗1遍，流水冲净（冲洗法同肥皂刷洗法）。

3. 取无菌纱布（或消毒纸巾）擦干手及前臂，再取免洗手消毒液（图1-2-5）依次涂抹双手、前臂，待自然干燥即可形成灭菌屏障，然后穿手术衣、戴手套。

（三）连台手术洗手法

1. 上一台无菌手术完毕，需连续施行另一台手术时，若手套未破，无需重新刷手，用免洗手消毒凝胶3~5mL涂擦双手及前臂后，即可直接穿无菌手术衣，戴无菌手套。

2. 如双手已被污染，或前一次手术为污染手术，则按洗手法重新洗手、消毒手臂。

（四）急诊手术洗手法

戴双层手套法：用肥皂清洗手臂，无需刷手或泡

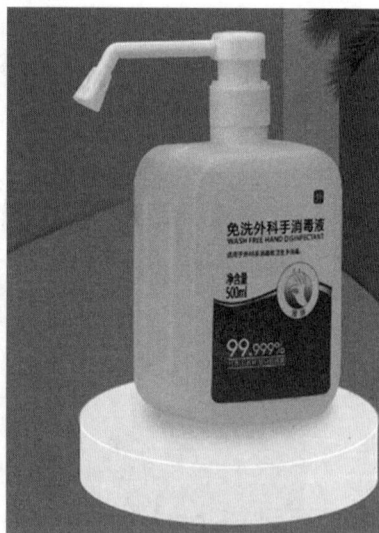

图 1-2-5 免洗手消毒液

手。戴手套时将手套上端翻转部展开，盖于腕部，然后穿手术衣将衣袖留在手套腕部外面，再戴一双手套。此方法非危急情况下以不用为宜，注意手套必须完整。

（五）注意事项

1. 刷手时应特别注意甲缘、甲沟、指蹼、拇指内侧、手掌纹、前臂尺侧及皮肤皱褶等处，这些部位应重点刷洗。

2. 冲洗时应始终保持手朝上、肘朝下的姿势，防止水从肘部以上流向前臂及手。

3. 肥皂刷洗乙醇浸泡法，乙醇浸泡前必须先将肥皂液彻底冲净。

4. 擦手时注意毛巾用过的部分不能再擦用，擦过肘部的毛巾不可再擦前臂，抓巾的手不可接触毛巾用过的部分。

5. 经消毒液涂擦后的手臂，应待其自干，不要用干无菌巾擦拭，可使其在皮肤上形成一层薄膜，以增加抑菌效果。

6. 洗手消毒完毕后，手要保持拱手姿势，置于距离胸部 30cm 处。

7. 手臂皮肤表面经化学消毒后，细菌数目大幅减少，但仍不能视为绝对无菌，故未戴无菌手套前不可直接接触无菌物品。

三、穿无菌手术衣和戴无菌手套

外科手消毒只能清除皮肤表面的细菌，不能完全消灭皮肤毛囊、汗腺、皮脂腺等深处的细菌，在手术过程中，这些细菌会逐渐移行到皮肤表面并迅速繁殖。因此，外科手消毒后必须穿无菌手术衣和戴无菌手套，方可进行手术，以减少手术切口污染。若进行连台手术，应重新更换手套和手术衣，再次进行外科手消毒。

（一）穿无菌手术衣

1. 传统后开襟手术衣穿法（开背式手术衣）（图 1-2-6）

（1）手臂消毒后，取手术衣（如果包中有多件叠放一起的手术衣，手不得触及下面的手术衣），双手提起衣领两端，远离胸前及手术台和其他人员，辨别手术衣无菌面，抖开手术衣，内面朝向自己。

（2）将手术衣向空中轻掷，两手臂顺势插入袖内，并略向前伸。由巡回护士在身后协助拉开衣领两角并系好颈部和背部衣带，穿衣者将手向前伸出衣袖。可两手臂交叉将衣袖推至腕部，或用仍在手术衣袖口内面的手，抓住对侧手术衣袖由手掌部推至腕部，避免手部接触手术衣外面。

（3）穿上手术衣后，稍弯腰，使腰带悬空（避免手指触及手术衣），两手交叉提起腰带中段将手术衣系带递给巡回护士，巡回护士从背后系好腰带（避免接触穿衣者的手指）。

（4）穿手术衣时，不得用未戴手套的手拉衣袖或接触手术衣其他处，以免污染。

2. 全遮盖式手术衣穿法（包背式手术衣）（图 1-2-7）

（1）取手术衣，双手提起衣领两端向前上方抖开，双手顺势插入衣袖中。

（2）双手前伸，伸出衣袖，巡回护士从身后协助提拉并系好颈部衣带。

（3）戴好无菌手套。提起腰带，由器械护士接取或由巡回护士用无菌持物钳接取。将腰带由操作者身后绕到前面，操作者将腰带系于腰部前方，腰带要保持无菌，使操作者背侧全部由无菌手术衣遮盖。

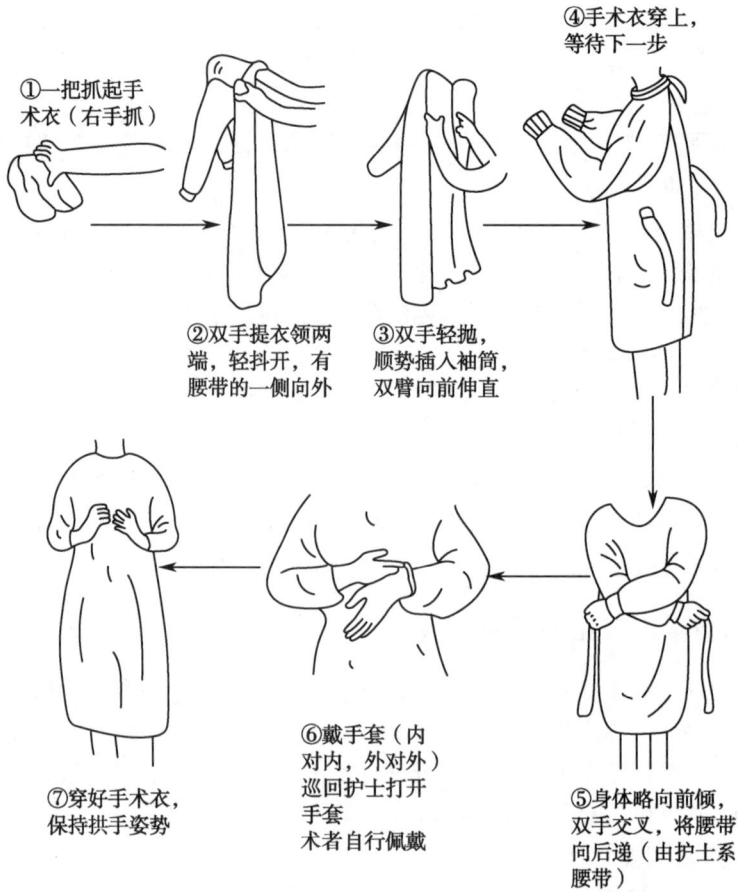

①一把抓起手术衣（右手抓）

②双手提衣领两端，轻抖开，有腰带的一侧向外

③双手轻抛，顺势插入袖筒，双臂向前伸直

④手术衣穿上，等待下一步

⑤身体略向前倾，双手交叉，将腰带向后递（由护士系腰带）

⑥戴手套（内对内，外对外）巡回护士打开手套术者自行佩戴

⑦穿好手术衣，保持拱手姿势

图 1-2-6　传统后开襟手术衣穿法（先系好衣服，再戴手套）

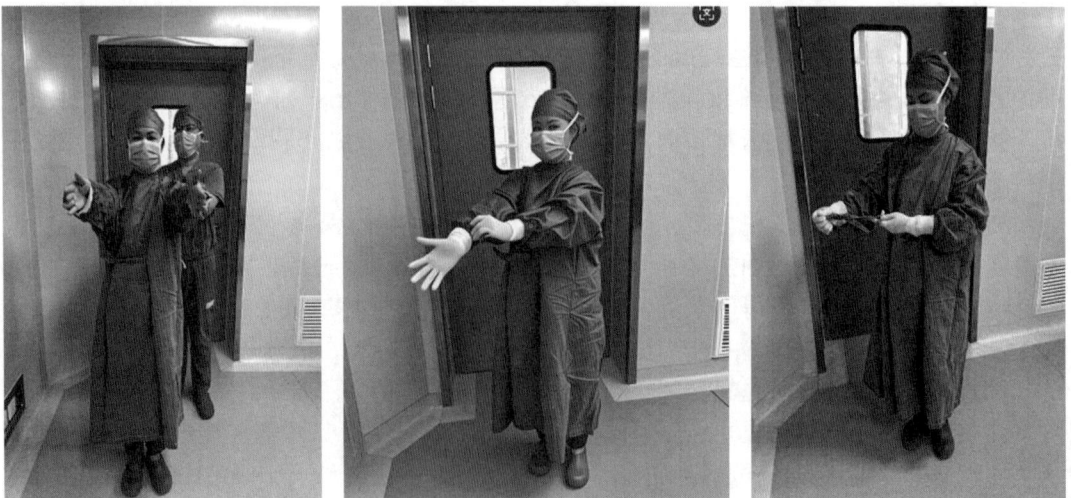

图 1-2-7　全遮盖式手术衣穿法（先戴手套，再系衣服）

（二）戴无菌手套

目前，国内大部分医院均使用一次性无菌手套，分为有滑石粉和无滑石粉两种，手套戴法如下。

1. 选用与自己手尺码相一致的无菌手套，由巡回护士拆开外包装，术者取出内层手套袋。

2. 分清内包装上左（L）、右（R），即左右手合辑、拇指在前，切勿颠倒顺序。用右手自手套袋内捏住两只手套套口的翻折部一并取出，先将左手手指对准手套指套，伸入左手手套内，再用已戴好手套的左手指插入右手手套的翻折部，以助右手伸入手套内，将右手手套翻折部翻回，盖住手术衣袖口。

3. 已戴好手套的右手指插入左手手套的翻折部，将左手手套翻折部翻回，盖住手术衣袖口。

4. 未戴手套的手只允许接触手套反折外面，已戴手套的手则不可触及未戴手套的手或另一手套的内面。有粉无菌手套外面的滑石粉需用无菌盐水冲净。

（三）注意事项

1. 穿无菌手术衣时，选择较宽敞处站立，以免被污染。

2. 穿上无菌手术衣、戴上无菌手套后，肩部以下、腰部以上、腋前线前、双上肢为无菌区。此时，手术人员的双手不可在此无菌范围之外任意摆动，穿好手术衣以后双手应举在胸前30cm无菌区，或用无菌巾掩盖双手，或放在胸前手术衣套内等待手术。

3. 未戴手套的手，不可接触手套外面；已戴无菌手套的手，不可接触未戴手套的手臂和非无菌物。戴好无菌手套后，用无菌盐水冲净手套外面的滑石粉以免落入伤口；术中无菌手套有破损或污染，应立即更换。

4. 手术衣和手套都是灭菌物品，而手术人员手臂则是"消毒水平"，在操作时需严格按规程进行，其操作原则是"消毒水平"的手臂不能接触到"灭菌水平"的手术衣和手套外侧面，要切实保护好手术衣和手套的"灭菌水平"。

第三节　手术人员的术后操作

手术完毕后，必须按要求脱手术衣及手套。术后洗净手套上的血迹，先脱手术衣，后脱手套。

一、脱手术衣方法

由巡回护士解开背带及领口带。

1. 巡回护士帮助脱衣法　双手抱肘，由巡回护士将手术衣肩部向肘部翻转，然后再向手的方向扯脱，如此则手套的腕部就随着翻转于手上。

2. 个人脱手术衣法　左手抓住手术衣右肩部，自上拉下，使衣袖翻向外。如此法拉下左肩手术衣。脱下全部手术衣，使衣里外翻，保护手臂及洗手衣裤不被手术衣外面污染。

脱下的手术衣扔于污衣袋中。

二、脱手套方法

用右手插入左手手套翻折部（左手套的外面），将左手手套脱至手掌部，再以左手拇指插入右手手套的翻折部（右手套的内面）脱去右手手套，最后用右手指在左手掌部（左手套的内面）推下左手手套。脱第 1 只手套时勿将手套全部脱去，留住部分以帮助脱另 1 只手套。注意清洁手不被手套外侧面所污染。

第四节　患者手术区的准备

一、手术前一般准备

择期手术患者，手术前应对手术区进行清洗、备皮和消毒，并加以保护。范围较广的备皮是皮肤准备的常规，例如腹部手术须剃去从乳头水平至耻骨联合水平、双侧腋中线之间的全部体毛。临床研究证明，毛发经过洗涤剂清洗后并不带有多量细菌，只要将切口部位的体毛全部剃除，使皮肤消毒剂能充分发挥作用，就不会增加手术切口的感染率。备皮时间以手术时间点为准，越接近越好（该步骤不应在手术室内进行）。备皮时勿损伤皮肤，应用安全剃刀，也可用除毛剂。

择期手术患者在病情允许的情况下，术前一天要沐浴更衣，用肥皂温水洗净皮肤，尤其注意洗净手术区域。同时注意清除脐部或会阴等处的污垢，以免影响术前皮肤消毒效果，如皮肤上留有膏药或胶布粘贴痕迹，需用乙醚或松节油擦净。腹部手术应剃除阴毛；胸部和上肢手术应剃除同侧腋毛；头颅部手术应剃除一部分或全部头发，并用 75% 乙醇涂擦，最后用无菌巾包裹。心血管手术、器官移植术、人工组织置入术等术前须用 3% 碘酊和 75% 乙醇涂擦。骨科手术须用碘酊、乙醇连续 3d 消毒准备，每天 1 次，用无菌巾包裹。儿科外科手术除外在头部手术者均无须备皮。一般非急症手术，若发现患者皮肤切口处有红疹、毛囊炎、小疖肿等炎症，应延期手术，以免造成切口感染。烧伤后和其他病变的肉芽创面施行植皮术以前，需换药以尽量减轻感染和减少分泌物。

二、手术台上患者的体位

手术体位摆放是手术室中必不可少的一部分，它保证了手术过程的安全和顺利进行。在本书中，我们将探讨常见的手术体位摆放，帮助医务人员更好地了解不同体位的操作方法和注意事项。

（一）胸腔手术体位摆放

1. 仰卧位　将患者仰卧于手术台上，双臂自然展开，用支架固定，保持身体处于水平状态。

2. 侧卧位　将患者侧卧于手术台上，双腿弯曲，下层腿垫高，上层腿放于下层腿上，保持身体处于 45° 角。

3. 半坐位　将患者半坐于手术台上，背部垫高，双腿弯曲置于腹部，保持身体处于约 30° 角。

（二）腹腔手术体位摆放

1. 上腹手术体位

（1）仰卧位：最常用，患者平卧，腹部充分暴露，适用于胃、肝胆、胰腺等上腹器官手术（如胃癌根治术、胆囊切除术）。

（2）头高脚低位：为患者仰卧，头部抬高、脚部降低，身体呈头高脚低倾斜状态（通常床头抬高 15°~30°）。

2. 下腹手术体位

（1）仰卧位：适用于肠道（如阑尾、结直肠）、膀胱、妇科（如子宫、卵巢）等下腹手术（如阑尾切除术、子宫肌瘤剔除术）。

（2）截石位：患者仰卧，双腿分开架在腿架上，常用于直肠、肛门、会阴及妇科手术（如直肠癌根治术、阴道手术），便于暴露下腹部及会阴部。

（3）头低足高位（Trendelenburg 体位）：上半身压低，下肢抬高，可使腹腔脏器上移，暴露盆腔，适用于盆腔内手术（如盆腔淋巴结清扫术）。

（三）头颈手术体位摆放

1. 仰卧位　将患者仰卧于手术台上，头部垫高，颈椎适当后伸。

2. 俯卧位　将患者俯卧于手术台上，头部及颈部垫高，使脸部正对向下。

（四）四肢手术体位摆放

1. 仰卧位　将患者仰卧于手术台上，四肢自然展开，用支架固定。

2. 俯卧位　将患者俯卧于手术台上，四肢自然垂直下垂。

3. 侧卧位　将患者侧卧于手术台上，上肢屈曲放于胸前，下肢弯曲放于腹前。

手术体位摆放是手术过程中必不可少的一环。本文提供了常见手术体位摆放的概述，包括胸腔、腹腔、头颈和四肢手术体位摆放。在操作过程中，医务人员应根据具体手术要求和患者的身体状况选择合适的体位，并注意固定患者的姿势，以确保手术的顺利进行。

三、手术区皮肤消毒

（一）消毒方法

1. 检查消毒区皮肤清洁及完整情况。

2. 手臂消毒后，戴无菌手套，用无菌海绵钳夹持纱球（1 个纱球蘸 3% 碘酊，2 个纱球蘸 75% 乙醇备用）。

3. 先用 3% 碘酊纱球涂擦手术区皮肤，待干后，再用 75% 酒精纱球涂擦 2 遍，脱净碘酊。每一遍范围逐渐缩小，最后用酒精纱球将边缘碘酊擦净。操作的关键是涂擦均匀，严密无漏，待碘酊干燥后再脱碘。

国内医院手术区皮肤消毒，已经很少采用碘酊乙醇消毒法。普遍用 0.5% 聚维酮碘进行手术区皮肤消毒。因为该消毒剂具备与碘酊相同的杀菌能力，又无碘酊对皮肤的刺激性。用此剂消毒时按上法涂擦 2 次，无须脱碘。

（二）消毒方式

1. 环形或螺旋形消毒　用于小手术野的消毒。

2. 平行形或叠瓦形消毒　用于大手术野的消毒。

（三）消毒原则

1. 离心性消毒　清洁切口皮肤消毒应从手术野中心部位开始向周围涂擦。

2. 向心性消毒　感染伤口或肛门、会阴部的消毒，应从手术区外周清洁部向感染伤口或肛门、会阴部涂擦。

（四）不同手术部位所采用的消毒溶液

由于手术患者年龄和手术部位不同，手术野皮肤消毒所用的消毒剂种类也不同。

1. 婴幼儿皮肤消毒　婴幼儿皮肤柔嫩，一般用 75% 乙醇或 0.75% 碘酊消毒。会阴部、面部等手术区域用 0.3% 或 0.5% 聚维酮碘消毒。

2. 神经外科、骨科、心胸外科手术区皮肤消毒　用 3%~4% 碘酊消毒，待干后，用 75% 乙醇脱碘。

3. 普通外科手术皮肤消毒　用 3%~4% 碘酊消毒，待干后，用 75% 乙醇脱碘。或用 0.5% 聚维酮碘消毒 2 遍，无须脱碘。

4. 会阴部手术消毒　会阴部皮肤黏膜用 0.5% 聚维酮碘消毒 2 遍。

5. 五官科手术消毒　面部皮肤用 75% 乙醇消毒 2 遍，口腔黏膜、鼻部黏膜消毒用 0.5% 聚维酮碘。

6. 植皮术对供皮区的皮肤消毒　用 75% 乙醇涂擦 2~3 遍。

7. 皮肤受损感染者的消毒　烧伤清创和新鲜创伤的清创，用无菌生理盐水反复冲洗，至创面基本清洁时拭干。烧伤创面按其深度处理。创伤的伤口内用 3% 过氧化氢和 1∶10 聚维酮碘稀释液浸泡消毒，外周皮肤按常规消毒。创伤较重者在缝合伤口前还须重新消毒铺巾。

（五）手术野皮肤消毒范围

1. 头部手术皮肤消毒范围　头及前额。

2. 口、唇部手术皮肤消毒范围　面唇、颈及上胸部。

3. 颈部手术皮肤消毒范围　上至下唇，下至乳头，两侧至斜方肌前缘。

4. 锁骨部手术皮肤消毒范围　上至颈部上缘，下至上臂上 1/3 处和乳头上缘，两侧过腋中线。

5. 胸部手术皮肤消毒范围　（侧卧位）前后过中线，上至锁骨及上臂 1/3 处，下过肋缘。

6. 乳腺癌根治手术皮肤消毒范围　前至对侧锁骨中线，后至腋后线，上过锁骨及上臂，下过脐平行线。如大腿取皮，则大腿过膝，手术区周围消毒。

7. 上腹部手术皮肤消毒范围　上至乳头，下至耻骨联合，两侧至腋中线。

8. 下腹部手术皮肤消毒范围　上至剑突，下至大腿上 1/3，两侧至腋中线。

9. 腹股沟及阴囊部手术皮肤消毒范围　上至肋缘水平线，下至大腿上 1/3，两侧至腋中线。

10. 颈椎手术皮肤消毒范围　上至颅顶，下至两腋窝连线。

11. 胸椎手术皮肤消毒范围　上至肩，下至髂嵴连线，两侧至腋中线。

12. 腰椎手术皮肤消毒范围　上至两腋窝连线，下过臀部，两侧至腋中线。

13. 肾脏手术皮肤消毒范围　前后过正中线，上至腋窝，下至腹股沟。

14. 会阴部手术皮肤消毒范围　耻骨联合、肛门周围及臀、大腿上 1/3 内侧。

15. 四肢手术皮肤消毒范围　手术区周围消毒、上下各超过 1 个关节。

（六）注意事项

1. 面部、口唇和会阴部黏膜、阴囊等处，不能耐受碘酊的刺激，宜用刺激性小的消毒液来代替，如用 0.5% 聚维酮碘消毒。

2. 涂擦各种消毒溶液时应稍用力，以增加消毒剂渗透力。

3. 清洁手术应以切口区为中心向周围涂擦（离心性消毒）；感染伤口或肛门处手术则涂擦顺序相反，应由手术区周围向切口中心涂擦（向心性消毒）。已接触消毒范围边缘或污染部位的消毒纱布，不得再返擦清洁处。

4. 消毒范围要包括手术切口周围 15~25cm 的区域，如有延长切口的可能，则应扩大消毒范围。

5. 消毒腹部皮肤时，先在脐窝中滴数滴消毒溶液，待皮肤消毒完毕后再蘸净。

6. 消毒纱球勿蘸过多碘酊，以免流散他处，烧伤皮肤，脱碘必须干净。

7. 消毒者双手勿与患者皮肤或其他未消毒物品接触，消毒用钳不可放回手术器械台。

四、手术区无菌布单的铺放

手术区皮肤消毒后，即开始铺盖无菌手术单。一般铺巾法虽能起一定的伤口隔离作用，但其缺点有：①纺织物有透水性，较易通过细菌；②伤口并未与周围皮肤严密隔离；③反复使用布巾钳固定，使手术巾留有许多小孔。

为了弥补以上缺点，目前许多医院采用在切口皮肤上加用一次性无菌手术薄膜（有的含有聚维酮碘成分）的方法，切开皮肤后薄膜仍黏附于伤口边缘，可防止术中皮肤表面尚存的细菌进入伤口。为了减少无菌敷料与消毒水平的皮肤接触，铺巾前先由戴好无菌手套的器械护士在消毒的手术区皮肤上粘贴薄膜，然后再铺盖无菌手术单。如使用传统手术巾，应妥善固定、保持干燥。

国内医院普遍采用高压灭菌布料铺单，国外普遍采用一次性无菌敷料铺单，感染性手术均应采用一次性无菌敷料铺单。无论选择何种手术铺单材料，其铺单方法基本相同。

（一）铺单目的

显露手术切口所必需的最小皮肤区，遮盖手术患者其他部位，在手术周围建立无菌屏障，避免或减少手术中的污染。

（二）铺单原则

既要显露手术切口，又要尽量减少切口周围皮肤的暴露。手术切口周围一般覆盖至少 3 层无菌手术单，其他部位至少 2 层；小手术铺无菌孔巾 1 块即可。

（三）铺单顺序

先铺 4 块治疗巾，通常先铺相对不洁区（如会阴部、下腹部和头部），然后铺对侧，最后铺同侧（如腹部手术，铺盖顺序先下方、对侧，后上方、同侧），再在上方、下方各铺一中单，最后铺盖大号无菌单。

（四）铺单范围

上方头端覆盖头部和麻醉架，两侧及足端应下垂超过手术台边缘 30cm。

（五）铺单方法

以腹部手术铺单为例。

1. 铺单者（第一助手）站在患者右侧，确定切口后，先铺 4 块无菌治疗巾于切口四周

（近切口侧的治疗巾反折 1/4，反折部朝下）。

2. 铺单者将第 1 块治疗巾覆盖于手术野下方（会阴侧），然后按顺序铺置于手术野对侧、上方和同侧。

3. 4 块治疗巾交叉铺于手术野后，以 4 把布巾钳固定。使用布巾钳时避免夹住皮肤及布巾钳上翘。

4. 铺单者和器械护士两人分别站在手术床两侧，由器械护士传递中单，在切口上方、下方铺置中单，头侧超过麻醉头架，足侧超过器械托盘。

5. 铺完中单后，铺单者应再用消毒剂泡手 3min 或用洗手消毒凝胶涂擦手臂，再穿无菌手术衣、戴无菌手套。

6. 最后铺带孔的大号无菌手术单（大单），将开口对准切口部位，短端朝向头部、长端朝向下肢，将其展开。铺盖时和助手一起，寻找上、下两角，先铺上端，覆盖患者头部和麻醉头架，再铺下端，覆盖器械托盘和患者足侧，悬垂至手术左右床沿 30cm 以上。

7. 如为大型手术，在麻醉机侧横拉 1 块中单。

8. 如需做肋缘下切口，铺 4 块治疗巾前，应在患侧腰背下垫一双折中单。如需做腹部横切口时，两侧各垫一双折中单。

9. 铺单时，双手只接触手术单的边角部，避免接触手术切口周围的无菌手术单。铺中、大单时，要手握单角向内翻转遮住手背，以防手碰到周围物品（如麻醉头架、输液管路等）而被污染。

（六）常见手术无菌单的铺置法

1. 甲状腺手术无菌单的铺置

（1）第 1 块治疗巾横铺于胸前。

（2）自下颌始，横铺一小颈单，将小颈单上部向上翻转遮盖头架，巡回护士将小颈单的固定带由耳后系于头顶上。

（3）2 块治疗巾揉成球形，填在颈部两侧。

（4）2 块治疗巾分别铺于对侧、近侧，然后将 1 块治疗巾竖叠，竖铺于手术切口区域的上方，以 4 把布巾钳固定。

（5）铺颈单，覆盖头架。

（6）铺中单覆盖全身及器械托盘。

2. 乳腺癌根治术无菌单的铺置

（1）上肢抬高，自腋下横铺一中单，覆盖麻醉头架。取中单包裹上肢，以绷带包扎固定。

（2）5 块治疗巾交叉铺于手术野四周，以 5 把布巾钳固定。

（3）手术部位上方铺中单覆盖头架。

（4）手术部位下方铺中单覆盖身体及器械托盘。

（5）手术部位两侧各铺一中单，以组织钳固定。

（6）托盘上铺一中单。

（7）患侧横拉一中单。

3. 直肠癌根治术无菌单的铺置

（1）双折中单上重叠一块治疗巾垫于臀下。

（2）下腹部切口上方及两侧交叉铺 3 块治疗巾，切口下方用四折治疗巾横盖耻骨联合处，以 4 把布巾钳固定，将下腹与会阴隔开。

（3）两块治疗巾铺肛门两侧，4 把布巾钳固定肛门四周的治疗巾。以三角针带 4 号线缝合固定。

（4）铺中单覆盖上身及头架、双下肢、下腹部切口两侧，以 4 把组织钳固定。

（5）托盘上覆盖 2 块中单。

（6）会阴部铺一中单。

（7）手术床两侧各横拉一中单。

4. 胸部手术无菌单的铺置

（1）双折中单 2 块，分别垫于身体两侧。

（2）中单 1 块，铺于手术野上方，覆盖头架。

（3）4 块治疗巾交叉铺于手术野，以 4 把布巾钳固定。

（4）手术野上方铺一中单覆盖头架。手术野下方铺中单覆盖托盘及下肢。

（5）手术部位两侧各铺一中单，以组织钳固定。

（6）托盘上铺一中单。

（7）头架上放器械袋。

（8）头架两侧各横拉一中单。

5. 上肢手术无菌单的铺置

（1）患肢下横铺一中单。

（2）1 块双折或四折治疗巾围绕手术部位上方，裹住气囊止血带，1 把布巾钳固定。

（3）1 块双折治疗巾或中单包裹手术部位以下的前臂和手，以绷带包扎固定。

（4）手术部位上缘横铺一中单覆盖上身及头架，与患肢下中单连接处用 2 把布巾钳固定，铺中单覆盖身体。

（5）手术部位下面垫一中单。

6. 下肢手术无菌单的铺置

（1）患肢下横铺 2 块中单，自臀部往下并覆盖健侧下肢。

（2）双折治疗巾 1 块围绕手术部位上方，裹住气囊止血带，以 1 把布巾钳固定。

（3）双折中单包裹手术野部位以下区域，绷带包扎固定。

（4）手术部位上缘铺中单覆盖上身，与患肢下所铺中单连接处用 2 把布巾钳固定。若是大腿或膝关节手术，则应铺腹单或丁字腹单，患肢从洞中伸出。

（5）手术部位下面垫一中单。

7. 眼部手术无菌单的铺置

（1）2 块治疗巾铺于患者头下，将上面 1 块包裹患者头部及健眼，以 1 把布巾钳固定。

（2）将托盘摆于患者胸前，高低距患者胸部 20cm 左右。

（3）铺眼孔巾覆盖头部、托盘及上身。眼孔处覆盖皮肤保护膜。

（4）托盘上铺一治疗巾。

（七）注意事项

1. 在铺巾前应先确定切口部位。铺好 4 块治疗巾后用布巾钳固定，防止下滑，也可以先贴 1 块无菌手术薄膜相对固定后，再用布巾钳固定。

2. 无菌巾铺置后不可随意移动，如位置不准确，只能由手术区域向外移，不能向切口内移（以免污染手术区）。

3. 消毒的手臂不能接触靠近手术区的无菌敷料，铺单时，双手只能接触手术单的边角。

4. 手术切口周围及器械托盘覆盖至少 3 层无菌单，手术野以外至少 2 层。

5. 无菌单的头端应覆盖麻醉头架，两侧和足端应悬垂至手术床左右 30cm 以上。

6. 打开无菌手术单时，不可触及操作者腰以下的无菌手术衣及其他物品。无菌手术单疑似污染应及时更换。

7. 铺无菌治疗巾时，建议戴无菌手套，但可不穿无菌手术衣。

8. 铺置无菌治疗巾后，操作者要再次用 75% 乙醇浸泡手臂 3min 或用洗手消毒凝胶涂擦手臂，穿无菌衣、戴无菌手套后方可铺置无菌手术单。

9. 固定最外层无菌单或固定管道、线路等不宜用布巾钳，以防布巾钳移动造成污染，可用组织钳固定。

第五节　手术中的无菌操作及无菌原则

一、无菌器械台的使用

手术器械台要求结构简单、轻便灵活、易于清洁。桌面三侧有栏边，栏高 5~10cm，防止手术物品滑落。铺置无菌器械台时，应根据手术需要，选择规格适宜的器械台放置各种无菌物品及手术器械。器械托盘为高低可调的长方形托盘，按手术需求放置 1~2 个，横置于适当位置，便于术中器械取用。

（一）铺无菌器械台的步骤

1. 将无菌手术包放于器械台上，用手打开包布第 1 层，只接触包布的外面，由里向外展开。

2. 用无菌持物钳打开内层包布，然后打开中单，先开对侧，后开近侧，无菌器械台的铺巾保证至少 3 层，四周无菌单垂于台缘下 30cm 以上。

3. 铺无菌台时身体与其保持 10cm 的距离，未穿戴无菌手术衣及手套时，手臂不可跨越无菌区。

4. 器械护士穿戴好无菌手术衣及无菌手套后，将手术器械按使用先后次序分类排列在无菌器械台上。

5. 若为备用无菌器械台，应用无菌中单覆盖。

（二）使用无菌器械台的注意事项

1. 无菌器械台应于术日晨准备，备用的无菌器械台超过 4h 不能再使用。

2. 手术人员双手不能扶持无菌器械台的边缘，台缘以下区域应视为污染区。

3. 凡坠落台缘平面以下的物品均视为污染物品，必须重新消毒或更换。

4. 术中污染的器械、用物不能放回无菌区。应置于弯盘等容器内，勿与其他器械接触。

5. 台面如被水或血液浸湿时应视为污染，应及时加盖无菌单。

6. 手术开始后，该无菌器械台仅对此手术患者是无菌的，而对其他患者而言是污染的。

7. 器械护士应及时清理无菌台上器械及用物，保持无菌台清洁、整齐、有序，并及时供应手术人员所需的器械及物品。

二、手术进行中的无菌原则

外科手术治疗的成败和手术中的无菌操作有着密切的关系。参加手术的人员在手术过程中必须严格遵守无菌操作规程，否则已建立的无菌环境、已灭菌的物品，仍有受到污染和引发伤口感染的可能，有时甚至可导致手术失败，危及患者生命。手术台上的无菌原则，就是在整个手术进程中的无菌术"观念"，术中如有违反无菌原则者必须立即纠正。在整个手术进程中，必须按以下原则进行。

1. 严格区分无菌区和非无菌区。穿戴无菌手术衣及手套后，腰部以上至肩部以下，两侧腋前线至胸前 30cm 区域视为无菌区；背部、腰以下和肩以上均视为污染区。

2. 手术过程中只允许在无菌区操作，不得接触污染区。不可在手术人员背后传递器械及手术用品，手术人员也不可伸手自取。

3. 切皮前，戴无菌手套的手不得随意触摸患者消毒后的皮肤，接触时应垫有灭菌纱布，用完丢弃。切口边缘要以干纱布垫或无菌巾覆盖，并用布巾钳或缝线固定于皮下，切开皮肤所用的刀、镊不能再用于深部，应更换（术前皮肤加贴无菌薄膜者可除外）。

4. 术中同侧手术人员如需调换位置，一人应先退后一步，转过身背对背地进行调换，以防双手触及对方背部污染区。路过器械台附近时，应面对器械台以减少污染。

5. 无菌单因水、脓、血等浸透，已失去无菌隔离作用，应加盖无菌单覆盖。衣袖被浸湿或污染时应更换手术衣或加贴无菌手术薄膜。手套破损或被污染，应立即更换。

6. 切开空腔脏器（阑尾、子宫、胃、肠道、胆道）前，应以纱布保护好周围组织，被污染的器械、纱布应置于专用污染弯盘内，以防止或减少污染。操作完毕后，所用器械单独放置，不能再使用。

7. 如因故手术需要暂停进行时（如等待病理冷冻切片报告），切口应用无菌巾覆盖。术中进行 X 线摄片、造影或患者躁动时，应注意保护无菌区不被污染。

8. 术中保持安静，不可闲谈与大声喧哗。必要的谈话或偶有咳嗽时，不要面向手术区以防飞沫污染。口罩潮湿后应立即更换；出汗较多时应将头偏于一侧，由巡回护士代为擦拭，以免汗液落于手术区内。

9. 两台手术同时进行，若手术已开始，则不应互相交换器械及手术物品。

10. 手术进行中，若必须增加器械及手术物品，应由巡回护士用灭菌钳夹持，传送时手不能靠近器械台。

11. 手术开始前要清点器械、敷料，手术结束时检查胸、腹等体腔，待核对器械、敷料数无误后，才能关闭切口，以免异物遗留体腔。

12. 切开皮肤及缝合皮肤前应用 0.5% 聚维酮碘涂擦消毒皮肤一次。缝合皮肤后再用 0.5% 聚维酮碘涂擦一遍，最后覆盖无菌敷料。

13. 参观人员离无菌区不可太近（应保持 20cm 以上的距离），也不可站得过高，尽量减少在室内走动和说话，以减少污染机会。有条件的医院应设专门的隔离看台或采用网络电视转播。

三、手术人员职责与位置

（一）手术人员职责

1. 手术者　对手术负全部责任，安排手术进程，担负主要操作，手术结束后，负责检查手术野无遗留异物后才能关闭切口。确定术后医嘱、书写手术记录。若手术者对该项手术经验不足，应在上级医师指导下进行。

2. 第一助手　查对患者的病历、X线片、CT及MRI影像资料，手术体位。做好切口标识，指导安置患者体位，核查手术器械，消毒手术区皮肤，铺无菌单；协助手术者显露手术野、保护组织、止血、结扎、缝合等；手术完毕后负责包扎伤口。在手术者委托下书写术后医嘱、手术记录。遇有特殊情况，如手术者因故离去，应负责完成手术。

3. 第二助手　协助第一助手进行术前准备，协助显露手术野、擦血、清洁手术区、剪线；术后协助包扎伤口、护送患者。书写病理检查单、化验单等。

4. 第三助手　主要职责与第二助手相同。必要时传递器械，应以器械柄对准手术者手掌轻击，同时应交叉递送，暂不用器械要立即送还器械护士。

5. 器械护士　负责布置器械台，供给手术过程中所需的器械及敷料，术中送回器械要及时擦净备用；手术开始前清点器械、纱布、针线等，手术结束时再次核对数目，准确无误后方可关闭切口，最后完成器械、敷料整理及清洁工作。

6. 麻醉医生　维持手术所需要的麻醉深度，随时观察与记录患者一般情况，如呼吸、血压、脉搏、瞳孔等，兼管输血、输液。如有病情变化，随时报告手术者并采取必要措施。术毕，待患者清醒后护送其回病房，并与病房医护人员交接病情及注意事项。

7. 巡回护士　负责检查、供应手术用品，安置患者体位，协助穿、脱手术衣，补充手术所需器械及物品，协助输血、输液，协调沟通，参与抢救，与器械护士共同清点器械、纱布、针线等。

（二）手术人员位置

手术者一般站在手术台的右边，第一助手站在手术者的对面（手术台的左边），器械护士站在手术者的斜对面（第一助手的左边）。

参与手术的全部成员是一个统一的整体，必须分工明确，密切合作，使手术有条不紊地推进。

对烈性感染性手术，如结核病灶清除及脓肿切排等用过的器械，用 2 000mg/L 含氯（或含溴）消毒剂浸泡 30min 后，洗净再行灭菌。布类物品等应妥善处理，不可随意乱丢，以免引起交叉感染。

第六节　手术室的管理原则

1. 手术室工作人员必须严格遵守手术室人员职责、手术室管理制度。
2. 保持室内整洁和安静，禁止大声喧哗，禁止吸烟。进入手术室前穿洗手衣、戴口罩、帽子，换手术室专用鞋，外出时更换外出衣和外出鞋。

3. 严格按外科手消毒的清洗消毒操作流程执行。

4. 严禁将私人物品带入手术室。

5. 手术室物品固定放置，标识统一，专人负责添加保管。

6. 手术器械位置固定，专人保管，每日清点，确保各类无菌器械均在有效期内，定期维护保养。

7. 手术室器械原则不外借，若需借出，必须有护士长签字同意，做好登记。

8. 种植体等贵重材料有专人保管，及时添加。

9. 手术室护士根据预约表，提前做好一天的手术安排。若需特殊器械、材料，应提前沟通并做好准备。临时增加手术时，至少提前 30min 通知手术室，用物备全，方可进行。

10. 巡回护士提前 10min 到达手术室，确认患者信息，确认手术医生、医助和器械护士，准备手术。

11. 器械护士接到病历后核对患者信息及化验单，遵医嘱监测生命体征和血糖后进入手术室。

12. 手术人员按照手术安排到指定的手术间进行手术，不得随意进出其他手术间，严格控制参观人数。

13. 手术护士术后做详细登记，及时统计上报。

14. 手术结束后，器械护士必须尽快完成手术器械的清洗工作，做好交接。

15. 连台手术时，手术人员必须更换手术衣和手术手套。

16. 手术室保持清洁整齐，术后紫外线照射消毒 45~60min。每周一次彻底清洁消毒，每月做空气检测。

17. 对于特殊感染的手术，靠后安排，术后严格按国家规定的消毒灭菌方法进行处理。

18. 除急会诊和设备维修人员，严禁非手术人员进入手术室。

评 分 标 准

外科洗手、穿脱手术衣、戴无菌手套评分标准

项目	检查内容与评分要点	分值	得分
	操作者准备	15 分	
操作前准备	①去除首饰、手表，换洗手衣裤、鞋，衣边摆放入裤腰内	5	
	②衣袖卷入肘上 10cm，内衣领不可外露	5	
	③戴口罩、帽子，修剪指甲，打开洗手桶盖和小毛巾桶盖	5	
操作步骤	1. 外科洗手	27 分	
	①普通洗手液，流动水冲洗双手、腕、前臂、肘部至肘上 10cm	3	
	②第 1 段刷手：用无菌刷子取刷手液 3mL 刷指尖、甲沟、拇指、小指各面及指、手掌、手背（左右交替）	3	

续表

项目	检查内容与评分要点	分值	得分
操作步骤	③第 2 段刷手：双侧腕关节至肘关节范围（左右交替）	3	
	④第 3 段刷手：双侧肘关节至肘上 10cm（左右交替）	3	
	⑤冲洗肘时屈肘向上，水从指尖流向肘部，禁接触有菌区	3	
	⑥刷洗第 2 遍至肘上 8cm，冲洗屈肘向上	3	
	⑦刷洗第 3 遍至肘上 6cm，冲洗屈肘向上	3	
	⑧擦手：小毛巾擦干双手，折成三角，底边向上擦至肘上 6cm	3	
	⑨选 75% 乙醇泡手至肘关节上 6cm，5min，手迅速倒转指尖向上，勿触碰其他物品，待消毒液滴干后，双手抱球姿势背靠门进入手术室	3	
	2. 穿无菌衣	20 分	
	①穿衣空间足够	2	
	②查看无菌敷料包内指示剂，取无菌衣服方法正确	3	
	③手提衣领，衣服内面朝向自己	2	
	④将手术衣向空中轻抛双手顺势插入袖中，双臂前伸	8	
	⑤稍弯腰，双手交叉将下垂腰带以小指勾起后递向背后，巡回护士在身后将腰带系紧	2	
	⑥穿衣时不接触到其他物品和地面	3	
	3. 戴无菌手套	20 分	
	①查看手套规格和有效期	2	
	②取手套方法正确	2	
	③戴手套方法正确，无污染	8	
	④手套口压住袖口	4	
	⑤无菌盐水冲洗手套上的滑石粉	2	
	⑥动作完成后保持姿势正确	2	
总体评价	操作熟练，无菌观念	10 分	
	操作熟练、稳重，操作顺序有条理、不慌乱，无菌意识强	10	
	物品复原整理	8 分	
	①时间把握得当，控制在 20min 内	4	
	②物品基本复原，废物废料销毁，丢弃到正确的位置	4	
	合计	100	

练 习 题

1. 用煮沸法进行消毒，为了提高沸点可加入（　　　）

A. 氯化镁　　　　B. 碳酸氢钠　　　　C. 硫酸镁　　　　D. 氯化钾　　　　E. 碳酸钠

2. 张某，患肛周脓肿，行脓肿切开引流术，正确的皮肤消毒方法是（　　）

A. 由手术区中心部向四周涂擦

B. 由四周向中心区涂擦

C. 已接触污染部位的消毒纱布球可反复消毒用

D. 消毒范围为切口周围 10cm 区域

E. 延长切口时，消毒范围不必再扩大

3. 一患者，行阑尾切除术，选右下腹部麦氏切口，皮肤的消毒范围应包括（　　）

A. 脐以下，耻骨以上 　　　　　　　　B. 剑突以下，耻骨以上

C. 剑突以下至双大腿上 1/3 处 　　　　D. 脐以下至双大腿上 1/3 处

E. 手术切口周围 10cm 区域

4. 手术器械和敷料最常用的灭菌方法是（　　）

A. 化学消毒液浸泡 　　　B. 紫外线照射 　　　C. 高压蒸汽灭菌

D. 甲醛熏蒸法 　　　　　E. 煮沸灭菌

5. 一患者，会阴部外伤，清创缝合时，皮肤消毒选用的消毒液是（　　）

A. 3% 碘酊 　　　　　　　B. 5% 碘酊 　　　　　　C. 0.5% 聚维酮碘

D. 75% 乙醇 　　　　　　　E. 2% 戊二醛

6. 常规手术前用肥皂刷洗手臂，原则应达到肘上（　　）

A. 3cm 　　　　B. 5cm 　　　　C. 7cm 　　　　D. 10cm 　　　　E. 15cm

7. 手术区皮肤的消毒范围，应包括切口周围（　　）

A. 10cm 　　　　B. 15cm 　　　　C. 20cm 　　　　D. 25cm 　　　　E. 30cm

8. 手术时第一助手的责任是（　　）

A. 配合操作者操作，止血和暴露术野

B. 术中承担手术的主要操作

C. 术中剪线和拉钩

D. 术中拉钩和观察病情

E. 术前协助护士清点器械

9. 用物理方法杀灭细菌称（　　）

A. 消毒法 　　　B. 抗菌法 　　　C. 灭菌法 　　　D. 隔离法 　　　E. 无菌术

10. 戴无菌手套时，错误的是（　　）

A. 戴手套前先洗手、擦干双手

B. 核对手套号码和灭菌有效期

C. 未戴手套的手可以触及手套的内面

D. 已戴手套的手可以随意触摸非无菌物品

E. 戴好手套后，双手应保持在腰部以上水平

参考答案

1. B　2. B　3. C　4. C　5. C　6. D　7. B　8. A　9. C　10. D

第二章
手术常用器械及使用方法

第一节　手　术　刀

手术刀（surgical scalpel）由手术刀柄（scalpel handle）和手术刀片（scalpel blade）两部分组成。根据刀柄和刀片的连接方式可分为可拆卸手术刀和固定手术刀，前者更为常用。可拆卸手术刀刀片和刀柄有多种型号以应对不同外科手术的需求。刀片有圆、尖、弯及大小之分。手术刀通常用于切开锐性分离组织，是最为重要的外科器械。有时也将刀柄尾端用于钝性分离。

一、常用手术刀片

通常 10 号、20~24 号刀片用于切开皮肤、皮下、肌肉、骨膜等组织，11 号刀片用于切开血管、神经、胃肠道及心脏组织，12 号刀片用于膝部、五官科手术，15 号刀片用于深部组织及手外科、眼科、冠状动脉旁路移植术等组织切割。

二、常用刀柄及型号

（一）3 号刀柄

全长 12.5cm，常与 10、11、12、15 号手术刀片配合使用，用于浅小部切割（图 2-1-1A）。

（二）4 号刀柄

全长 14cm，常与 20、21、22、23、24、25 号手术刀片配合使用，用于浅部切割（图 2-1-1B）。

（三）7 号刀柄

全长 16cm，常与 10、11、12、15 号手术刀片配合使用，用于深部切割。

三、使用方法

（一）可拆卸手术刀的安装和拆卸

1. 安装手术刀片　用持针器夹取刀片的前端背侧，将刀片末端与刀柄颈部斜面对齐，以刀片的缺口对准刀柄凹槽处，顺势向下使刀片的缺口插入刀柄凹槽中（图 2-1-2A）。

2. 拆卸手术刀片　先用持针器夹取刀片尾端背侧，轻轻向上抬起，使刀片与刀柄凹槽分离，然后再稍用力向前，将刀片推离刀柄即可。拆卸下的一次性刀片须放在特定容器中（图 2-1-2B）。

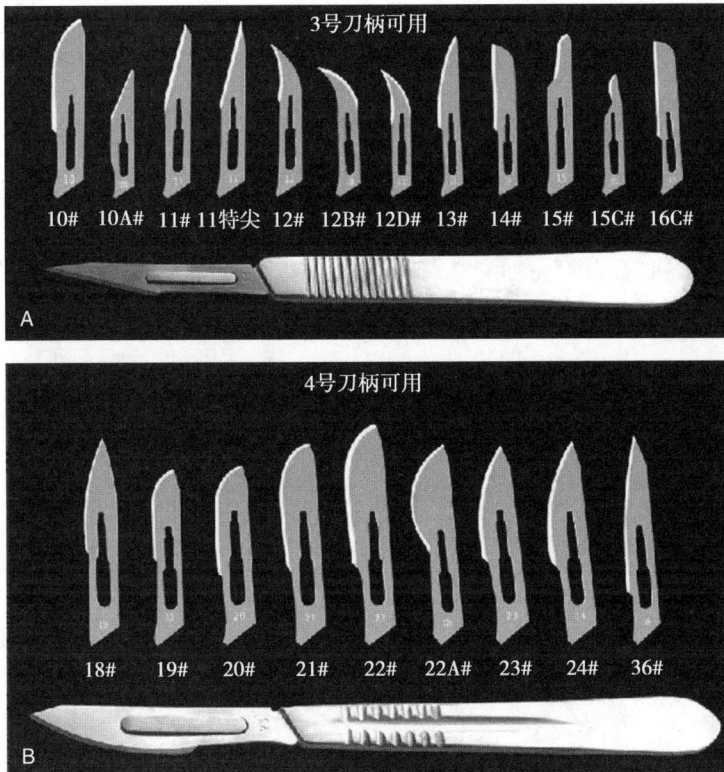

图 2-1-1 常用刀柄及刀片型号
A. 3 号刀柄及可用刀片；B. 4 号刀柄及可用刀片。

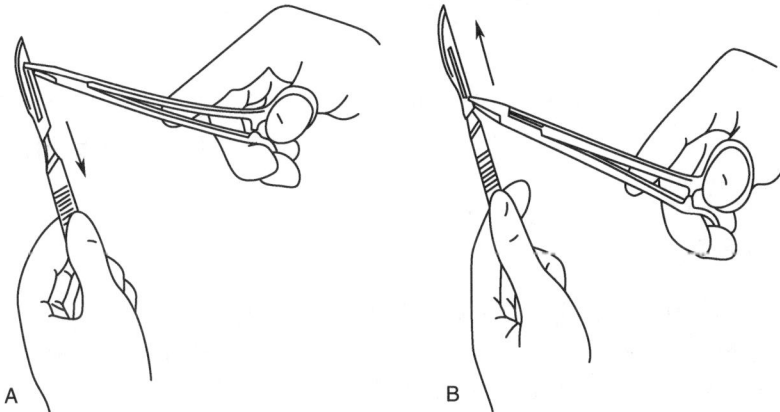

图 2-1-2 可拆卸手术刀的安装和拆卸
A. 安装手术刀片；B. 拆卸手术刀片。

（二）执刀

1. 执弓式 又称指压式。以拇指、中指、环指把持刀柄中上部，示指按压刀片尾端背侧以控制刀片切割，为最常用的一种执刀方法，发挥腕和手指的力量，多用于较长切口的切开及切断钳夹的组织，如腹直肌鞘前层的切开（图 2-1-3A）。

2. 执笔式   以拇指、示指、中指、环指把持刀柄中上部。动作和力量主要在手指，用以切割短小切口，需用力轻柔准确以解剖精细结构，如分离血管和神经以及切开腹膜小口等（图2-1-3B）。

3. 抓持式   用于切割范围较广、用力较大的坚硬组织，如筋膜和肌腱、坏死组织、慢性增生组织等。全手抓持刀柄，拇指与示指紧捏刀柄刻痕处，主要活动用力点为肩关节（图2-1-3C）。

4. 反挑式   是执笔式的转换形式，刀刃由内向外挑开，以避免深部组织或器官损伤，如腹膜切开或浅表脓肿切开等（图2-1-3D）。

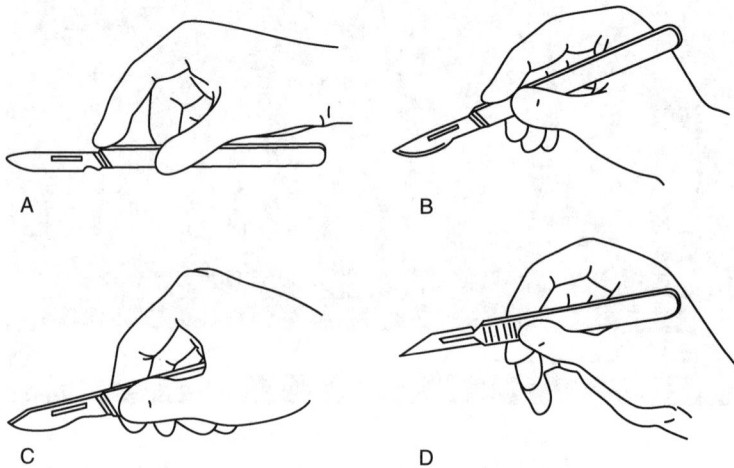

图 2-1-3   执刀的形式
A.执弓式；B.执笔式；C.抓持式；D.反挑式。

（三）传递
传统的传递方法是在手术进行中洗手护士执刀柄和刀片接合处，将手术刀柄末端递给手术者，此法存在一定的安全隐患，容易引起锐器伤；改进后采用较多的传递方法是将手术刀放在弯盘内传递。

四、注意事项

1. 在使用手术刀之前就应该规划好切割的深度和范围，无论哪一种持刀法，都应以刀刃突出面与组织呈垂直方向，逐层切开组织，操作准确，力量适当。不要以刀尖部用力操作。执刀过高控制不稳，过低妨碍视线。

2. 刀片与刀柄组装时，不得有卡死、过松或断裂现象；拆卸时，应避免过度弯折刀片。

3. 刀的传递过程中，刀锋不要指向自己或者他人，以免受伤。

4. 可拆卸手术刀使用结束后，应将拆卸下的一次性刀片放在特定容器中。

第二节　手　术　剪

手术剪（surgical scissors）主要用于手术中的锐性分离（图 2-2-1）。

一、常用手术剪的分类

1. 线剪（stitch scissors）　用于剪线、裁剪引流物或敷料。

2. 组织剪（tissue scissors）　分离和剪开、剪断解剖组织。直组织剪用于浅部手术操作，弯组织剪用于深部手术操作。

3. 拆线剪（stitch cutting scissors）　拆除皮肤切口的缝线。

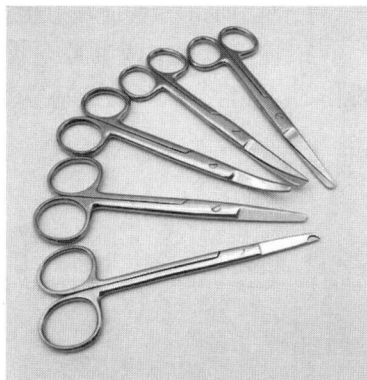

二、使用方法

图 2-2-1　常用手术剪

持剪刀法为拇指和环指分别扣入剪刀柄的两环，中指放在环指指环的剪刀柄上，示指须压在轴节处起稳定作用。

三、注意事项

人体组织通常柔软，故组织剪的刃锐且薄；缝线通常韧而坚固，故线剪的刃钝且厚。若以组织剪剪线，会损坏组织剪的刀刃，缩短其使用寿命。

第三节　手　术　镊

手术镊（surgical forceps）用以夹持或提取组织，以分离、切割或缝合组织，也可用于夹持缝针及敷料等。

一、常用手术镊的分类

1. 有齿镊（toothed forceps）　夹持较硬的组织，如皮肤、肌腱等。根据镊齿的不同又分为粗齿与细齿，粗齿镊用于夹持较硬的组织，损伤性较大；细齿镊用于精细手术，如肌腱缝合、整形手术等。

2. 无齿镊（smooth forceps）　又称"平镊"，夹持脆弱的组织，如血管、神经、脏器等。

3. 圆头镊 用于较大或较厚的组织及牵拉皮肤切口。

4. 眼科镊 用于夹捏细软组织。

二、使用方法

正确持镊是用拇指对示指与中指，执镊脚中、上部。

三、注意事项

1. 使用手术镊前应注意检查镊齿是否吻合、有无缺失。

2. 使用过程中两镊脚应低于镊柄避免污染，不应将镊头放在手心。错误执镊既影响操作的灵活性，又不易控制力度以致组织损伤。

第四节 血 管 钳

血管钳又称止血钳（hemostatic clamps），通常用于止血，夹住或切除血管等手术操作中。在外科手术中，血管钳是非常常用的工具，可以将切开的血管夹住，避免出血，同时还可以切断血流（图 2-4-1）。

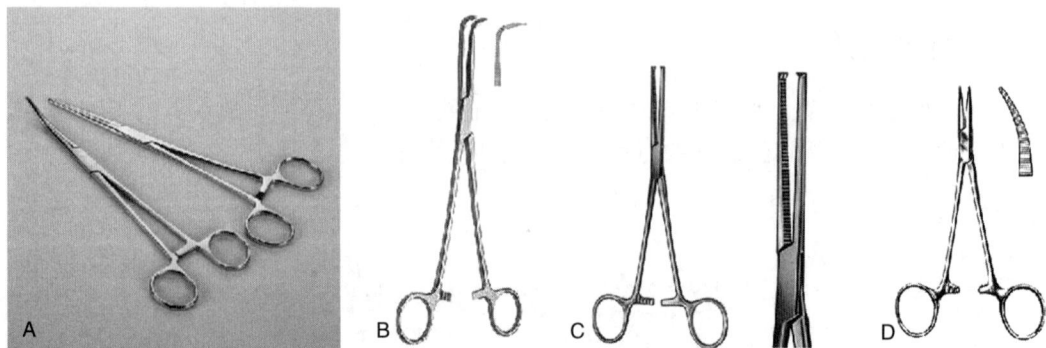

图 2-4-1 血管钳
A. 直血管钳和弯血管钳；B. 直角血管钳；C. 有齿血管钳；D. 蚊式血管钳。

一、分类

1. 直血管钳（straight clamps）和弯血管钳（curved clamps） 血管钳内为平行齿槽，主要用于分离、钳夹组织或血管止血，以及协助缝合。钳尖端平滑，可供钝性分离解剖组织用，也可用于牵引缝线、拔出缝针（图 2-4-1A）。

2. 直角血管钳（right-angle clamps） 用于手术中游离和绕过血管、胆道等组织的后壁，如胃左动脉、胆囊管等，也可用于牵引物的引导（图 2-4-1B）。

3. 有齿血管钳（toothed clamps） 如科赫（Kocher）血管钳。前端有勾齿防止大块组织滑脱，常用于切除网膜、肠道、卵巢、输卵管等，不可用于皮下止血（图 2-4-1C ）。

4. 蚊式血管钳（mosquito clamps ）　较其他血管钳细小，适于分离小血管及神经周围的结缔组织，用于小血管的止血，不适宜夹持大块或较硬的组织。可以在器官外口或创口较小时深入到治疗部位夹取物品或组织（图 2-4-1D ）。

二、使用方法

执血管钳的方法与手术剪相同。夹闭血管钳时，两手动作相同，即拇指与环指相向用力，直至扣齿锁住。开放血管钳时两手操作则不一致（图 2-4-2）。用右手时，将拇指及环指插入柄环内捏紧使扣分开，再将拇指内旋即可；用左手时，拇指及示指持一柄环，中指、环指顶住另一柄环，二者相对用力，即可松开。传递血管钳时，助手应执血管钳中上部，将血管钳的钳环递给手术者，或用钳环轻拍操作者掌心。

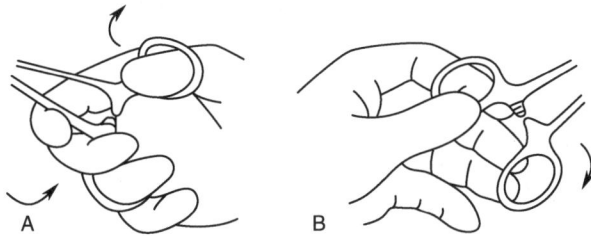

图 2-4-2　血管钳的开放（示意图）
A. 右手；B. 左手。

三、注意事项

1. 使用前应检查前端横形齿槽两页是否吻合。

2. 在操作过程中要尽量减少对组织的压迫和扭曲，保证手术区域的血流量，防止出血。操作时应轻柔、稳定，避免过度用力，尤其在夹取脆弱血管时更应注意避免撕裂或扯断血管造成意外的出血。

3. 止血时扣上一、二齿即可，要检查扣锁是否失灵，警惕钳柄意外松开造成出血。

4. 在手术操作过程中，对可能出血的部位或已见的出血点进行钳夹，钳夹出血点时要求准确，最好一次成功，不要过多带入健康组织，结扎线的粗细要根据钳夹的组织多少以及血管粗细进行选择，血管粗时应单独游离结扎。

5. 结扎时上血管钳的钳尖一定要旋转提出，扎线要将所需结扎的组织完全套住，在收紧第一结时将提的血管钳放下逐渐慢慢松开，第一结完全扎紧时再松钳移去。

6. 血管钳不可夹持缝针。此外，血管钳咬合力较大，不得夹持皮肤、肠管等，以免组织坏死。

第五节   其他钳类器械

一、组织钳

组织钳（Allis clamps）又称爱丽丝钳、鼠齿钳，用于夹持软组织、皮下组织、被切除的病变部位，避免切口内组织被污染（图 2-5-1A）。

二、肠钳

肠钳（bowel clamps）只用于夹持肠管，弹性好，使用时可外套乳胶管，以进一步减少对肠壁的损伤（图 2-5-1B）。

三、海绵钳

海绵钳（sponge clamps）又称卵圆钳。夹持、传递已消毒的器械、敷料、引流管等；钳夹蘸有消毒液的纱布，消毒手术野的皮肤（图 2-5-1C）。

注意事项：①头端应始终朝下，头端朝上时消毒液流到柄端的有菌区域，再次消毒时将污染头端；②专供夹取无菌物品，不能用于换药；③取出或放回时应将头端闭合，勿碰容器口，也不能接触器械台。

四、咬骨钳

咬骨钳（rongeur）用于咬除骨组织、软组织息肉或修整骨残端（图 2-5-1D）。

五、布巾钳

布巾钳（towel clamps）固定无菌巾和纱布等。也用于辅助腹腔镜手术中主戳孔的穿刺（图 2-5-1E）。

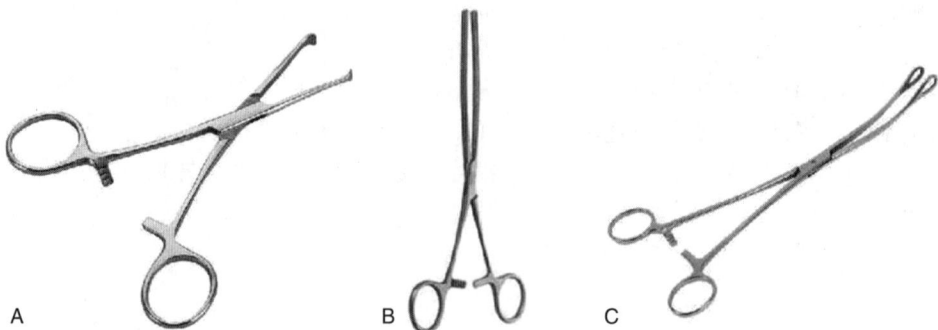

A   B   C

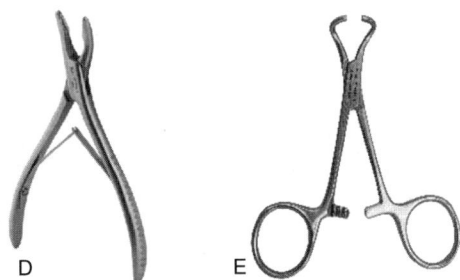

图 2-5-1　其他钳类器械
A. 组织钳；B. 肠钳；C. 卵圆钳；D. 咬骨钳；E. 布巾钳。

第六节　持　针　器

持针器（needle holder）又称持针钳，外科手术中主要用于缝合和打结时固定针头以缝合各种组织，也用于缝合完成后的器械打结。持针器的前端齿槽较血管钳短，钳内齿纹为网格状交叉，柄较一般血管钳长。

一、使用方法

用持针器齿的前 1/3 夹住缝针的中、后 1/3 交界处为宜，一般情况下夹持的针尖应向左。固定好缝针后须锁紧扣齿，避免缝针意外松脱。左手执持针器中上部，保持针在视线内，右手执线进行穿针。

（一）指扣法

指扣法即指套法，为传统指法（图 2-6-1A）。用拇指、环指套入钳环内，以手指活动力量来控制持针钳的开闭，并控制其张开与合拢。中指套入钳环内时，因持针钳柄长，操作者使用时手指距支点远而稳定性差，是不恰当的执法。

（二）掌握法

掌握法又称"一把抓"、抓握法（图 2-6-1B）。即用手掌握拿持针钳，钳环紧贴鱼际肌上，拇指压在钳柄上，后三指并拢起固定作用，示指压在持针钳前部近轴节处。利用拇指及鱼际肌和掌指关节活动推展，张开持针钳柄环上的齿扣，松开齿扣及控制持针钳的张口大小来持针。合拢时，拇指及鱼际肌与其余掌指部分对握即将扣锁住。此法缝合稳健，容易改变缝针的方向，缝合顺利，操作方便。

（三）掌指法

拇指套入钳环内，示指压在钳的前半部做支撑引导，其余三指压钳环固定于掌中。拇指可以上下开闭活动，控制持针钳的张开与合拢（图 2-6-1C）。

（四）掌拇法

用拇指做支点，以手掌及四指紧握器械柄。这种握法多用在口腔颌面外科修整模型和义齿的操作（图 2-6-1D ）。

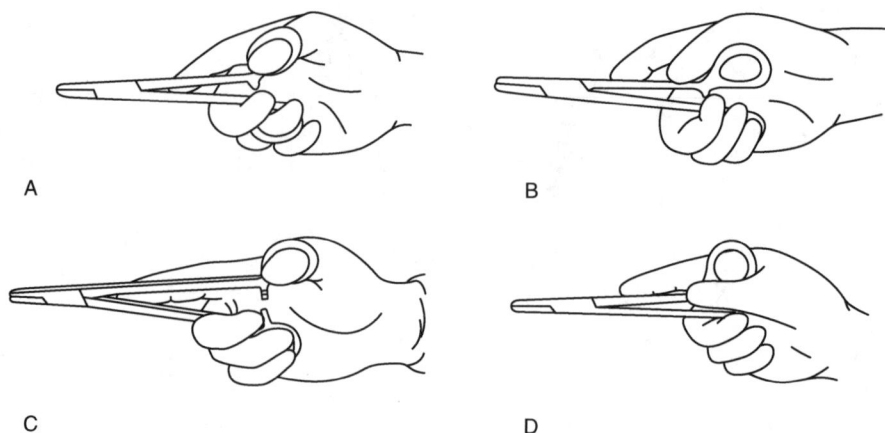

图 2-6-1　持针器的握持方法
A. 指扣法；B. 掌握法；C. 掌指法；D. 掌拇法。

二、注意事项

1. 持针器与血管钳不同，血管钳夹持光滑的刀片或缝针时易滑动，不可使用血管钳夹针进行缝合。

2. 缝合操作过程中扣齿必须锁紧，避免缝针松动或滑脱。应将缝针和持针器作为一个整体掌握。

3. 缝合打结完毕后，须针不离持，即夹好缝针的持针器一并妥善放置。缝针从持针器取下后也必须妥善放置，避免遗落。

第七节　缝　针

对于不同的部位应选择适宜的缝针（suture needle）。缝合组织的宽度、深度越大，应选用缝针的大小、弧度越大。缝针短时，弧度越大越适合于深部组织。对于脆弱、精细的组织，如血管、神经、心脏、肠壁等尽量选取针径较小的缝针。

根据缝合针的形状分为直针和弯针。根据针尖的形状分为圆针（round needle）和角针（cutting needle），见图 2-7-1。角针前半部为三棱形，较锋利，用于缝合皮肤、韧带等坚韧组织，损伤性较大，故除上述几种组织外，均应用圆针。圆针易刺入柔软组织而不致切割或撕裂组织，防止渗漏，可用于缝合皮下组织、胃肠道、肺、肌肉、血管、神经等。此外，在使用弯针缝合时，用力方向应与弯针的弧线方向一致，拔针时应顺弯针弧度从组织拔出，否则易折断。

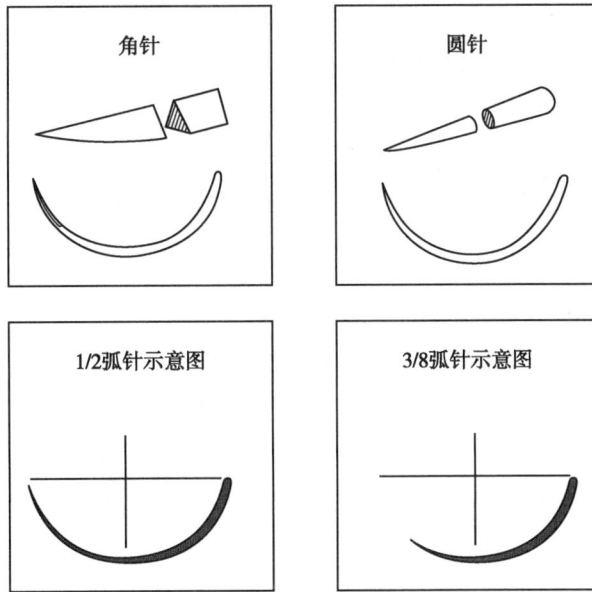

图 2-7-1　缝合针的形状和弧度

第八节　缝　　线

缝线（suture）用于缝合组织和结扎血管。

一、缝线的型号

根据缝线张力强度和粗细的不同，分为不同的型号（表 2-8-1）。缝线越细，对组织损伤小，恢复越快；缝线越粗，张力强度越强，缝合越牢固。在实际工作中，不可吸收缝线通常称中国编号，正号数越大表示丝线越粗；合成缝线一般使用美制编号，"0"数越多的线越细。其中 1 号线（美制编号 3-0）用于皮肤、皮下组织和结扎血管等；4 号线（美制编号 2-0 及 2-0/T）用于缝合筋膜及结扎较大的血管；7 号线（美制编号 0）用于缝合腹膜、腱鞘和张力较大的伤口组织。合成缝线常用有"000"号（美制编号 5-0），适合于消化道吻合、皮下组织缝合等。

二、缝线的分类

根据缝线能否被机体降解吸收，可把缝线分为可吸收缝线和不可吸收缝线。可吸收缝线常用来指能够在埋进人体 60d 失去大部分抗张强度的缝线，缝线因水解作用或酶的消化而降解，线结自然松脱。一般需埋进人体内部、伤口深部的缝线选择可吸收缝线，而伤口外层的缝合则使用不可吸收缝线。有些情况下，如需在深部组织维持较长时间抗张强度时，也会使用不可吸收缝线。

表 2-8-1 缝线和编号

欧洲编号	美国编号	中国编号	最小直径 /mm
4.0	1	10	0.40
3.5	0	7	0.35
3.0	2-0	4	0.30
2.5	2-0/T	4	0.25
2.0	3-0	1	0.20
1.5	4-0	0	0.15
1.0	5-0		0.10
0.7	6-0		0.07

注："2-0"和"2-0/T"都对应中国编号中的 4 号线；T 代表配合圆针（taper）使用；空白处表示无对应编号。

（一）可吸收缝线类

可吸收缝线类（absorbable suture）主要为羊肠线、合成纤维线、纯天然胶原蛋白线。

1. 羊肠线（catgut suture） 由羊的小肠黏膜下层制成，有普通与铬制两种。普通肠线吸收时间较短（4~5d），多用于结扎及皮肤缝合；铬制肠线吸收时间长（14~21d），用于缝合深部组织。肠线属异体蛋白质，在吸收过程中组织反应较重。因此，使用过多、过粗的肠线时，创口炎症反应明显。其优点是可被吸收，不存异物。目前肠线主要用于内脏如胃、肠、膀胱、输尿管、胆道等黏膜层的缝合，一般用 1-0 至 3-0 的铬制肠线。此外，较粗的铬制肠线则常用于缝合深部组织或有炎症的腹膜。在感染的创口中使用肠线，可减少由于其他不能吸收的缝线所造成的难以愈合的窦道。

注意事项：①肠线质地较硬，使用前应用盐水泡软，不可用热水浸泡或浸泡时间过长，影响缝合强度。②不能用持针钳或血管钳夹肠线，也不可将肠线扭曲，以致扯裂易断。③肠线结扎时需要 3~4 叠结，剪断线时应留较长线头，避免线结松脱。一般多用于连续缝合。④胰腺手术时慎用肠线缝合。

2. 合成纤维线（synthetical suture） 目前已在临床上获广泛应用。属高分子化合物，这类线优点是组织反应轻、抗张力强、吸收时间长（60~90d）、有抗菌作用。常用的可吸收缝线有聚乳酸类缝线、聚乙交酯类缝线、聚乙醇酸（PGA）缝线、聚对二氧杂环己酮缝线等。

3. 纯天然胶原蛋白线 由我国科研人员取材于动物獭狸的肌腱部位，胶原蛋白含量高，生产工艺不经化学成分参与，具备了胶原蛋白应有的特性，为真正意义上的第四代缝合线。具有吸收完全、抗拉强度高、生物相容性好、促进细胞生长等特点。根据线体粗细一般 8~15d 完全吸收，且吸收稳定可靠，无明显个体差异。

（二）不可吸收缝线

不可吸收缝线（non-absorbable suture）有丝线、合金缝线、尼龙线等。

最常用的是丝线（silk thread），其优点是操作方便、可及性好，组织反应较小，能耐高温消毒。缺点是在组织内为永久性异物、伤口感染后易形成窦道，长时间后线头排出，延迟愈合。胆道、泌尿道缝合可导致结石形成。合金缝线习惯称"不锈钢丝",用于缝合骨、肌腱、减张缝合或口腔内牙齿固定等。尼龙线组织反应小,多用于小血管缝合及整形手术。其缺点是线结易松脱,且结扎过紧时易在线结处折断,因此不适于有张力的深部组织的缝合。

（三）其他

目前有许多材料和器械用于代替缝针、缝线进行缝合和切口的关闭,已在临床上广泛应用。

（1）吻合器（surgical stapler）：主要工作原理是利用钛钉对组织进行离断或吻合,类似于订书机,如消化道圆形吻合器、直肠吻合器、圆形痔吻合器、包皮环切吻合器、血管吻合器、疝气吻合器、肺切割缝合器等。常用的切割吻合器经微创化设计已普遍应用于腹腔镜手术,如直线切割吻合器和腔镜用直线切割吻合器（图 2-8-1）。

（2）缝合钉（suturing nail）：代替丝线,直接钉合较大的表皮切口。

（3）医用黏合剂（medical adhesives）：可分为化学性黏合剂和生物性黏合剂,如环氧树脂、丙烯酸树脂、聚苯乙烯和氰基丙烯酸酯类及人纤维蛋白黏合剂等,主要用于皮肤切口,植皮和消化道瘘口的黏合。

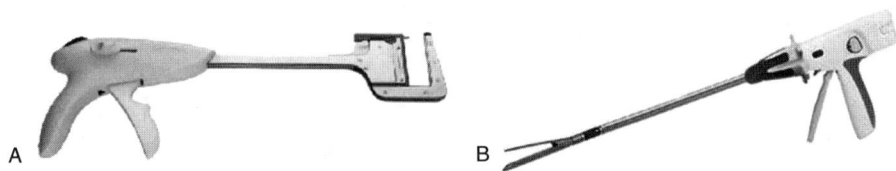

图 2-8-1　常用切割吻合器
A. 直线切割吻合器；B. 腔镜用直线切割吻合器。

第九节　手术拉钩

手术视野的暴露是外科手术中重要的部分。手术拉钩又称牵开器（retratctor）,用于手术过程中暴露手术视野。

1. 皮肤拉钩　耙状牵开器,用于浅部手术的皮肤拉开（图 2-9-1A）。

2. 甲状腺拉钩　平钩状,常用于甲状腺部位的牵拉暴露,也常用于腹部手术做腹壁切开时的皮肤、肌肉牵拉（图 2-9-1B）。

3. 阑尾拉钩　钩状牵开器,用于阑尾、疝等手术,用于腹壁牵拉（图 2-9-1C）。

4. 腹腔平头拉钩　又称方钩,为较宽大的平滑钩状,用于腹腔较大的手术。

5. S 形拉钩　形如"S"状,用于腹腔深部拉钩。使用拉钩时,应以纱垫将拉钩与组织隔开,拉力应均匀,不应突然用力或用力过大,以免损伤组织（图 2-9-1D）。

6. 自动拉钩　为自行固定牵开器,腹腔、盆腔、胸腔手术均可应用。

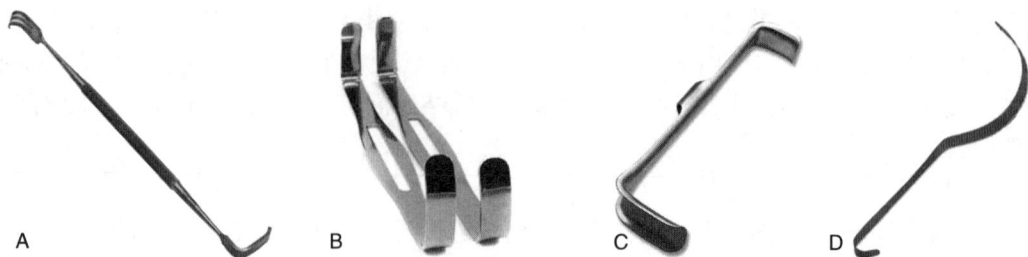

图 2-9-1　常用手术拉钩
A. 皮肤拉钩；B. 甲状腺拉钩；C. 阑尾拉钩；D. S 形拉钩。

第十节　常用电外科器械

一、高频电刀

高频电刀（high frequency lectric knife）是外科常用的器械，其本质是一个变频变压器（图 2-10-1A），对人体组织进行高频放电，产生高频电流，在人体组织上产生切割和凝血的作用。电刀操作降低了结扎或缝合止血的频率，缩短了手术时间，很大程度上代替了传统手术刀在器官手术中的使用。根据电刀和电极的工作方式，常用的高频电刀有两种主要的类型：单极电刀（monopolar electric hemostastic knife）和双极电刀（bipolar electric hemostastic knife）。

（一）单极电刀

单极电刀的电极由高频单极电刀头（笔式电极）和电极板（板式电极）组成（图 2-10-1B、图 2-10-1C）。电刀头将高频电流传递到患者身体手术部位；板式电极则收集作用于人体的高频电流，使其回到电刀，从而完成电流回路。电刀头与人体接触面积小，形成高电流密度以进行切割和止血；电极板与人体接触面积大，电流密度低，防止组织损伤。高频电刀有电凝和电切两种工作模式，电刀头上有两个控制开关按钮，下方的黄色按钮控制电切，上方的蓝色按钮控制电凝。也可将工作台连接脚踏式开关（图 2-10-1D）使用。电切模式中，切割电流使细胞膨胀、爆裂、气化。电凝模式中，电流则使细胞干化，从而减少失血。操作者还可以根据不同的手术要求分别调节电凝和电切的电流强度。低电能模式对组织损伤小，用于细小的止血操作；高电能模式用于较大的出血和肿瘤的切除等。应用高频电刀的优点是手术操作中不需要很多的结扎，同时完成切割和止血，切口内不留异物，术野干净清晰，操作迅速。高频电刀的缺点有：①由于电刀的热散射作用，往往造成切口周围组织小血管的损伤，特别是切割操作缓慢时造成的损伤更大，导致手术切口易液化，造成延迟愈合。②在开放式气管内麻醉时应用高频电刀，由于发生器的放电火花，可以造成爆炸。③在电凝和电切时组织会产生气化烟雾污染，术中应配合吸引器使用。

（二）双极电刀

双极电刀的电极通常为一个镊子形状的器械（图 2-10-1E），电流由镊形双极器的一个尖端发出，通过人体组织到达另一个尖端。一端为作用电极，另一端为接收电极，使用双极器的时候无需电极板，它的作用范围只限于镊子两端之间，对机体组织的损伤程度和影响范围比单极方式要小得多，所以双极电刀用于较为精细的手术中，如肿瘤的切除和脑外科手术等。

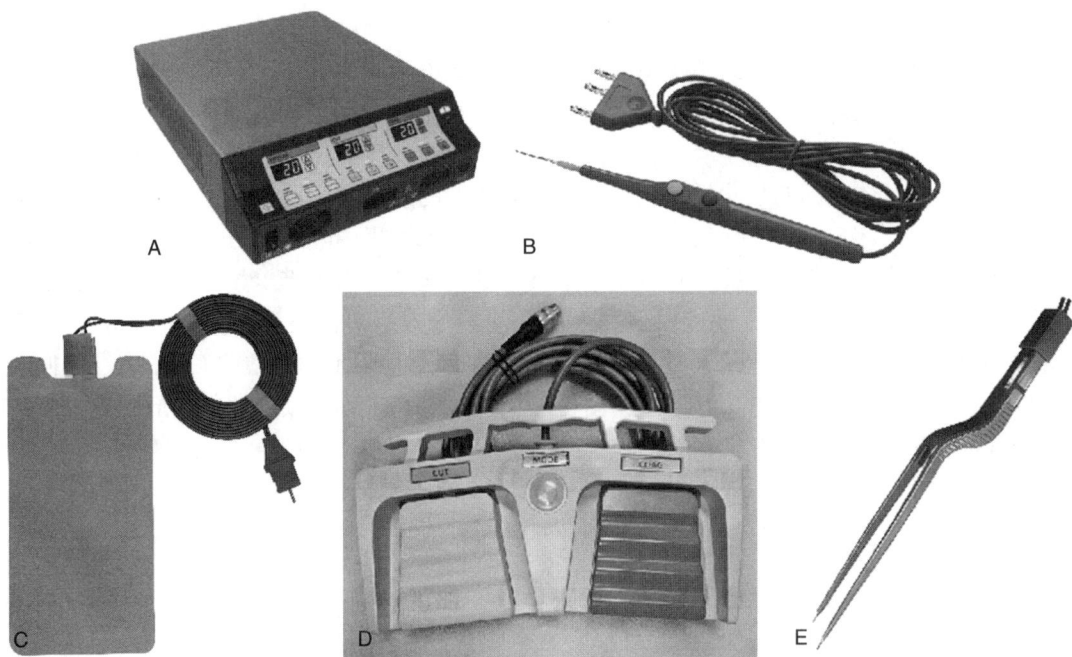

图 2-10-1 常用电外科器械

A. 高频电流发生器；B. 单极电刀头；C. 单极负极板；D. 脚踏式电刀开关；E. 双极电凝镊。

二、超声手术刀

超声手术刀是一种高频电外科器械，其作用机制为主机输出电信号，经由换能器利用电致伸缩效应或磁致伸缩效应，将超声电能转换为机械能产生高频振动，通过变幅杆的放大和耦合作用，推动刀头工作并向人体局部组织传播能量，从而达到手术治疗的目的。主要用于生物组织的切割与血管闭合等操作，具有出血少、对周围组织伤害少、术后恢复快等特点。对人体组织起到切割与凝闭的作用，相较于高频电刀尤其是单极电刀，超声手术刀不会引起组织干燥、灼伤等副作用，刀头工作时也没有电流通过人体，在手术室中有着广泛的应用，有"无血手术刀"之称。超声手术刀的主要组成包括：主机、换能器手柄（即超声刀手柄）、超声刀头、脚踏板。主机是一个高频电流发生器，负责提供稳定的超声频率电信号；换能器手柄是超声手术刀的关键部件，超声手术刀中的超声换能器是将输入的电功率转换成机械功率（即超声波信号，高于 20kHz）的能量转换器件，其好坏直接关系到切割止血及血管凝闭的效果；超声刀头连接换能器手柄使用，对人体软组织起到切割止血、分离、凝闭作用；脚踏板有两个，起到激发最小或最大功率的作用，最大功率主要用于组织切割，最小功率主要用于止血。换能器手柄上同样有两个激发最小或最大功率的按钮。超声刀头在工作过程中与人体接触会产生微声流作用、空化效应、热效应及止血效应。超声手术刀已广泛应用于要求精细操作的外科手术，如肿瘤切除、甲状腺手术等。

三、氩等离子体凝固

氩等离子体凝固（argon plasma co-agulation，APC）又称氩气刀治疗，氩等离子体凝固止血的原理是高热量的氩气电弧喷射到肝创面，使肝创面的组织迅速凝固。氩等离子体凝固是一种可控制的非接触式单极电凝技术，是高频电刀应用的一个重要扩展。当主机对电极输出高频电压时，氩气由手术刀柄喷出，电极和靶组织间形成的氩气流体在高频高压的作用下，被电离成氩等离子束，将电流传递至靶组织，可以产生良好的凝血或组织失活效果。氩等离子体凝固的氧化反应小，电能转换热能的效率高，所以作用于手术界面的烟雾小、组织烫伤坏死层浅。氩气是一种惰性气体，手术过程中隔绝部分氧气，从而减少组织的氧化、碳化、烟雾和异味。氩等离子束具有顺应电极与组织键电场方向的特性，不仅可以沿电极轴向直线传播，还能够侧向发展，使治疗效果更为均匀。操作时无需接触组织，不会引起粘连，尤其适用于激光、微波等治疗难以达到的区域。氩等离子束沿最低阻抗路径传播，当热干燥或电凝导致组织阻抗增加，氩等离子束将改变路径向低阻抗组织扩散，因而电凝深度可控，有良好的手术视野。

第三章
手术基本操作技术

第一节　切开与分离

一、切开

切开通常是指使用各种手术刀在组织或器官上造成切口的外科操作过程，目的是充分暴露手术视野，是外科手术最基本的操作之一。

（一）切口的选择原则

1. 最好直接显露手术区，必要时便于延长。

2. 损伤最少，不切断重要的血管、神经。

3. 切口的大小要选择合适，对简单的手术提倡微创切口，而复杂的手术如恶性肿瘤根治等手术则尽量要求充分显露，能容纳手术的操作和放进必要的器械。

4. 不影响美观（颜面、关节、手部的切口应与皮纹一致）。

（二）切开的方法及要点

1. 皮肤切开　选择好切口的部位、方向、长度，必要时亦可在皮肤用亚甲蓝作一标线。用左手固定皮肤，右手下刀，刀片与皮肤要垂直，避免向两侧偏斜，刀柄与皮肤呈45°角。

2. 皮下切开　沿皮肤切口深入达皮下组织的全层，两端可用剪刀剪开。

3. 肌肉分开　沿肌纤维反复用刀柄、血管钳、拉钩或手指分离。需切断者，分别用两把血管钳夹持，在钳间用刀或剪切断，断端用线结扎。

二、分离

分离是将组织分开，便于手术操作，主要有锐性分离和钝性分离两种方法。锐性分离是用手术刀、手术剪等锐利器械进行，能精细地解剖组织，比如在分离血管神经束时使用，可以减少周围组织的损伤。钝性分离则是使用刀柄、血管钳等器械通过推、拉、撬等动作来分开组织，适用于疏松结缔组织的分离，像在分离皮下组织等区域就比较合适。操作过程中要熟悉局部解剖结构，避免损伤重要组织。在分离时，不可损伤较大血管、神经及肌性管道。遇到喷射性出血时，视为大血管损伤，应立即停止分离，吸尽血液，采取有效的止血方法。

第二节 止 血

止血是处理出血的手段和过程，是手术中经常碰到的基本操作，止血是否及时和恰当至关重要。外科医生须熟悉各种止血方法。

一、压迫止血法

压迫止血法是手术中最常用的止血方法。其原理是以一定的压力使血管破口缩小或闭合，继之由于血流减慢，血小板、纤维蛋白、红细胞可迅速形成血栓，使出血停止。压迫止血可用一般纱布压迫或采用 40~50℃ 的温热盐水纱布压迫止血，加压需有足够的时间，一般需 5min 左右再轻轻取出纱布，必要时重复 2~3 次。压迫止血还可用纱布填塞压迫法，因其可能造成再出血的风险并可能引起感染，不作为理想的止血手段，但对于广泛渗血及汹涌的渗血，如果现有办法用尽仍未奏效，在不得已的情况下，可采用填塞纱布止血以保证生命安全。具体方法是采用无菌干纱布或绷带填塞压迫，填塞处勿留死腔，要保持适当的压力，填塞时纱布数一定要绝对准确记录，填塞时要做到有序地折叠。填塞物一般于手术后 3~5d 出现松动，需麻醉手术取出，并且做好处理再次出血的一切准备。

二、电凝止血法

电凝止血法是一种高效、安全的新型止血方法，通过高频电流对组织的作用原理，实现迅速止血，适用于各类外科手术。该方法适用于皮下组织小血管的出血和不适宜用血管钳钳夹结扎的渗血，不适用于较大血管的止血。操作时可先用血管钳将出血点钳夹，然后通电止血；也可用单极或双极电凝镊直接夹住出血点止血。

使用的注意事项有：①事先检查电灼器有无故障；②移去手术室内易燃物质（包括易燃麻醉剂）；③安置好患者身后的电极板，以防电流回路障碍和烧伤；④电灼前用纱布吸去创面的积血；⑤通电时电刀（极）和导电的血管钳不应接触出血点以外的其他组织，尽量减少组织烧伤；⑥随时擦净电刀前端的血痂，使之导电不受障碍。

三、结扎止血法

结扎止血法有单纯结扎和缝合结扎两种方法。

（一）单纯结扎法

单纯结扎法是外科手术中常用的结扎止血方法。以出血点的结扎为例，出血点夹住后即可开始结扎。助手先把血管钳竖起以便操作者将线绕过，随即放低血管钳使尖端翘起。待第一个结打好后，在助手松开移去血管钳的同时，将结继续扎紧，再打第二个结，打成方结，剪线，注意血管钳不能松开过快，这样会导致结扎部位的脱落或结扎不完全而导致出血，更危险的是因结扎不准确导致术后出血。

（二）缝合结扎法

缝合结扎法即贯穿缝扎，主要是为了避免结扎线脱落，或在单纯结扎有困难时使用，对于重要的血管一般应进行缝扎止血。

四、局部药物止血法

局部药物止血主要用于创面渗血。如明胶海绵、纤维蛋白泡沫体等，能起一定的促凝和封闭小血管的作用。较新的纤维蛋白原胶含冻干纤维蛋白原、凝血酶、氯化钙和抑肽酶（帮助纤维蛋白缓慢溶解吸收）。此类制剂能促进血液凝固并黏附于创面，可用于脑、肝等的手术或烧伤切痂的止血，还可黏封某些小面积膜组织缺损。创面渗血活跃时，明胶海绵或纤维蛋白原胶容易被渗血推离创面，故先用温热纱布或棉片缓解渗血，敷上后保持一定的压迫数分钟，使之黏附于创面。中药可用于局部止血，但用于手术中的制剂尚需研究改进。

第三节　打结、剪线、拆线

一、打结

打结是外科手术操作中十分重要的技术，是最基本的操作之一，它贯穿外科基本操作的全过程。在手术过程中，医生需要使用特殊的器械（如缝合针、线等）将切口处的组织或器官进行缝合或固定。

（一）结的种类

1. 单结　为各种结的基本结，是最简单的结，只绕一圈，不牢固，仅用于暂时阻断，偶而在皮下非主要出血结扎时使用，其他情况很少使用（图 3-3-1）。

2. 方结　也叫平结，是手术中最常用的一种。第一个结与第二个结的方向相反，不易滑脱。适用于较小血管和各种缝合时的结扎（图 3-3-2）。

3. 外科结　第一个线扣绕两次，由于第一道线重复绕两次，摩擦面大，打第二道结就不易松脱，因此牢固可靠。用于结扎大血管（图 3-3-3）。

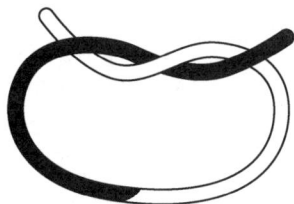
图 3-3-1　单结

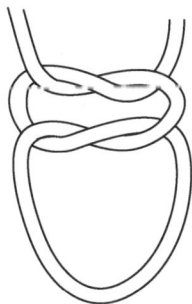
图 3-3-2　方结

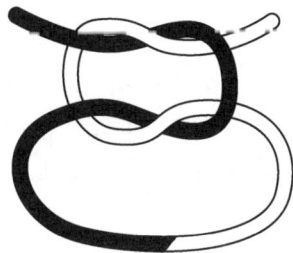
图 3-3-3　外科结

4. 三叠结 又称三重结，三叠结是在方结的基础上再重复第一个单结，且第三个结与第二个结的方向相反，以加强结扎线间的磨擦力。此结牢固可靠，常用于较大血管及皮肤、脂肪以外组织的缝合打结。不过，组织内的结扎线头较大（图 3-3-4）。

5. 滑结 是一种不牢固的结，通常是由于打结时两手用力不均匀或拉紧方向不正确而形成的。它用于暂时固定缝线或在需要时容易解开，但在重要部位的结扎时应避免使用，防止滑脱（图 3-3-5）。

6. 假结 又名顺结、十字结，构成两单结的方向完全相同，结扎后易自行滑脱和松解，手术中不宜使用（图 3-3-6）。

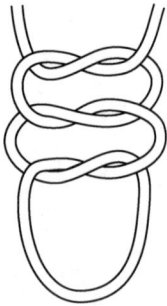
图 3-3-4 三叠结

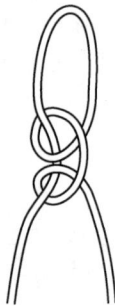
图 3-3-5 滑结

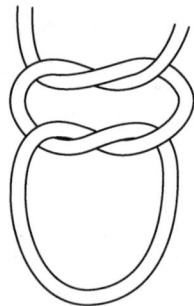
图 3-3-6 假结

（二）打结的方法

外科打结的方法有很多种，其中最常见的是单手打结、双手打结和器械打结。

1. 单手打结 适用于腹腔部等空间狭小的外科手术，通常根据惯用手选择打结的手。单手打结法方便、快捷，但若不注意易打成滑结。具体方法如下。

（1）左手拿起下方线端，右手中指与手掌握住上方线端，两线靠拢，右手示指在右手线端下方勾线，向左侧移，右手示指将线勾在左侧，左手线提起，形成了一个右手示指在其中的结扎线环。

（2）右手示指、拇指并拢，捏住线交叉处，右手旋转，松开手指，让在结扎线环中的示指同拇指交换位置。

（3）左手线上提，右手拇指、示指提住左手线远端。

（4）右手旋转，示指将左手线端送入结扎线环中，左手松开线端，将左手线由结扎环中掏出，再次握住左手线系紧，示指压住线，单结完成。此时系线方向为右手向身体近侧，左手向对侧。

（5）第二个单结开始，将右手拇指压在右手线端上方，线贴在拇指背侧。同时拇指外展，左手线向右手拇指的指腹侧移动，这样就形成了一个拇指在其中的结扎线环。

（6）右手拇指、示指并拢，手腕旋转，将指环中的拇指换成示指。

右手拇指、示指再次并拢，将左手线送入结扎线环中，左手由结扎线环中掏出左手线端，右手拇指仍留在结扎线环中，系紧，结扎完成。（图 3-3-7）

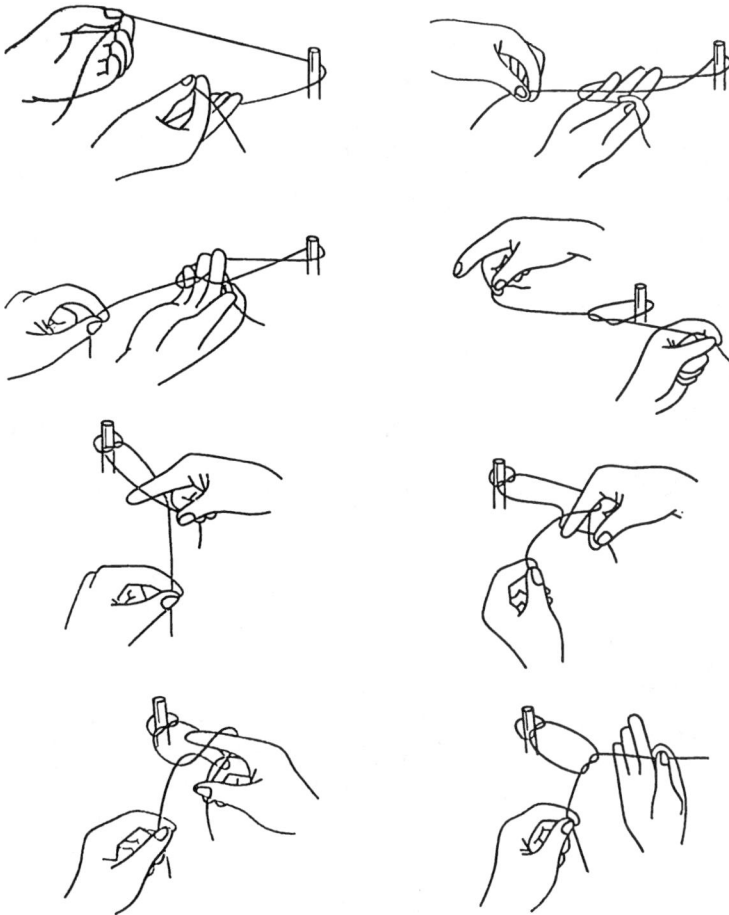

图 3-3-7 单手打结

2. 双手打结　适用于皮肤外科手术等操作空间较大，或对皮肤、腹腔内的某个地方打结但张力比较大的情况。双手打结法可以使用血管钳或持针器绕长线夹短线进行打结，适用于皮肤缝合或深部结扎，或结扎线太短、徒手打结有困难时的结扎。具体方法如下（图 3-3-8）。

（1）右手持短线端（游离端），左手持长线端（固定端），短线端预留 3-5cm 操作长度，双手保持适当张力，使缝线呈直线状态。

（2）右手持短线端从左手长线端下方穿过，顺时针方向绕长线端一周（形成环状结构），右手拇指与示指张开，从环中穿过，准确夹住长线端的线头（避免夹到其他部分），双手同时向相反方向（左手向左，右手向右）均匀用力拉紧，确保第一结紧贴组织表面。

（3）右手持短线端从左手长线端上方穿过，逆时针方向绕长线端一周（方向必须与第一结相反），右手再次从环中穿过，精确夹住长线端线头（避免滑脱），双手反向均匀拉紧（力度与第一结一致），确认两结完全重叠贴合。

（4）检查线结是否牢固（轻拉测试），调整线结位置至最佳受力点，剪除多余缝线（保留适当长度）。

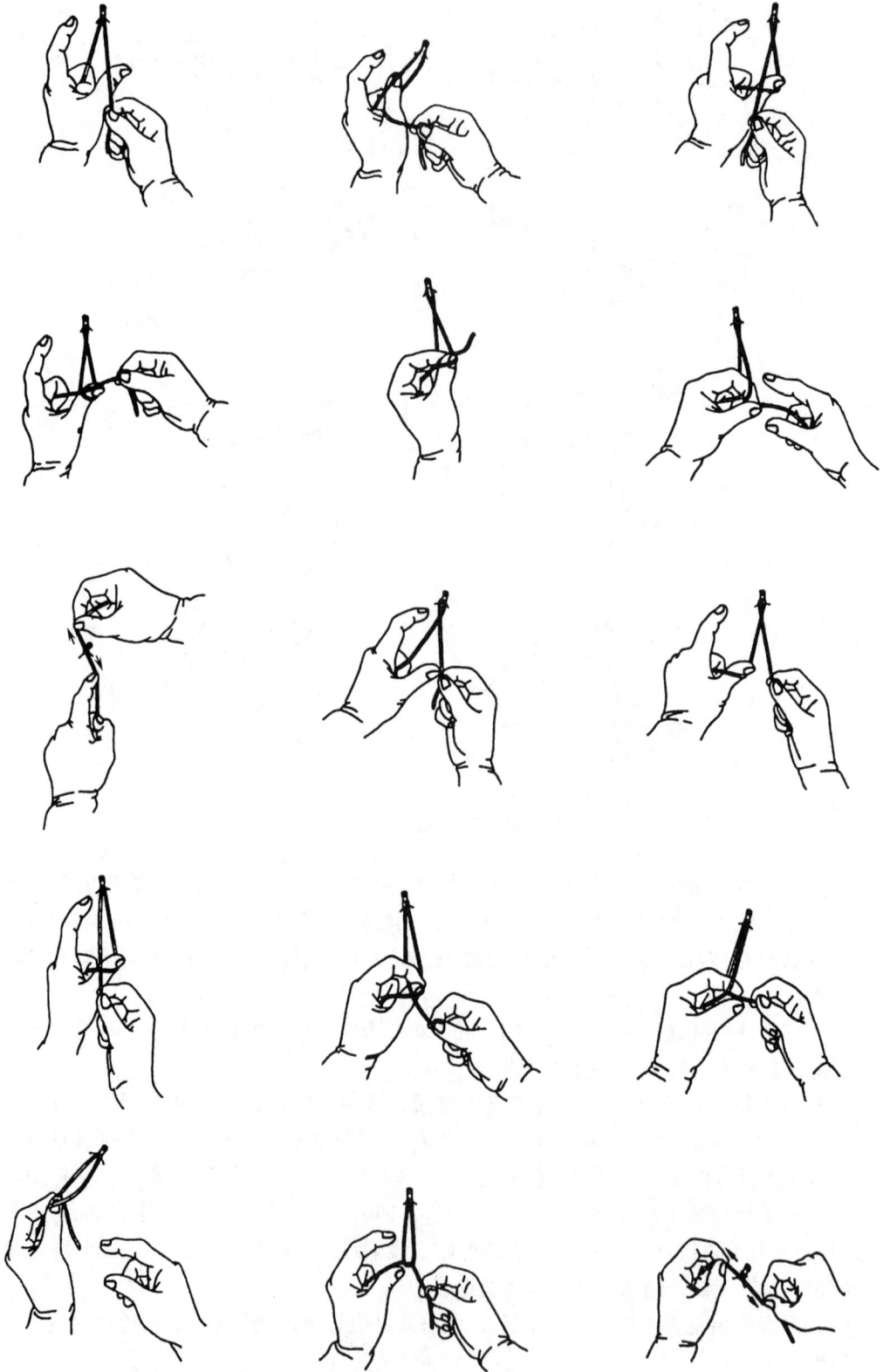

图 3-3-8   双手打结

3. 器械打结 适用于手术位置过于隐秘，无法通过双手进行打结的情况。器械打结法动作较多，但打结动作较稳固，不易打成滑结，牢固可靠，多用于深部打结及重要部位的打结。具体方法如下（图 3-3-9）。

（1）右手持短线端（游离端），左手持长线端（固定端）确保短线端预留 3~5cm，双手保持适当张力。

（2）右手持短线端从左手长线端下方穿过，顺时针方向绕长线端一周（形成环状），右手拇指与示指从环中穿过，夹住长线端线头，双手同时向相反方向均匀拉紧。

（3）右手持短线端从左手长线端上方穿过，逆时针方向绕长线端一周，右手再次从环中穿过，夹住长线端线头，双手反向均匀拉紧。

（4）确保两结完全重叠，适当调整结的位置至组织表面，检查结的牢固度。

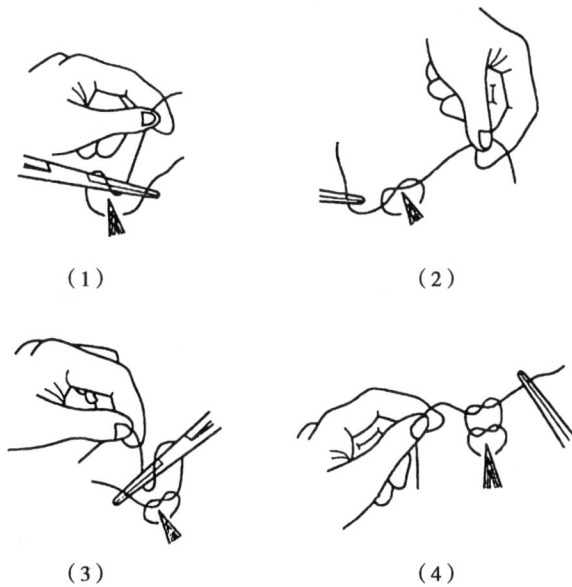

（1）   （2）

（3）   （4）

图 3-3-9 器械打结

（三）外科打结的注意事项

1. 相邻两个单结的方向必须相反，否则易打成假结而松动。

2. 打结时，两手用力点和结扎点三点应在一条直线上，如果三点连线成一定的夹角，在用力拉紧时易使结扎线脱落。

3. 收紧线结时，两手用力要均匀，如果一手紧一手松，则易成滑结而滑脱。

4. 根据打结处的深度和结扎对象选择一段适当长短和粗细的结扎线，打结前用盐水浸湿可增加线的韧性及摩擦力，既易拉紧又不易折断。打结时，必须顺着线的穿行方向用力拉紧，否则极易折断结扎线。

二、剪线

剪线是将缝合或结扎后残留的缝线剪除的过程，一般由助手操作完成。

（一）剪线操作

正确的剪线方法如下。

1. 手术者结扎完毕后，将双线尾提起略偏向手术者的左侧。

2. 助手将剪刀微张开，顺线尾向下滑动至线结的上缘。

3. 再将剪刀向上倾斜 45° 左右，然后将线剪断。

（二）线头遗留长度

为了防止结扣松开，须在结扣外留一段线头，线头遗留长度根据以下因素决定。

1. 丝线　留 1~2mm。

2. 肠线及尼龙线　留 3~4mm。

3. 粗细　细线可留短些，粗线留长些。

4. 深浅　浅部留短些，深部留长些。

5. 结扣次数　结扣次数多的可留短，次数少可留长些。

（三）注意事项

1. 剪线应在明视下进行，可单手或双手完成剪线动作。

2. 剪线时应避免损伤周围组织和器官。

3. 剪线后应检查线头是否整齐，有无残留。

三、拆线

外科拆线是指将手术伤口的缝合线拆除的过程，适用于皮肤缝线。当皮肤切口愈合或手术切口发生某些并发症（如切口化脓性感染、皮下血肿压迫重要器官等）时，需要进行拆线操作。

（一）拆线的步骤

1. 暴露伤口　将包扎伤口的敷料去除，暴露伤口。若敷料与伤口有粘连，应先用生理盐水浸润，再用镊子轻轻取下，避免损伤伤口。

2. 消毒处理　使用聚维酮碘或乙醇对伤口及其周围皮肤进行消毒处理，消毒范围应大于伤口 15cm 以上，以防止感染。

3. 拆除缝线　用镊子提起缝线，从靠近皮肤的一侧开始用剪刀剪开，然后用镊子拉出缝线。拆线过程中应注意不要使原来显露在皮肤外面的线段经过皮下组织，以免细菌污染。同时，拆线的方向应顺着伤口方向，而不是逆向伤口方向拆，以避免伤口裂开。

4. 包扎伤口　拆线后再次使用聚维酮碘进行消毒，然后用敷料将拆线处覆盖，并用医用胶布固定。

（二）拆线的时间

拆线的时间取决于伤口的位置、大小、血液循环供应情况以及患者的年龄和营养状况等因素。一般来说，头面部、颈部的伤口在术后 4~5d 可以拆线；下腹部、会阴部的伤口在术后 6~7d 可以拆线；胸部、上腹部、背部、臀部的手术切口在 7~9d 可以拆线；四肢的手术拆线时间较晚，一般在 10~12d。对于年老体弱、营养不良或患有糖尿病等慢性疾病的患者，拆线时间可能需要适当延长。

（三）拆线后的注意事项

1. 保持伤口清洁干燥　拆线后应注意保持伤口清洁干燥，避免碰水或污染，以促进伤口愈合。

2. 避免剧烈运动　拆线后伤口尚未完全愈合，应避免剧烈运动或过度用力，以免伤口裂开。

3. 观察伤口情况　拆线后应密切观察伤口情况，如出现红肿、疼痛、渗液等异常情况，应及时就医处理。

4. 合理饮食　拆线后患者应注意合理饮食，多吃富含蛋白质和维生素的食物，有助于伤口愈合。

第四节　缝合与吻合

外科缝合是外科手术中的一项基本技术，用于将已经断开或切开的组织重新连接在一起，以促进伤口的愈合和恢复。外科缝合的方法多种多样，包括单纯缝合、内翻缝合、外翻缝合、皮内缝合、锁边缝合、荷包缝合、减张缝合和连续缝合等。

一、单纯缝合法

单纯缝合法为外科手术中广泛应用的一种缝合法，缝合后切口边缘对合。

1. 单纯间断缝合法（图3-4-1）　又叫结节缝合，应用最多，每缝一针单独打结，多用在皮肤、皮下组织、肌肉、腱膜以及腹膜的缝合。优点：个别结断开，不影响整个创口。缺点：费时，费线。一般皮肤缝合的针距1~2cm、边距0.5~1cm。

2. 单纯连续缝合法（图3-4-2）　每一针均与单纯间断缝合相同，但是从缝合开始至结束只用一条线来完成，常用来缝合腹膜。优点：节省缝线和时间，密闭性好。缺点：一处断线，全部缝线拉脱，创口裂开。

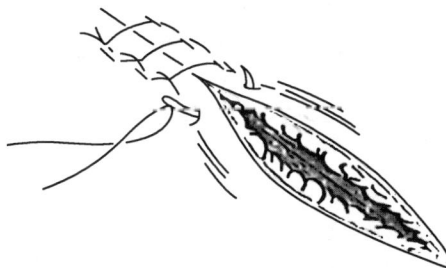

图3-4-1　单纯间断缝合法　　　　　　　图3-4-2　单纯连续缝合法

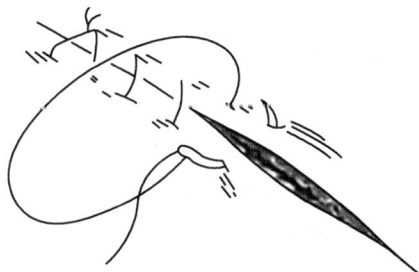

3. "8"字缝合法（图3-4-3）　从第一针开始，缝针从一侧到另一侧作结节缝合，第二针平行第一针从一侧到另一侧穿过切口，缝线的两端在切口上交叉成"×"形，拉紧打结。缝扎牢固省时，常用于腱膜等的缝合，如腹直肌鞘的缝合。

4. 连续扣锁缝合法（图3-4-4）　又称锁边缝合法，与单纯连续缝合基本相似，缝合过程中每次将线交错，能使创缘对合良好，多用于皮肤直线形切口及薄而活动性较大的部位缝合。优点：创缘对合良好。缺点：与单纯连续缝合相同。

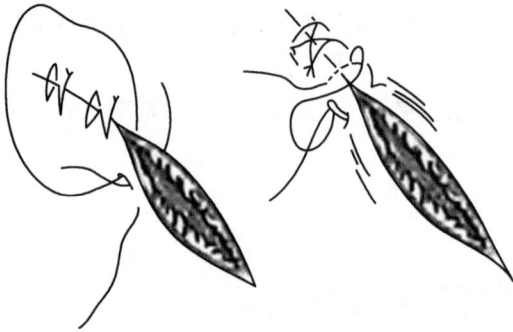

图 3-4-3　"8"字缝合法　　　　　　　　　　图 3-4-4　连续扣锁缝合法

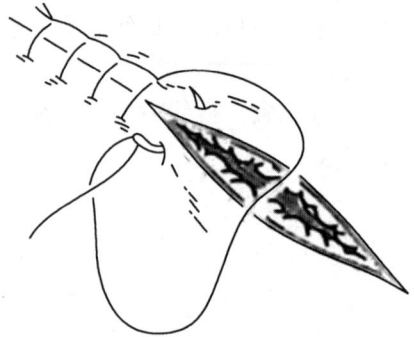

二、内翻缝合法

缝合后切口内翻，外面光滑，常用于胃肠道吻合。

1. 间断浆肌层缝合法（图 3-4-5）　又称兰伯特缝合法（Lembert suture）、垂直褥式内翻缝合（vertical mattress suture），缝合时缝线不穿透肠黏膜，走行方向与切口垂直。在胃肠及肠肠吻合时用于缝合浆肌层。

2. 褥式浆肌层缝合法（图 3-4-6）　又称何尔斯德（Halsted）缝合法，用于缝合浆肌层或修补胃肠道小穿孔。

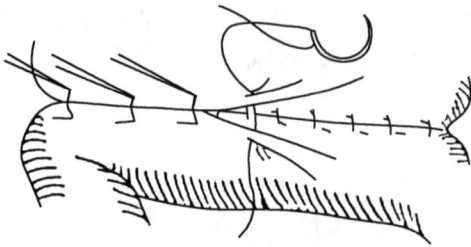

图 3-4-5　间断浆肌层缝合法　　　　　　　　图 3-4-6　褥式浆肌层缝合法

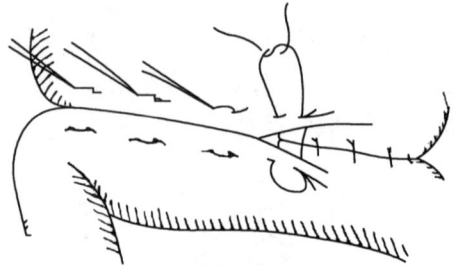

3. 连续全层内翻缝合法（图 3-4-7）　又称康奈尔（Connell）缝合法，缝针由浆膜层穿透全层，切缘内翻，常用于胃肠壁全层缝合、子宫壁缝合。

4. 连续浆肌层内翻缝合法（图 3-4-8）　又称库欣（Cushing）缝合法，缝合方式类似Connell缝合，但缝针不穿透黏膜层，仅仅穿过浆肌层，同样使切缘内翻，常用于胃肠道浆肌层缝合。

5. 荷包浆肌层内翻缝合法（图 3-4-9）　用于埋藏阑尾残端，缝合小的肠穿孔或固定胃、肠、膀胱、胆囊造口等引流管。在浆肌层以环形连续缝合一周，结扎时将中心内翻包埋，表面光滑，有利于愈合。常用于胃肠道小切口或针眼的关闭、阑尾残端的包埋、造瘘管在器官的固定等。

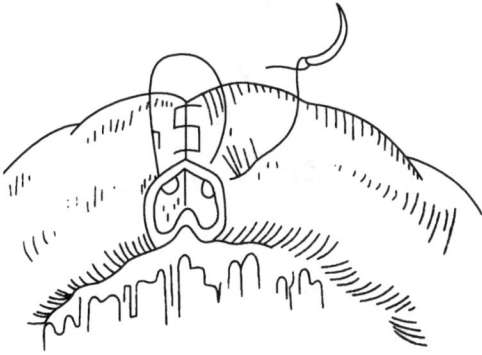

图 3-4-7 连续全层内翻缝合法

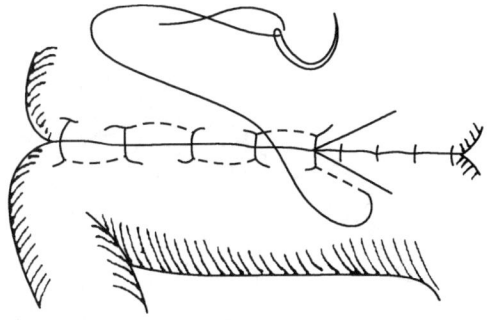

图 3-4-8 连续浆肌层内翻缝合法

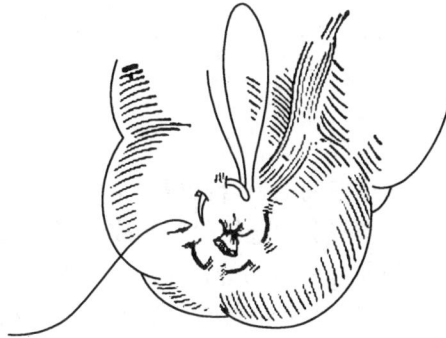

图 3-4-9 荷包浆肌层内翻缝合法

三、外翻缝合法

外翻缝合法缝合后切口外翻，内面光滑。常用于血管吻合、腹膜缝合、减张缝合等，有时亦用于缝合松弛的皮肤（如老年或经产妇腹部、阴囊皮肤等），防止皮缘内卷，影响愈合。

1. 间断水平褥式外翻缝合法（图 3-4-10） 多用于大血管吻合修补，保证血管内面光滑。

2. 间断垂直褥式外翻缝合法（图 3-4-11） 可用于阴囊皮肤或其他松弛皮肤切口的缝合，为防止皮肤对合不齐和表皮内卷。缝合时，先距皮肤边缘 5mm 处刺入皮肤，经皮下组织横过切口至对侧距皮肤边缘 5mm 处穿出；然后从距皮缘 2mm 穿入，经对侧距皮缘 2mm 穿出皮肤，结扎后两侧皮缘外翻。

3. 连续水平褥式外翻缝合法（图 3-4-12） 可用于缝合腹膜或血管，缝合时注意针距，使腹膜内面或血管内皮对合平整。

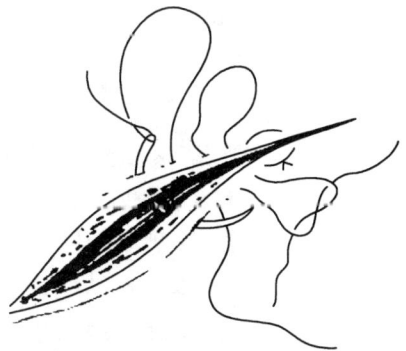

图 3-4-10 间断水平褥式外翻缝合法

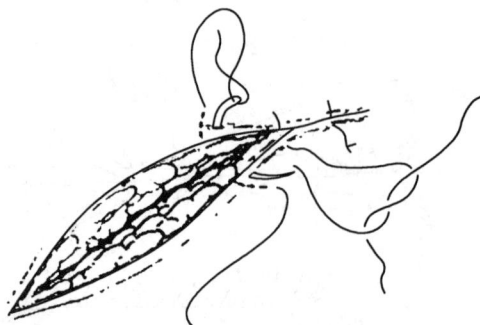

图 3-4-11   间断垂直褥式外翻缝合法   图 3-4-12   连续水平褥式外翻缝合法

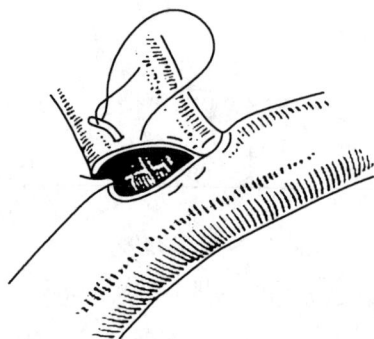

第五节   钉   合

钉合是利用外科缝合钉，通过专门的钉合器械，将手术切口或组织缺损的边缘紧密地连接在一起，以促进愈合。缝合钉一般由金属材料制成，形状类似订书钉，但经过医疗级别的设计和制造。缝合钉通常是通过专门的缝合器械（如皮肤缝合器）来进行操作。器械可以将缝合钉快速准确地置入组织，并且能控制缝合钉的间距和深度。主要用于皮肤的缝合，特别是在一些伤口较长、较整齐，且对外观要求不是特别高的情况，如头皮、背部、四肢等部位的伤口。此外，在一些外科手术中，如腹部手术切口的缝合，也会部分使用缝合钉来提高缝合效率。

手术基本操作（切口、止血、缝合、打结与拆线）评分标准

项目	内容	分值	得分
准备	告知患者手术的目的并取得患者的配合，戴口罩、帽子，并口述手消毒	5	
操作	戴无菌手套，手术区铺洞巾	5	
	用利多卡因注射液行局部浸润麻醉	5	
	正确安装刀片	5	
	用拇指和示指在切口两侧固定皮肤	5	
	在模具上作皮肤切开，持刀方法正确，切开的手法正确（垂直下刀，水平走刀，垂直出刀）	10	
	切口长度适中，切口整齐，深度均匀	5	
	选择三角针，穿好合适的缝线	5	
	持针钳夹针位置正确（于缝针的中后 1/4~1/3 处）	5	
	手持有齿镊，另一手持持针钳，握持方法正确	5	

续表

项目	内容	分值	得分
操作	缝合切口：缝合手法正确（垂直进针，沿缝针弧度挽出），不留死腔	5	
	打结手法正确，两个单结绕线方向相反，拉线用力均匀，松紧适度	5	
	剪线手法正确，线头长短适中	5	
	针距、边距恰当（通常针距为 1cm，边距为 0.5cm）	5	
	皮肤对合整齐	5	
	操作结束后告知患者相关注意事项	5	
无菌原则	严格无菌操作，每次违反扣 5 分，最多扣 15 分	15	
总分		100	

练 习 题

1. 皮肤直线形切口及薄而活动性较大的部位的缝合多用（　　）

A. 单纯间断缝合　　　　　　　B. 单纯连续缝合　　　　　　C. 连续锁边缝合

D. "8" 字缝合　　　　　　　　E. 都可以

2. 以下是缝合基本原则的有（　　）

A. 缝合前必须彻底止血和清创

B. 缝针刺入和穿出部位应彼此相对，针距相等

C. 可以将不同类组织缝合在一起

D. 术后出现感染应拆除下边少数缝线，以便排出创液

E. 缝合线结扎得愈紧愈好

3. 腹部切口闭合缝皮时，以下哪一项是错误的（　　）

A. 切口两侧组织应按层次严密正确对合

B. 针距、边距两侧应一致

C. 不留死腔

D. 缝合线结扎得愈紧愈好

E. 手腕用力，垂直进、出针，顺针的弧度拔针

4. 缝合时两边创缘、创壁应互相（　　）

A. 靠紧　　　　　　　　　　　B. 错位　　　　　　　　　　C. 均匀对合

D. 完全止血　　　　　　　　　E. 无要求

5. 下面不属于单纯对合缝合的是（　　）

A. 单纯间断缝合　　　　　　　B. 荷包缝合　　　　　　　　C. 单纯连续缝合

D. 表皮下缝合　　　　　　　　E. 连续锁边缝合

6. 关于打结说法正确的是（　　）

A. 第一个结和第二个结的方向相同

B. 结要交替打在两侧

C. 结打好后剪多余缝线时要离结 3~5mm

D. 结一般打在入针口所在的一侧

E. 结打的越多越好

7. （　　　）每一针均与单纯间断缝合相同，但是从缝合开始至结束只用一条线来完成，常用来缝合腹膜。优点：节省缝线和时间，密闭性好。缺点：一处断线，全部缝线拉脱，创口裂开

A. 荷包缝合　　　　　　　B. "8"字缝合　　　　　　C. 单纯连续缝合

D. 连续锁边缝合　　　　　E. 表皮下缝合

8. 在器械打结过程中，通常左手应该拿住哪部分线（　　　）

A. 长线　　　　　　　　　B. 短线　　　　　　　　　C. 线的中间部分

D. 线的末端部分　　　　　E. 任意部分

9. 张力较大的组织和皮肤缝合打结时，宜采用（　　　）

A. 外科结　　　　　　　　B. 方结　　　　　　　　　C. 三叠结

D. 假结　　　　　　　　　E. 滑结

10. 哪种外科结主要用于血管缝合（　　　）

A. 方结　　　　　　　　　B. 滑结　　　　　　　　　C. 外科三重结

D. 器械打结　　　　　　　E. 假结

11. （　　　）由两道方向相反的单结组成（第二单结与第一单结方向相反），是外科手术中主要的结扎方式。主要用于皮肤、脂肪组织和小血管的结扎

A. 方结　　　　　　　　　B. 外科结　　　　　　　　C. 三重结

D. 多重结　　　　　　　　E. 假结

12. （　　　）又叫结节缝合，应用最多，每缝一针单独打结，多用在皮肤、皮下组织、肌肉、腱膜以及腹膜的缝合。优点：个别结断开，不影响整个创口。缺点：费时，费线

A. 单纯间断缝合　　　　　B. "8"字缝合　　　　　　C. 单纯连续缝合

D. 连续锁边缝合　　　　　E. 表皮下缝合

参考答案

1. A　2. ABD　3. D　4. C　5. B　6. C　7. C　8. A　9. A　10. C　11. A　12. A

第四章
麻醉与心肺脑复苏

第一节 麻 醉

一、局部麻醉

（一）目的

了解局部麻醉的种类、方法、应用原则及注意事项。

（二）用具

注射器、局部麻醉针头、局部麻醉药。

（三）操作方法

1. 种类

（1）局部浸润麻醉：将局部麻醉药，在手术区做皮丘后沿切口分层浸润注入局部麻醉药。

（2）表面麻醉：将穿透力强的局部麻醉药施用于黏膜表面，阻滞黏膜下的神经末梢。

（3）区域阻滞：将麻醉药注射于手术区的周围和底部，使所有进入该区的神经均被阻滞。

（4）神经阻滞：将麻醉药注入神经干神经丛或神经节的周围，也可在B超引导下行神经阻滞更安全准确有效。

2. 局部麻醉并发症

（1）毒性反应

临床表现：局部麻醉药误入血管后或用药过量会引起中毒反应。轻者有烦躁、恶心、呕吐、面色苍白，重者抽搐、惊厥，如不及时处理，可引起呼吸循环衰竭。

预防：①注药前一定要回抽，避免误注入血管；②一次用药量不宜过大，不超过限量；③采用最低有效浓度的局部麻醉药或加入适量肾上腺素；④应用苯二氮䓬类药物，减轻中毒反应。

（2）过敏反应

临床表现：荨麻疹、咽喉水肿、支气管痉挛、低血压和血管神经性水肿，甚至危及生命。

预防：询问对局部麻醉药有无过敏史，可做药物过敏试验。

二、椎管内麻醉

将麻醉药物注入椎管的蛛网膜下腔或硬膜外腔，脊神经根受到阻滞使该神经根支配的相应区域产生麻醉作用，统称为椎管内麻醉。根据注入位置不同可分为蛛网膜下腔阻滞麻醉（又称脊麻或腰麻）、硬膜外阻滞麻醉、蛛网膜下腔联合硬膜外麻醉、骶管阻滞麻醉。

（一）蛛网膜下腔阻滞麻醉

1. 目的　了解蛛网膜下腔神经阻滞术的操作方法及注意事项。

2. 用具　一次性腰麻穿刺包或一次性腰硬联合穿刺包。

3. 操作方法

（1）患者入手术室后，平卧在手术台上，测血压和脉搏，核对患者基本信息，记录于麻醉单上。

（2）患者取侧卧位，将患者背部与手术台边缘靠齐，与床位垂直。腰背向后弓曲，两膝向腹部靠拢（图 4-1-1A）；或让患者坐于手术台上，上身前曲（图 4-1-1B）。

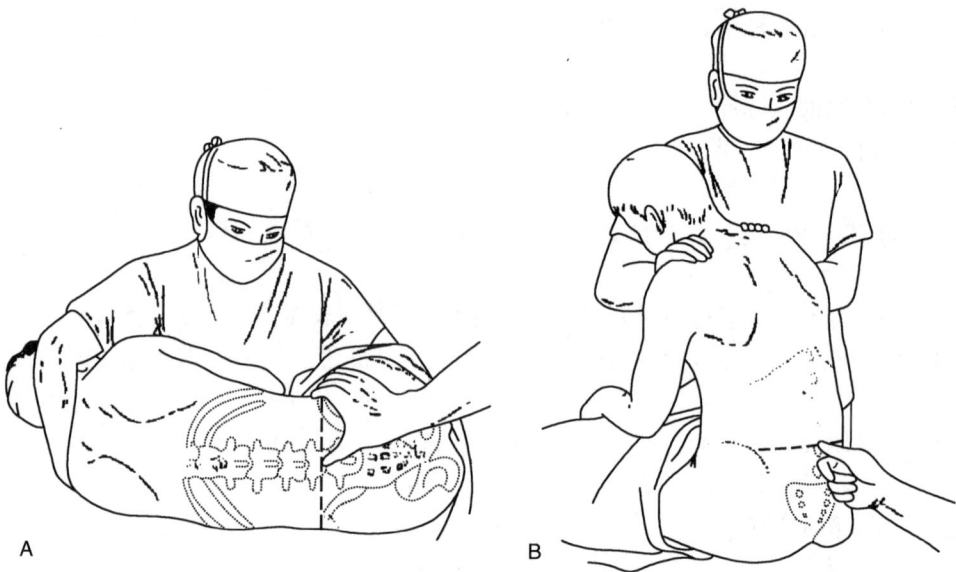

图 4-1-1　腰麻穿刺体位及定位
A. 侧卧位；B. 坐位。

（3）戴无菌手套，用 3mL 注射器抽取蛛网膜下腔麻醉药物（0.4%~0.5% 罗哌卡因 2.0mL 加 10% 葡萄糖溶液 1mL），5mL 注射器抽取局部麻醉药物（2% 利多卡因约 3mL）做穿刺点局部浸润麻醉用。

（4）用聚维酮碘消毒患者背部皮肤，用无菌巾遮盖穿刺部位的周围。

（5）定点：两侧髂峰连线与脊柱中线的交叉为第 4 腰椎棘突或第 3~4 腰椎间隙（图 4-1-1），一般选择腰椎 2~5 间隙穿刺。

（6）穿刺部位先做皮丘再逐层浸润麻醉，左手示指、中指固定皮肤，右手拿穿刺针与背垂直，穿刺针斜面与床面平行，穿刺针经过皮层、背棘肌、棘上韧带、棘间韧带、黄韧带、硬脊膜到达蛛网膜下腔，将针芯拔出，可见清亮的脑脊液流出，表示穿刺成功。

（7）推注备好的腰麻药。

（8）将穿刺针和注射器一起拔出，穿刺部位用无菌纱布覆盖固定。嘱患者平卧，立即再次测量患者血压、脉搏等生命体征，仔细观察患者有无不适反应。

（二）连续性硬膜外阻滞麻醉

1. 目的　了解连续性硬膜外阻滞麻醉的操作方法及注意事项。

2. 适应证　各种腹部、腰部、盆腔和下肢的手术，颈部、上肢和胸壁浅表手术也可应用。适用于蛛网膜下腔麻醉的手术均可采用硬膜外阻滞麻醉。临床上硬膜外阻滞麻醉也应用于冠心病、血管闭塞性疾病和带状疱疹的辅助治疗、镇痛分娩等。

3. 禁忌证

（1）中枢神经系统疾病：颅内压增高，脑脊膜炎等。

（2）穿刺点附近感染。

（3）凝血功能障碍。

（4）休克、心力衰竭或濒危状态。

（5）脓毒症。

（6）脊柱外伤或结核。

4. 用具　一次性硬膜外穿刺包。

5. 操作方法

（1）患者入手术室后，平卧在手术台上，测血压和脉搏，核对患者基本信息，记录于麻醉单上。

（2）患者体位见腰麻体位。

（3）打开硬膜外穿刺包，戴上无菌手套，用聚维酮碘消毒穿刺区，盖洞巾于穿刺间隙。5mL 注射器抽取局部麻醉药物（2% 利多卡因约 3mL）做穿刺点局部浸润麻醉。用 16 号粗针刺破皮肤和韧带后，用硬膜外穿刺针沿针眼穿刺。经过黄韧带后接注射器测试负压，再经穿刺针向头侧或足侧置入硬膜外导管，见图 4-1-2，硬膜外腔内留 3~4cm，退出穿刺针，固定导管。

（三）蛛网膜下腔联合硬膜外麻醉

1. 目的　了解蛛网膜下腔联合硬膜外麻醉的操作方法及注意事项。

2. 操作前准备　联合麻醉即将蛛网膜下腔麻醉与连续性硬膜外麻醉相结合的过程，所以用具以及麻醉前准备要结合两者的麻醉前准备过程，掌握禁忌证及适应证，并准备材料且向患者交代事项，签署知情同意书。

3. 操作方法　其操作过程为蛛网膜下腔阻滞麻醉及连续性硬膜外麻醉的联合过程。

（四）骶管麻醉

1. 目的　了解骶管麻醉的操作方法及注意事项。

2. 用具　5mL 及 20mL 注射器各一只。

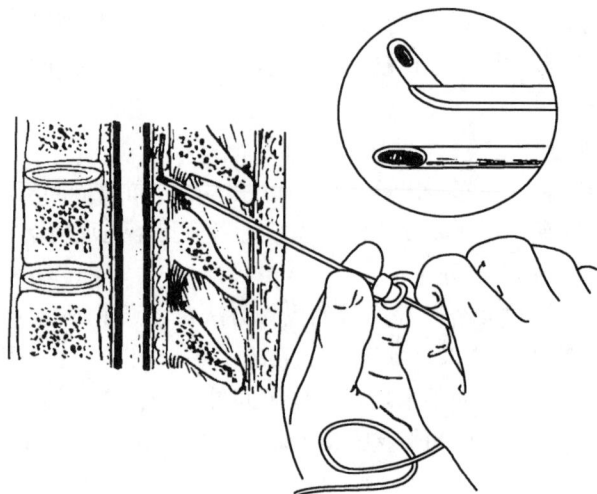

图 4-1-2 硬膜外间隙插入导管

3. 操作方法　患者取侧卧或俯卧位。侧卧位时腰背向后弓曲，两膝向腹部靠拢。俯卧位时髋部垫一小枕，两腿略分开，脚尖内倾，脚后跟外旋，以放松臀部肌肉。穿刺前先触及尾骨尖端，沿中线向头侧 3~4cm 处可摸到一个 V 形或 U 形凹陷，其两旁各有一豆大骨质隆起的骶角，此凹陷即骶裂孔。在骶裂孔中心作皮丘，针尖垂直刺入皮肤和覆盖骶裂孔的骶尾韧带时，有阻力突然消失的落空感。此时将针干与皮肤成 30° 角方向进针，若遇骨质，应调整角度，使针干与骶管纵轴方向一致进针，即可进入骶管腔。为了避免刺入蛛网膜下腔，穿刺针不得超越髂后上棘连线水平（S_2 水平）。

采用骶管简化垂直进针法时，患者侧卧，用 7 号短针经骶裂孔上端垂直刺过骶尾韧带即可，此法比较安全，见图 4-1-3。穿刺成功后接上注射器，回抽无血液和脑脊液即可注入局部麻醉药。注药时应无阻力，注药后无局部皮下肿胀。

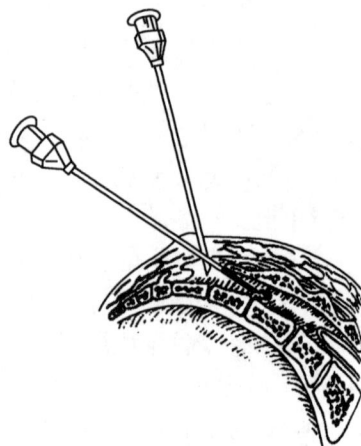

图 4-1-3　骶管穿刺

三、全身麻醉

麻醉药经呼吸道吸入或静脉、肌内注射进入人体，产生中枢神经系统的抑制，临床表现为神志消失、全身痛觉丧失、遗忘、反射抑制和一定程度的肌肉松弛。

（一）常用吸入麻醉药

1. 安氟醚　有较强的大脑抑制作用，麻醉愈深，脑耗氧量下降愈多，对循环系统有抑制作用，随剂量增加而加重；对呼吸道无刺激，不增加气道分泌物，但对呼吸有较强的抑制作用；对肝肾功能影响小；对子宫平滑肌有松弛作用；能强化非去极化肌松药的作用；降低眼内压；对内分泌系统几乎无影响。

2. 异氟醚　对中枢神经系统的抑制与用量有关。对心功能的抑制小于安氟醚，能减低心肌氧耗及冠状动脉阻力，但并不改变冠状血管血流量；使心率稍增快，但心律稳定；对呼吸的抑制作用与剂量有关；对肝肾功能影响小；对子宫平滑肌的抑制与剂量相关，能产生足够的肌松效果。

3. 七氟醚 对中枢神经系统有抑制作用，对脑血管有舒张作用，可引起颅内压升高；对心肌收缩力有轻度抑制作用，对心肌传导系统无影响；主要在肝脏代谢。

（二）常用静脉麻醉药

1. 依托咪酯 可降低脑血流量、颅内压及脑代谢。对心率、血压及心排血量的影响很小，不增加心肌氧耗量，有轻度冠状动脉扩张作用。对肝肾功能无明显影响。

2. 丙泊酚 可降低脑血流量、颅内压及脑代谢。对心血管系统有明显的抑制作用，对呼吸有明显抑制作用，对肝肾功能无明显影响。

3. 右美托咪定 α_2 肾上腺素受体激动剂，经肝肾代谢。

（三）常用肌松药

肌松药分为去极化肌松药和非去极化肌松药两种。

1. 琥珀胆碱 也称司可林，为去极化肌松药，起效快，肌松作用安全短暂。

2. 维库溴铵 为非去极化肌松药，肌松作用强，起效 2~3min，作用时间 25~30min。

3. 罗库溴铵 也称爱可松，为非去极化肌松药，肌松作用较弱，起效 60~90s。

4. 顺式阿曲库铵 为非去极化肌松药，起效 2~3min，代谢途径为霍夫曼降解。

（四）操作方法

1. 麻醉器材的准备

（1）麻醉机的准备：检查麻醉机各部件是否齐全，氧气、二氧化碳管道连接是否正确，压力是否足够，装足麻醉药、更换钠石灰，检查吸气活瓣、排气活瓣是否正常，麻醉系统是否漏气，面罩呼吸囊大小是否合适。

（2）吸引装置的准备：检查是否有足够的吸引力，备好盛灭菌水的水杯和洁净的吸痰管两根。

（3）麻醉用具的准备：喉镜、气管导管、管芯、牙垫、通气道、带局部麻醉药的润滑剂、插管钳、吸引管等。

（4）监测用具及记录：听诊器、多功能监护仪，必要时备用中心静脉压及桡动脉连续测压装置。

2. 麻醉诱导

（1）面罩吸入诱导法：将麻醉面罩扣于患者的口鼻部，开启麻醉药蒸发器使患者吸入麻醉药物，待患者意识消失并进入麻醉状态时，静注肌松药后行气管内插管。

（2）静脉诱导法：静脉诱导开始时，先以面罩吸入纯氧 2~3min，增加氧储备并排出肺组织内的氮气。根据病情选择合适的静脉麻醉药及剂量，从静脉缓慢注入并严密观察患者的意识、循环和呼吸的变化。患者神志消失后再注入肌松药行气管内插管。

3. 麻醉维持

（1）吸入麻醉药维持：经呼吸道吸入一定浓度的麻醉药以维持适当的麻醉深度。

（2）静脉麻醉药维持：为全麻诱导后经静脉给药以维持适当麻醉深度的方法。静脉给药方式有单次、分次和连续输注法三种，根据手术需要和不同药物的药理特点来选择给药方法。

（五）复合全身麻醉

复合全身麻醉是指两种或两种以上的全麻药和／或麻醉方法复合应用，彼此取长补短达到最佳临床麻醉效果。可大致分为全凭静脉麻醉和静脉与吸入复合的静-吸复合麻醉。

四、麻醉记录单的书写

"麻醉记录单"是手术患者病历的重要组成部分，是患者麻醉过程中的情况实时记录，可以及时了解患者对麻醉手术的反应，麻醉记录中记载的手术中处理（输血、液量、治疗用药等）可为术后处理提供参考，也是以后病历回顾、科研统计乃至医疗纠纷调查的重要材料（图 4-1-4）。应由参加麻醉的医师认真、全面、准确、如实地加以填写，不得涂改和伪造。

（一）麻醉记录内容

1. 麻醉方法　记录全名，如静吸复合麻醉、椎管内麻醉等。

2. 麻醉用药　记录用药的剂量、时间、药名及用药途径。

3. 麻醉通气方式　记录方法名称，如控制通气模式（CMV），呼气末正压通气（PEEP）。

4. 气管插管方法，麻醉方式及方法（明视或盲探等）及时间，导管／口径（F/ID）号，拔管时间等。

5. 麻醉诱导时间，麻醉结束时间及停药时间，手术开始及结束时间。

6. 麻醉全过程中呼吸、循环变化的监测记录，每 5 分钟记录一次生命体征。

7. 手术主要步骤及特殊情况注明，如大量失血等。

8. 记录椎管内麻醉的穿刺点置管方向、深度及麻醉平面。

9. 记录患者体温，呼吸管理方式及重要手术步骤，术中特殊情况及体位。

（二）麻醉术前访视单与术后访视单

麻醉术前访视单与术后访视单分别见图 4-1-5 和图 4-1-6。

麻醉记录单

| 科别 _____ | 床号 _____ | 住院号 _____ | | 日期 _____ | 第1页/共1页 |

| 姓名 _____ | 性别 _____ | 年龄 _____ | 体重 _____ kg | 身高 _____ cm | 血型 _____ | 手术体位 左侧卧位 | ASA Ⅲ |

术前诊断 股骨假体周围骨折   急诊/择期 择期

术后诊断 股骨假体周围骨折   手术等级 4

手术部位 右下肢   手术名称 髋关节髋臼假体翻修术   麻醉分级 2

麻醉方法 椎管内麻醉   麻醉前用药 见医嘱   切口等级 I

特殊情况 高血压，糖尿病，冠心病   □体温监测 麻醉效果 1   病人在室时间（分）175

时间	09:15	09:30	09:45	10:00	10:15	10:30	10:45	11:00	11:15	11:30	11:45	12:00	12:15	12:30	12:45	13:00
面罩给氧（L/min）								2								
长托宁（mg）		0.1														
腰麻液（重比重0.5%罗哌）2（2ml）																
2%利多卡因（ml）		5														
0.5%罗哌卡因（ml）		1.2														
0.9%氯化钠注射液（ml）		2.0														
10%葡萄糖（ml）		1														
甲氧明（mg）			0.2													
氢吗啡酮（mg）		0.5			0.5											
0.3%罗哌卡因（ml）		连硬			iv3			2								
酒石酸布托啡诺（mg）				5												
林格氏液（ml）	300															
羟乙基淀粉（ml）								200								
醋酸钠葡萄糖注射液（ml）																

通气参数   VT（ml）: ___/___   F（次/分）: ___/___   I/E: 1: ___   Paw（cmH₂O）: ___/___

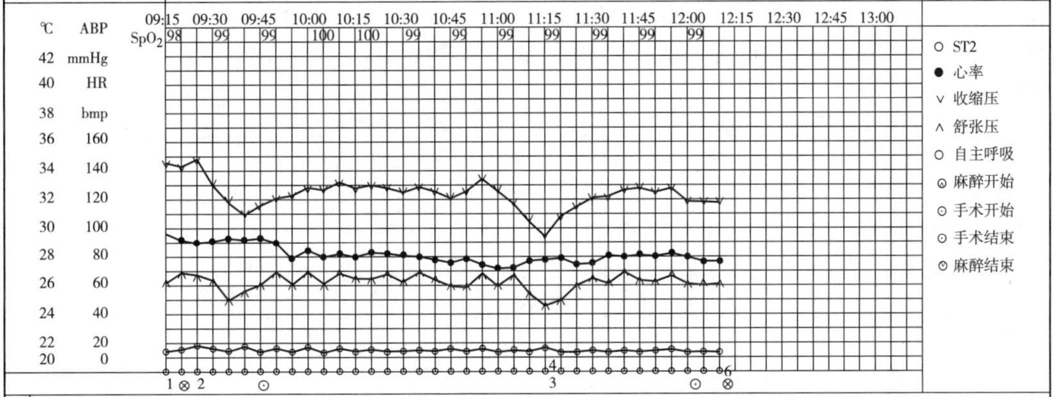

℃	ABP	09:15	09:30	09:45	10:00	10:15	10:30	10:45	11:00	11:15	11:30	11:45	12:00	12:15	12:30	12:45	13:00
	mmHg SpO₂	98	99	99	100	100	99	99	99	99	99	99					

图例：○ ST2 / ● 心率 / ∨ 收缩压 / ∧ 舒张压 / □ 自主呼吸 / ⊙ 麻醉开始 / ⊙ 手术开始 / ⊙ 手术结束 / ⊙ 麻醉结束

附记

1   09:15 入手术间

2   09:25--> 09:50 术前抗生素（头孢唑林钠2.0g. ivgtt）

3   11:15--> 12:00 @多巴胺 4mg/h

4   11:15 出血约300ml

5   12:10 出手术间

总出量 600 ml   失血量 400 ml   尿量 200 ml   其他 / ml   总入量 500 ml   晶体 300 ml   胶体 200 ml

输血浆 / ml   自体血回输 / ml   输红细胞 / ml   输血小板 / ml   输冷沉淀 / ml

手术者 ___/___/___/___   麻醉者 ___/___/___

器械护士 ___/___   巡回护士 ___/___   麻醉医生签名 _____

图 4-1-4 电子麻醉记录单

麻醉术前访视及评估计划

姓名：_____　　性别：_____　　出生日期：_____　　年龄：_____

科室：_____　　床号：_____　　ID号：_____　　住院号：_____

术前诊断：股骨假体周围骨折

拟行手术方式：髋关节髋臼假体翻修术

一般情况　BP　140/75　mmHg　　HR　92　次/分　　　RR　16　次/分　　　SPO$_2$　98　%

　　　　　身高　163　cm　　体重　70　kg　　精神状态 ☑正常 □异常　活动能力 ☑正常 □异常

简要病史

药物过敏史 ☑无 □有　吸烟史 ☑无 □有　饮酒史 ☑无 □有　家族史 ☑无 □有_____/_____

依赖性药物用药史 ☑无 □有___/___ 使用特殊药物及最后一次服药时间____/____ 其他：___/___

系统回顾： ☑无特殊 □有特殊_____/_____

相关辅助检查（重要器官功能情况）

血常规　□未查 □正常 ☑异常　血糖　□未查 □正常 ☑异常　电解质　□未查 ☑正常 □异常

凝血功能 □未查 □正常 ☑异常　尿常规 □未查 □正常 ☑异常　肾功能 □未查 ☑正常 □异常

肝功能　□未查 ☑正常 □异常　肺功能 □未查 ☑正常 □异常　心电图 □未查 □正常 ☑异常

胸片　　□未查 □正常 ☑异常　其他（异常如实填写）

体检与评估

肥胖　　　　☑无 □有 松牙/假牙　□无 ☑有　　张口困难 ☑无 □有 张口度　□一指 □二指 ☑三指

脊柱畸形　☑无 □有 颈椎活动情况 ☑正常 □异常 小颌症　☑无 □有 甲颏距离 ☑正常 □异常

呼吸困难　☑无 □有

心　　　　☑正常 □异常　I°房室阻滞　　　　肺 ☑正常 □异常_____/_____

身体畸形　☑无 □有 四肢 ☑正常 □异常 神经 ☑正常 □异常 其他 ☑无 □有_____/_____

Mallampati分级 □I ☑II □III □IV　　　心脏功能分级（New York）□I □II ☑III □IV

麻醉分级（ASA分级）□I □II ☑III □IV □V

手术麻醉风险评估 □一类：一般情况下风险较小；□二类：有一定风险；☑三类：风险较大；

　　　　　　　　□四类：风险很大；□五类：风险极大，病情危急，濒临死亡，异常危险

麻醉计划

拟行麻醉方式　椎管内麻醉：　□连硬 □腰麻 ☑腰麻硬膜外联合麻醉

　　　　　　　神经阻滞：　　□颈臂丛神经阻滞 □腰骶神经阻滞 □椎旁阻滞 □其他

　　　　　　　全身麻醉：　　□气管内插管 □喉罩 □支气管麻醉 □其他

麻醉辅助措施 ☑无 □有：□控制性低血压人工降压 □中心静脉穿刺置管 □动脉穿刺置管

术前麻醉医嘱 禁食__8__小时　禁饮__6__小时　其他_____/_____

麻醉中可能出现的	问题及措施	患者拟在椎管内麻醉下行手术治疗，麻醉中需要注意循环及气道的管理，适当补液，合理选用血管活性药物，充分镇痛，防治低血压及呕吐误吸等。

麻醉医生签名：_____　日期时间：_____

图 4-1-5　麻醉术前访视单及评估计划

麻醉总结访视记录单

姓名 _____　　性别 _____　　出生日期 _____　　年龄 _____
科别 _____　　床号 _____　　ID号 _____　　住院号 _____

麻醉中管理

全麻：　□ 预给氧/吸氧去氮　□ 静脉给药　□ 吸入给药　□ 快速诱导　□ 慢诱导　□ 压环状软骨　□ 清醒气管插管

椎管内：　☑ 腰硬联合麻醉　□ 单次腰麻　□ 连续硬膜外　□ 骶管

　　　　穿刺体位　右侧卧位　　穿刺点 L_{3-4}　　置管深度　4　cm　麻醉平面　T_{10}

神经阻滞：　□ 颈丛　□ 臂丛　□ 腰丛　□ 骶丛　□ 椎旁　□ 股神经　□ 坐骨神经　□ 其他 _____

气道管理

给氧方式：　☑ 面罩　□ 鼻导管　□ 气管导管　□ 气管造口　□ 喉罩（型号：_____）

气管插管：　□ 经口　□ 经鼻　□ 直接喉镜　□ 可视喉镜　□ 普通导管　□ 加强型导管　□ 左双腔管　□ 右双腔管

　　　　插管深度 _____ cm　插管次数 _____　导管型号 _____　双肺呼吸音 _____

术后镇痛　☑ 无　□ PCIA　□ PCEA　□ PCNA

　　　　术后镇痛药：_____

其他　　□ 动脉穿刺置管　□ 中心静脉穿刺置管　□ 控制性降压　□ 环甲膜穿刺　□ 血气分析　□ 单肺通气
　　　　□ 超声引导　□ 纤支镜引导

麻醉总结

　　患者入室时神志清楚。ASA Ⅲ级，选择腰硬联合麻醉。患者入手间后常规吸氧，监测HR、RR、NIBP、ECG、SPO_2。右侧卧位下，背部皮肤消毒，选择L_{3-4}行腰硬联合穿刺，穿刺过程、蛛网膜下腔注药以及硬膜外置管过程顺利。麻醉平面达到手术要求后开始手术，术中血压、心率、脉搏、血氧饱和度正常。术毕麻醉平面T_{10}，送回病房。

　　　　　　　　　　　　　　　　麻醉医生：_____　　　日期：_____

麻醉术后交接记录：

　　交接地点：□ 手术室　☑ 病房　□ ICU　□ 外科监护室　□ PACU

　　交接生命体征：Bp　130/68　mmHg　　P　77　bmp　　SPO_2　98　%　　声嘶：□ 有　☑ 无

　　Aldrete 苏醒评分：1. 神志 _2_　　2. 肌力 _2_　　3. 呼吸 _2_　　4. 循环 _2_　　5. 氧饱和 _2_

　　　　　　　　　　　　麻醉医师：_____　　　接诊医师：_____

　　　　　　　　　　　　　　　　　　　　　日期：　年　月　日　时　分

麻醉术后访视记录：

　　麻醉效果满意度：☑ 满意　□ 比较满意　□ 不满意　　　镇痛效果：☑ 优　□ 良　□ 差

　　一般情况：麻醉相关并发症：☑ 无　□ 有 _____

　　　　　　　术后镇痛相关并发症：□ 无　□ 有 _____

　　相关处理：□ 无　□ 有 _____

　　　　　　　　　　　　麻醉医师：_____　　　日期：　年　月　日　时　分

图 4-1-6　术后总结访视单

第二节　心肺脑复苏

复苏是指在心跳、呼吸停止时采取的一系列旨在恢复心肺活动的抢救措施。心搏骤停意味着死亡的来临或临床死亡的开始，而作为抢救心搏骤停这一直接威胁人们生命急症的主要手段——心肺复苏（cardiopulmonary resuscitation，CPR）就成了能使临危患者"起死回生"的主角。近年来，人们日益认识到CPR时还要考虑到脑，使脑功能恢复方能称为完全复苏，故把逆转临床死亡的过程统称为心肺脑复苏，简称为CPCR（cardiac pulmonary cerebral resuscitation）。

心搏骤停是指心脏因急性原因突然丧失有效的排血功能而导致循环和呼吸功能停止，周身血液循环停滞，组织缺血、缺氧的临床死亡状态。引发心搏骤停常见的心律失常类型包括室颤、无脉性室性心动过速、心室停顿以及无脉性心电活动（pulseless electrical activity，PEA），无脉性心电活动也称为电机械分离。

一、心搏骤停的判断

对心搏骤停的诊断特别强调快和准。原有心电图（EKG）和直接动脉压监测者，在其发生的瞬时即可报警和确诊，否则只有凭以下征象在30s内确定诊断：①原来清醒的患者神志突然丧失，呼之不应；②摸不到大动脉（颈动脉或股动脉）搏动，测不到血压，心音消失；③自主呼吸在挣扎一两次后随即停止；④瞳孔散大，对光反射消失。在全身麻醉和肌松药作用下，以上①、③两点已失去意义，用过缩瞳药（如吗啡、氯丙嗪等）或扩瞳药（如东莨菪碱、阿托品）后，瞳孔征象也不可靠，故全麻患者中只得以②为主。而非全身麻醉患者以①②③④四项判断。

对于非专业人员来说，如果发现有人突然神志不清或晕厥，可轻拍其肩部并大声呼叫，若无反应（无回答、无活动），没有呼吸或有不正常呼吸（如喘息性呼吸），就应该立即判断已发生心搏骤停，不需要检查是否有脉搏。这时，应立即呼叫急救中心，启动紧急医疗服务系统（EMSs），以争取时间获得专业人员的救助并得到电除颤器。即使是专业救治人员，在10s内还不能判断是否有脉搏，也应该立即开始CPR。如果有两人或两人以上在急救现场，一人立即开始进行胸外心脏按压，另一人打电话启动EMSs。如果认为事发现场不安全，应立即将患者转移到安全地带后进行急救。

二、胸外心脏按压

胸外心脏按压（external chest compression，ECC）是在胸壁外施压对心脏间接按压的方法。胸外心脏按压可使心脏维持充盈和搏出功能，患者诱发心脏自律搏动恢复的措施。正确操作时一般都能保持心输出量和动脉血压，基本满足机体低水平的要求，起到人工循环的作用。

对于胸外心脏按压能引起血液循环的机制有两种解释。传统观念认为，在胸外心脏按压期间，按压使胸骨下陷，心脏在胸骨和脊柱之间被挤压，左右心室内压增高，引起二尖瓣和三尖瓣关闭，主动脉瓣和肺动脉瓣开放，将血液分别驱入主动脉和肺动脉，如同正常心搏的收缩期形成体循环和肺循环；当按压松开，胸廓凭弹性恢复，使左、右心室再充盈，相当于正常心搏的舒张期，形成人工循环以供应心、脑及其他脏器的血流，被称为胸外心脏按压的心泵机制（heart pump mechanism）。20 世纪 70 年代末的研究表明，在胸外按压期间，各心腔、胸腔内大血管内的压力普遍升高，几乎不存在压力差；凡能使胸内压升高的措施都能使胸腔内的心腔和大血管内的压力增加并形成血流；腔静脉在胸腔入口处的静脉瓣可阻挡血液的反流而二尖瓣并不关闭，血液是从肺直接进入主动脉。因而认为，压迫胸壁所引起的胸内压改变起着主要作用。在胸外心脏按压时胸内压力明显升高，此压力可传递到胸内的心脏和大血管，再传递到胸腔以外的血管，驱使血液向前流动，肺内的血量是被动地挤至左心，经主动脉到体循环；当按压解除时，胸内压下降并低于大气压，静脉血又回流到心脏，称为胸泵机制（chest pump mechanism）。在临床上，这两种解释并不相互排斥，只要正确操作，即能建立一暂时的人工循环。胸外心脏按压时动脉压可达 80~100mmHg 或更高；但舒张压却很难达到 40mmHg，颈动脉压仅 40mmHg 左右，颈动脉血流量也只相当于正常的 1/4~1/3，但中心静脉压（收缩期）和颅内静脉压的上升几乎与动脉压相似。因此，组织灌注压极低，难以完全满足组织细胞代谢的需要。在心肺复苏期间，主动脉舒张压与自主循环功能的恢复呈正相关，冠脉的灌注压较高将预示自主循环的恢复。如能在心肺复苏时同时应用肾上腺素，则可维持较高的主动脉舒张压，心肌和脑的血流量也明显增加，从而提高复苏的效果。胸外心脏按压的优点在于操作易于掌握，随时随地皆能进行。因此，在现场的非专业人员可立即开始复苏，能争取极其宝贵的时间，为以后的复苏奠定良好的基础。

胸外按压实施标准：患者应仰卧平躺于硬质平面，操作者位于其旁侧。若胸外按压在床上进行，应在患者背部垫以硬板。按压部位在胸骨下半段，按压点位于双乳头连线中点。用一只手掌根部置于按压部位，另一手掌根部叠放其上，双手指紧扣，以手掌根部为着力点进行按压。身体稍前倾，使肩、肘、腕位于同一轴线上，与患者身体平面垂直。用上身重力按压，按压与放松时间相同。每次按压后胸廓完全恢复，但放松时手掌不离开胸壁。CPR 时为保证组织器官的血流灌注，必须实施有效的胸外按压。有效的胸外按压必须快速、有力。按压频率为 100~120 次/min，按压深度成人不少于 5cm，但不超过 6cm，每次按压后胸廓完全恢复，按压与放松比大致相等。尽量避免胸外按压中断，按压分数（即胸外按压时间占整个 CPR 时间的比例）应 ≥60%。在建立人工气道前，成人单人 CPR 或双人 CPR，按压/通气比都为 30∶2，建立高级气道（如气管插管）以后，按压与通气可能不同步，通气频率为 10 次/min，见图 4-2-1。

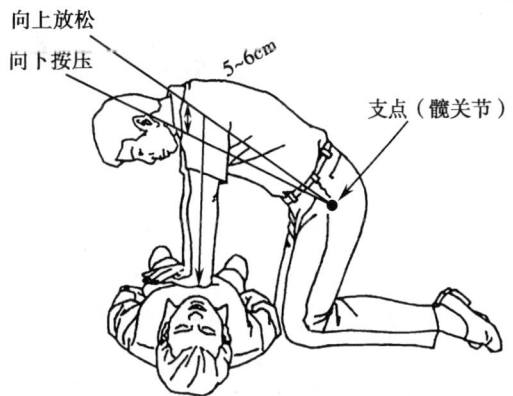

图 4-2-1　胸外心脏按压术示意图

三、开放气道

行 30 次心脏按压后，再开放气道（图 4-2-2）。如无颈部创伤，可以采用仰头提颏法或双手托颌法（图 4-2-3），开放气道，对非专业人员因双手托颌法难于学习，故不推荐采用，专业急救人员对怀疑有颈椎脊髓损伤的患者，应避免头颈部的延伸，可使用双手托颌法。

仰头提颏法：完成仰头动作应把一只手放在患者前额，用手掌把额头用力向后推，使头部向后仰，另一只手的手指放在下颏骨处，向上提颏，使牙关紧闭，下颏向上提动，勿用力压迫下颏部软组织，以免可能造成气道梗阻。气道开放后有利于患者自主呼吸，也便于 CPR 时进行口对口人工呼吸。如果患者假牙松动，应取下，以防其脱落阻塞气道。

双手托颌法：把手放置患者头部两侧，肘部支撑在患者躺的平面上，托紧下颌角，用力向上托下颌，如患者紧闭双唇，可用拇指把口唇分开。如果需要行口对口人工呼吸，则将下颌持续上托，用面颊贴紧患者的鼻孔防止漏气。此法效果肯定，但费力且有一定技术难度。对于怀疑有头、颈部创伤的患者，此法更安全，不会因颈部活动而加重损伤。

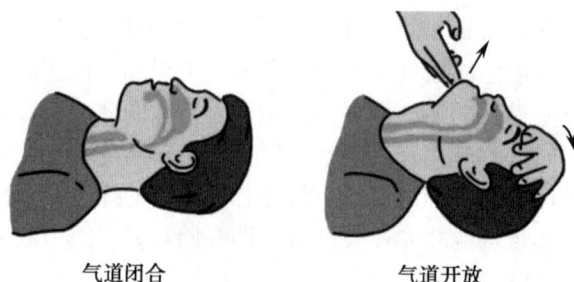

气道闭合   气道开放

图 4-2-2　开放气道示意图

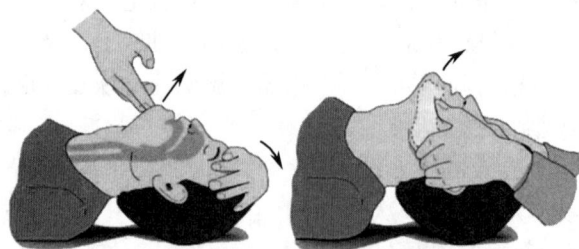

图 4-2-3　开放气道的方法
左为仰头提颏法开放气道，右为双手托颌法开放气道。

四、人工呼吸

以人为的方式代替患者的自主呼吸进行肺泡通气的技术，称为人工呼吸。人工呼吸包括徒手人工呼吸、简易呼吸器人工呼吸和机械通气等方法。

（一）呼吸道的管理

保持呼吸道通畅是进行有效人工呼吸的先决条件，呼吸道梗阻也是发生心搏骤停的原因之一。所以应尽快解除呼吸道梗阻，在条件具备时尽快建立人工气道。

（二）徒手人工呼吸

徒手人工呼吸是心肺复苏时重要的人工呼吸方法，最常用的方法是口对口（鼻）或口对面罩人工呼吸，尽管这种方法的吸入气中含有一定量的二氧化碳，而氧气含量相对较低，但这对于维持生命已足够。其优点是无需任何特殊器械，适合现场复苏。施行口对口人工呼吸时，应先保持呼吸道通畅。操作者一手保持患者头部后仰，并将其鼻孔捏闭，另一手置于患者颈部后方并向上抬起。吸一口气并对准患者口部将呼出的气体吹入；每次吹毕即将口移开，此时患者凭胸廓的弹性收缩被动地自行完成呼气。待患者呼气毕，即可按上述要求重复前述步骤，配合胸外心脏按压已如前述。

研究表明，在 CPR 期间心排出量很低，从肺泡摄取的氧和从血液弥散到肺泡二氧化碳也相对减少。因此，较低的肺泡通气量即可维持有效通气和通气/血流比值。在成人 CPR 期间，未建立人工气道时，潮气量大小以可见胸廓起伏为度，为 500~600mL；每次吹气时间应长于 1s，以降低气道压；每 30 次胸外心脏按压进行 2 次人工呼吸，呼吸频率为 6~8 次/min。人工呼吸时尽量不要中断胸外按压，并应避免过度通气，因为过度通气不仅可增加胸内压而影响静脉回流，降低心排出量，同时容易引起胃胀气、反流和误吸。

单人徒手心肺复苏操作及评分标准

项目	内容	分值	得分
操作过程	评估周围环境安全	3	
	立即跪于患者胸部正侧方	3	
	双手轻拍患者双肩，分别对双耳大声呼喊"喂，你怎么了"，判断患者意识情况	5	
	如意识丧失，立即向周围人呼救并请求协助	5	
	判断患者呼吸情况，同时触摸颈动脉搏动，患者无呼吸、颈动脉搏动消失，判断时间不超过 10s	10	
	迅速将患者仰卧于地面上，使头、颈、躯干、四肢平直无弯曲，双手放于躯干两侧，松解衣服、裤带	5	
	按压部位在胸骨下半段，按压点位于双乳头连线中点	5	
	用一只手掌根部置于按压部位，另一手掌根部叠放其上，双手指紧扣，身体稍前倾，使肩、肘、腕关节垂直位于同一轴线上，以手掌根部为着力点，利用上半身的重力垂直向下按压	10	
	按压深度 5~6cm，下压与放松的时间比为 1:1，放松时按压手不能离开胸壁，胸廓充分回弹	5	
	按压 30 次，按压频率 100~120 次/min	5	
	仰头提颏法开放气道，使下颌骨与耳垂连线与地面垂直，清理呼吸道	5	
	将按压前额手的拇指及示指捏紧患者鼻翼两侧，另一手托起下颌将患者口唇张开	5	

续表

项目	内容	分值	得分
操作过程	操作者平静吸一口气双唇包绕密封患者口周，均匀缓慢吹气，吹气时间大于 1s，吹气时观察胸廓，见胸廓抬起后停止吹气，离开患者口唇，放松捏鼻翼的手指，观察呼气，连续吹气 2 次	10	
	进行 5 个 30∶2 的按压与人工呼吸后评估，评估时间 10s，评估内容：①颈动脉搏动；②自主呼吸；③口唇及甲床颜色；④瞳孔	5	
	颈动脉搏动恢复，自主呼吸恢复，口唇和甲床颜色转红润，瞳孔回缩。心肺复苏成功，进行进一步生命支持。呼吸心跳未恢复时继续 CPR。若除颤仪到达可予以电除颤	6	
	检查有无复苏并发症，整理衣物，摆复苏后体位	5	
职业素养	着装整洁，仪表端庄，举止大方	3	
	动作熟练，迅速	5	
总分		100	

五、简易呼吸器的使用

简易呼吸器的结构见图 4-2-4。

（一）操作方式

1. 连接氧气，调节氧气流量，使储氧袋充盈。

2. 患者仰卧（床头摇平），去枕，头后仰，松解衣领，掀开被子，暴露胸廓，松开裤腰带，清除口腔与咽喉中异物及假牙，必要时进行吸痰操作，确保气道畅通。如有需要，可置入口咽通气道以维持气道开放。

3. 抢救者应位于患者头部的后方，将头部向后仰，并托牢下颌使其朝上，保持气道通畅（下颌角和耳垂连线与患者身体的长轴垂直）。

4. 面罩扣住口鼻，左手拇指和示指紧紧按住面罩，其他手指则紧扣住下颌（C-E 手法）（图 4-2-5）。

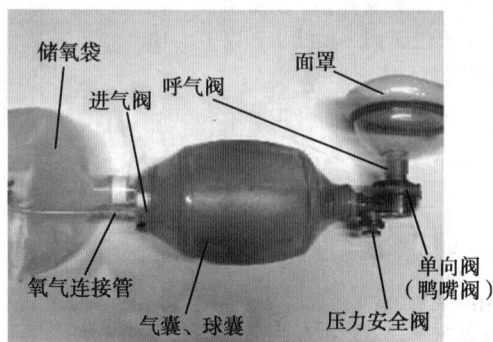

图 4-2-4   简易呼吸器的结构

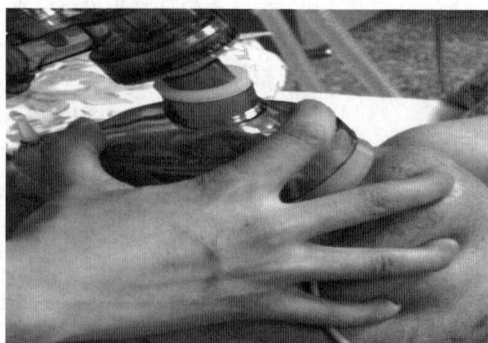

图 4-2-5   简易呼吸器的 C-E 手法

5. 右手挤压球体，将气体送入肺中，规律性地挤压球体提供足够的吸气 / 呼气时间（成人 10~15 次 /min，小孩 14~20 次 /min）。

6. 患者有自主呼吸，应按患者的呼吸动作加以辅助，与患者呼吸同步。

7. 挤压呼吸囊时，压力适中，不可时快时慢，压力不可过大。若患者气道压力过高，可下旋压力阀，以增加送气压力。潮气量选择 8~12mL/kg，吸呼比为 1∶1.5~2。

8. 操作结束安置患者，整理用物，洗手、记录，终末处理。

（二）注意事项

1. 根据患者选择合适的面罩，面罩固定时不可漏气，同时避免损伤患者皮肤黏膜。

2. 通过挤压和释放呼吸囊中的气体来维持患者的呼吸，要确认患者胸部因此而起伏。

3. 如果在呼吸过程中阻力太大，应当清除口腔和咽喉的分泌物或异物，并确认气道是否充分开放。密切注意患者自主呼吸情况及生命体征变化，使用时注意潮气量、呼吸频率、吸呼比等。

4. 一般潮气量 8~12mL/kg（通常成人 400~600mL 的潮气量就足以使胸壁抬起），以通气适中为宜，有条件时测定二氧化碳分压以调节通气量，避免通气过度。

5. 快速挤压气囊时，应注意频率和患者呼吸的协调性。在患者呼气与气囊膨胀复位之间应有足够的时间，以防在患者呼气时挤压气囊。

6. 吸呼时间比成人一般为 1∶1.5~2，慢性阻塞性肺疾病、呼吸窘迫综合征患者吸呼比为 1∶2~3。

7. 为保证呼吸过程中呼吸的氧浓度相对恒定，应先连接氧气并使储氧袋充分充盈，再连接患者。

8. 每次使用前要检查压力安全阀，依据患者情况合理选择输送气体的压力。

9. 简易呼吸器使用后应严格消毒，消毒后的部件应完全干燥，检查无损坏后，将部件依顺序组装好备用。

10. 清醒患者挤压气囊时的注意点（对清醒患者做好心理护理，解释应用呼吸器的目的和意义，缓解紧张情绪，使其主动配合，边挤压呼吸囊边指导患者"吸……""呼……"）。

简易呼吸器使用评分表

项目	内容	分值	得分
操作前准备	用物：简易呼吸器、吸引器、纱布（放于治疗碗内）、必要时备氧气装置	5	
	患者：仰卧位，配合其他抢救措施	5	
操作过程	携用物至床旁，核对患者信息	5	
	清除口鼻腔内异物及分泌物及呕吐物	8	
	操作者站在病员头顶，左手托起患者颏部，右手置于额顶部使患者头后仰，通畅呼吸道	20	
	左手固定后仰的头部，右手持呼吸器，将面罩置于患者口鼻部，左手拇指及示指固定面罩，其余三指扣于下颌处（C-E），并维持头后仰位	25	

续表

项目	内容	分值	得分
操作过程	右手挤压呼吸囊以 12~15 次 /min 的速率反复有规律地挤压	10	
	观察患者胸廓扩张及患者缺氧改善情况。自主呼吸恢复正常后停止挤压	7	
	取下面罩，擦净口鼻部	5	
职业素养总体评价	着装整洁，仪表端庄，举止大方	5	
	动作熟练	5	
总分		100	

六、体表电除颤

心室颤动简称"室颤"，是指心室各部分肌纤维发生快速而不同步的微弱颤动，心电图表现为振幅和频率绝对不规则的室颤波，心率在 150~500 次之间。由于不能形成有效的同步收缩，心脏没有射血，等同于停搏。室颤是心搏骤停（sudden cardiac arrest，SCA）的主要心电图类型，而体表电除颤是终止室颤最有效措施。现代心肺复苏主张及早电除颤。

体表电除颤的机制是让一定电压的电流瞬间通过心脏，使所有心肌纤维同时去极化而消除异位节律，经过不应期后恢复窦房结冲动的传导，恢复窦性节律和有效的心室收缩。抢救心搏骤停时使用非同步性体表直流电除颤器，可同时显示心电图。

（一）操作步骤

1. 评估意识状态、抽搐、发绀及大动脉搏动情况。

2. 观察心电监测提示室颤或无脉性室速。

（二）操作要点

1. 呼救寻求帮助，记录抢救时间。

2. 协助患者取去枕平卧位，暴露胸部，左上肢外展。

3. 开启除颤仪调至除颤位置，确认电复律状态为非同步方式。

4. 手柄电极涂导电糊或将生理盐水纱布放于除颤部位。

5. 选择除颤能量，一般单相波除颤用 360J，直线双相波用 200J。

6. 将电极板置于除颤部位，负极手柄放于右锁骨中线第 2 肋间，正极手柄电极放于左腋中线平第 5 肋间，两电极板之间相距 10cm 以上。再次确认室颤心律。

7. 双臂伸直，使电极板紧贴胸壁，用力垂直下压，充电，确认操作者或他人离开床旁，未与患者接触。再次观察心电示波，确认需要除颤。

8. 双手同时按压放电按钮除颤。

9. 首次除颤移开电极板后立即进行 5 个周期心肺复苏，如室颤持续存在再行下次除颤。

10. 观察心电波形，并记录即刻心电图，评估除颤效果和并发症。

电除颤技术操作评分标准

项目	内容	分值	得分
用物准备	除颤仪、导电膏、纱布4块、听诊器、弯盘、记录单，检查除颤仪性能良好	5	
操作流程	评估患者是否突然发生意识丧失、抽搐、发绀、大动脉搏动消失。评估患者心电图状况以及是否有室颤波（行心电监护者）	10	
	患者去枕平卧于硬板床或绝缘床。松解衣扣，暴露除颤部位，查看皮肤、导联、有无起搏器及金属物质	8	
	迅速携除颤仪到床旁，打开除颤仪电源的开关，观察患者心律，确认是否为室颤	10	
	用纱布呈"Z"形擦干患者除颤部位皮肤	5	
	涂导电膏	5	
	选择非同步除颤方式，准确选择所需除颤电量（单向波360J，双向波200J），充电	10	
	左手电极板置于胸骨右缘第2肋间（电极板中线与右锁骨中线重合），右手电极板置于心尖部（左腋中线平第2肋间），电极板与皮肤紧密接触，保证导电良好（如患者大量出汗，应迅速将胸部擦干）	15	
	再次观察心电波，确认室颤。操作员与患者保持一定距离，清场，确认没有人接触床边，双手拇指同时按压放电键电击除颤	8	
	然后观察除颤仪上的波形变化，监测患者心律是否变为窦性，若无效，可再次充电，再次电击除颤	6	
	如转复成功，关闭电源，擦净患者皮肤及电极板	8	
	密切监测心律变化，做好抢救记录	5	
职业素养总体评价	反应迅速，操作熟练	5	
总分		100	

七、经口气管插管术

气管插管术通常又可分为气管内插管（endotracheal intubation）和支气管内插管（broncheal intubation）两类。气管内插管是将人工气道与解剖气道连接的最可靠方法，也是麻醉科医师和急诊医师（包括 ICU 医师）所必须掌握的基本技能之一。本文主要介绍经口气管内插管。

（一）适应证

1. 气管内插管可保持患者的呼吸道通畅，防止异物进入呼吸道，需要吸出气管内分泌物或血液。

2. 进行有效的人工或机械通气，防止患者发生缺氧和二氧化碳蓄积。

3. 便于吸入全身麻醉药的应用。

（二）插管前准备

常用器械包括：喉镜、气管导管（带管芯）、牙垫或口塞、表面麻醉用喷雾器、衔接管、插管钳、固定胶带以及负压吸引装置等。

（三）操作方法

1. 预充氧去氮   患者插管前至少用面罩吸纯氧 3min，以排出患者体内的氮气，增加肺内的氧气储备，延长插管的安全时限。

2. 插管的体位   自患者的口腔至气管之间可以人为划出三条解剖轴线：口轴线为口腔至咽后壁的轴线（OA）、咽轴线为咽后壁至喉头的轴线（PA）、喉轴线为喉腔至气管上段的轴线（LA）。患者仰卧时，这三轴线彼此相交成角，并不处于一条直线。如果在患者枕下垫一薄枕，使患者的头部垫高约 10cm，并头后仰（"嗅花位"），可以使患者咽、口、喉三轴线接近重叠，插管径路接近为一条直线，利于显露声门。

3. 插管操作方法   操作者左手持喉镜柄，右手拇指示指"剪刀式"交叉，推开上下牙齿，打开口腔。从患者右侧口角置入喉镜片，在将喉镜片逐渐移至口正中部的同时，将舌体略压向左侧。显露悬雍垂后，继续沿舌背部的曲线轻柔地将喉镜片向下滑入，直至看见会厌软骨。使用弯喉镜片时，在明视下将喉镜片的前端伸入舌根与会厌软骨根部之间的会厌谷，向前上方提起会厌显露声门，整个过程喉镜不能撬门齿。右手以握笔状持气管导管从口腔右侧进入。将导管尖端对准声门轻柔地送入气管，导管套囊进入声门后立即拔出管芯，继续将导管向前送入。导管进入深度距门齿（22±2）cm，放置牙垫（固定翼不可压迫口唇）后撤出喉镜关闭光源。气囊充气，压力适中（充气囊韧似鼻尖）。接简易呼吸器人工通气，听诊双肺确认导管位置正确或连接呼气末二氧化碳装置，见呼气末二氧化碳分压（PetCO$_2$）曲线。轻柔复位头颅，正确固定导管，胶布长短合适粘连牢靠，不可粘住嘴唇。

气管内插管评分标准

项目	内容	分值	得分
准备	穿工作服，戴口罩、帽子，洗手	2	
	查看患者腕带，核对患者，评估患者病情及气道情况	2	
	知情同意委托人签字	5	
	用物准备：气管插管包，喉镜盒，简易呼吸器，听诊器，石蜡油，备抢救车，心电监护仪，吸引器，根据情况可选择镇静镇痛药或肌肉松弛剂	5	
操作过程	选择大号或中号喉镜镜片型号	5	
	检查喉镜光源是否充足，关闭光源备用，选择合适型号的气管导管，检查气管导管及气囊是否完好，正确置入导丝，导丝不超过导管尖端，导管塑形呈"C"形近似"J"形，充分润滑气管导管	5	
	检查气管插管包内牙垫、胶布、吸痰管，准备并检查简易呼吸器	5	
	患者仰卧，枕部垫薄枕，抬颏推额，气管开放满意，清除活动性义齿、口腔异物或分泌物	5	
	简易呼吸器接氧源，面罩加压给纯氧 3min	5	

续表

项目	内容	分值	得分
操作过程	右手拇指示指"剪刀式"交叉，推开上下牙齿，张口腔，左手握持喉镜柄，将镜片从患者右口角置入，向左推开舌体，然后沿中线缓慢推进，先后显露悬雍垂、会厌，将镜片前端置入会厌谷，向前上方提起会厌，显露声门，整个过程喉镜不能撬门齿，右手以握笔状持气管导管从口腔右侧进入，将导管尖端对准声门轻柔的送入气管，导管套囊进入声门后立即拔除管芯，继续将导管向前送入，进入深度距门齿（22 ± 2）cm	25	
	放置牙垫（固定翼不可压迫口唇）后撤出喉镜关闭光源，气囊充气，压力适中	5	
	接简易呼吸器人工通气，听诊双肺确认导管位置正确或连接呼气末二氧化碳装置，见 $PetCO_2$ 曲线	6	
	轻柔复位头颅，正确固定导管，胶布长短合适粘连牢靠，不可粘住嘴唇	10	
	操作完毕，整理用物	5	
职业素养	着装整洁，仪表端庄，举止大方，动作熟练	10	
	总分	100	

八、开胸心脏按压

20 世纪 60 年代前开胸心脏按压曾是循环支持的主要措施，后因胸外心脏按压的普及而退居为次要措施。近十余年来，因发现开胸心脏按压（open chest cardiac compression）可提供接近正常的心肌血流量（myocardial blood flow，MBF）和脑血流量（cerebral blood flow，CBF），故又重新受到重视，并被推荐作为医学教学的必修内容和医务人员必须熟练掌握的基本功。

（一）指征

1. 心搏骤停时间较长或胸外心脏按压效果不佳（表现为摸不到大动脉搏动）持续 10min 以上。

2. 评估存在胸内情况，如胸内出血、胸部穿透伤、胸部挤压伤、连枷胸、张力性气胸、心脏压塞和心脏外伤等。

3. 胸廓或脊柱畸形伴有心脏移位者。

4. 多次胸外除颤无效的顽固心室纤颤（ventricular fibrillation，VF）或无脉性室性心动过速（ventricular tachycardia，VT），需针对原因进行处理者，例如肺动脉大块栓塞便于碎栓或取栓、意外低温便于直接心脏复温和除颤。

5. 在手术中发生的心跳停止，尤其是已经开胸者。若存在二尖瓣狭窄或梗阻（如黏液瘤脱落）只有在去除狭窄或梗阻后心脏方有复苏的可能。腹部大出血一时不易控制者，在膈肌上临时阻断主动脉行开胸心脏按压是急救的有效措施。

（二）操作要点

1. 在胸外心脏按压支持下，尽快行皮肤消毒（为争取时间可不必过分拘泥于严格无菌操作）。

2. 立即气管插管，切开左胸第 4~5 肋间隙，前起胸骨左缘旁开两指，后止于腋中线。

3. 以右手伸进胸腔，拇指及大鱼际在前，余 4 指在后，左心包外按压心脏左、右心室，也可伸入两手，一手在前，一手在后按压。

4. 择机在膈神经前纵行切开心包并实施心脏按压，此操作便于直接观察心肌色泽、感觉心肌张力和选取左心尖无血管区穿刺至心腔内注药。

5. 按压频率为 80 次 /min。

6. 择机进行电除颤。

7. 心跳恢复后可不必严密缝合心包，须仔细止血，待心律、血压稳定后关胸并作闭式胸腔引流。

练 习 题

1. 椎管内麻醉对生理的影响下列叙述哪项不正确（　　　）

A. 阻断阻滞区域交感神经使动脉舒张、静脉扩张，使回心血量减少

B. 低血压的发生率与麻醉平面有关

C. 高平面麻醉可使心率减慢

D. 休克患者宜选用椎管内麻醉

E. 高血压患者不是椎管内麻醉的禁忌

2. 心肺复苏中处理室颤最有效的措施是？

A. 静脉注射肾上腺素　　　　　　　B. 静脉注射利多卡因

C. 同步电击除颤　　　　　　　　　D. 非同步电击除颤

E. 立即按放心脏起搏器

3. 局部麻醉药内加肾上腺素的主要目的是（　　　）

A. 增强麻醉药的效能　　　　　　　B. 加快药物的吸收代谢

C. 预防过敏反应　　　　　　　　　D. 局部血管收缩，延缓药物吸收

E. 对抗局部麻醉药的副作用

4. 气管插管适应证哪项正确（　　　）

A. 在全身麻醉时对难以保证患者呼吸道通畅者

B. 全麻药对呼吸有明显抑制或应用肌松药者

C. 呼吸衰竭需要呼吸支持治疗者

D. 急救复苏者

E. 以上都是

5. 有关腰麻下列叙述哪项不正确（　　　）

A. 穿刺部位在脊髓终止以下部位

B. 小儿脊髓终止位置较低，新生儿在 L_3 下缘

C. 成人脊髓终止在 L_1 椎体下缘或 L_2 椎体上缘

D. 成人穿刺位置可在 L_3 以下

E. $L_3 \sim L_4$ 穿刺可避免损伤脊髓和马尾

6. 有关腰麻并发症下列哪项不正确（　　　）

A. 尿潴留　　　　　　　B. 头痛　　　　　　　C. 马尾神经损伤

D. 感染　　　　　　　　E. 全脊麻

7. 下列哪种情况不是硬脊膜外腔麻醉的禁忌证

A. 穿刺点皮肤感染　　　B. 凝血机制障碍　　　C. 休克

D. 脊柱结核或严重畸形　E. 高血压 I 期

8. 以下叙述哪项是正确的？

A. 常温下脑对无氧的耐受时间可达 8~14min

B. 胸外心脏按压时，停止口对口人工呼吸

C. 胸外心脏按压促使血流的动力主要是胸泵机制

D. 心脏按压有效的指征是可以听到心音

E. 心脏按压有效时双瞳孔一定会恢复正常大小

参考答案

1. D　2. D　3. D　4. E　5. E　6. E　7. E　8. C

第五章
手术基本操作训练

第一节　动物的捕捉与固定

一、狗的捕捉与固定

（一）捕捉方法

1. 经驯服的狗，能服从简单命令，可从其侧面靠近并轻轻抚摩颈背部皮毛，用手将其抱住，由另一人用布带缚其嘴，或用皮革、金属丝等制成的狗嘴网套，套在狗的口部，并将束缚带于耳后颈部打结，防止脱落。

2. 对未经驯服的狗，可用狗钳。狗钳只能钳套狗的颈部，钳套躯干易致损伤，钳环大小以夹紧狗颈后能在环内伸入两个手指为宜。为防抓咬，在狗钳夹住狗颈后，将钳嘴紧抵地面，一人双手紧抓其双耳根，另外两人分别抓住其前后肢并用绷带（搓成绳状）绑于关节以上。

捆绑狗嘴的方法：用1m左右的绷带（搓成绳状）兜住狗的下颌，绕到上颌打一个结，再绕回下颌打第二个结，然后将绷带绕至耳后颈项部打第三个结，并再系一个活结，见图5-1-1。

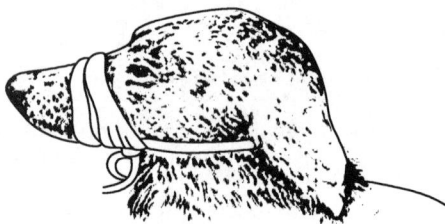

图 5-1-1　捆绑狗嘴的方法

（二）固定方法

将已经麻醉（详见本章第二节）狗的四肢绷带松开，把狗仰放在手术台上，先固定头部，后固定四肢。

1. 头部的固定　绑缚狗嘴的绷带不松，在其下颌的绳结上穿过一根细带并固定于头架上。

2. 四肢的固定　先用绷带的一端缚扎于关节以上的部位，两后肢左右分开，分别固定于手术台两侧的固定钢柱上，两前肢的两条绷带（搓成绳状）从狗背后交叉穿过（使两前肢伸直并紧贴其身体两侧），分别固定于手术台两侧的固定钢柱上。

二、兔的捕捉与固定

家兔性情温驯，容易捕捉，用手捕捉即可麻醉操作，但捕捉时应避免造成兔体损伤或被其抓伤。

（一）捕捉方法

轻轻打开笼门，勿使其受惊，从兔头前部把两耳轻轻压于手掌内，待兔不动时，将其颈部皮肤向上提起，另一手托其臀部，两手同时用力向上托起。注意不能只提兔耳以免损伤耳部血管，见图 5-1-2。

（二）固定方法

将家兔麻醉后仰放于手术台上，四肢用绷带活结绑住、拉直，固定于手术台四周的固定钢柱上，头部以一根粗棉线牵引兔门齿并系在头侧的长固定钢柱上，见图 5-1-3。

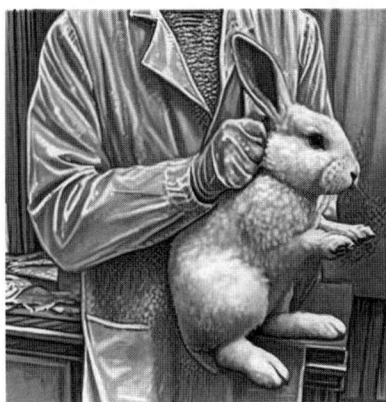

图 5-1-2 兔的捕捉

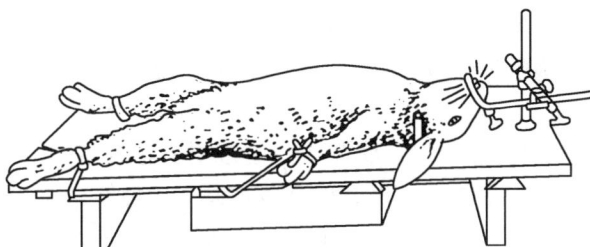

图 5-1-3 兔的固定

第二节 动物麻醉

一、动物麻醉方法的选择

（一）全身麻醉

麻醉药经过呼吸道吸入或通过静脉、腹腔、肌内注射，产生中枢神经系统抑制，表现为动物神志消失、痛觉消失、反射抑制和一定程度的肌肉松弛，这种方法称为全身麻醉。其特点为麻醉深浅与药物在血液内浓度有关，当麻醉药从体内排出或在体内代谢后，动物逐渐清醒，不留后遗症。

1. 吸入性麻醉法 是麻醉药经呼吸道吸入而产生全身麻醉的方法。常用药物为乙醚。其操作较复杂，通常不用。

2. 注射麻醉法 是麻醉药通过静脉、腹腔、肌内注射后，经血液循环作用于中枢神经系统而产生全身麻醉的方法。常用的麻醉药有戊巴比妥钠、氯胺酮、硫喷妥钠、氨基甲酸乙酯等。大、小鼠和豚鼠常采用腹腔注射法进行麻醉。狗、兔等动物既可腹腔注射给药，也可静脉注射给药。

（二）局部麻醉

麻醉药阻滞周围神经末梢或神经干、神经节、神经丛的冲动传导，产生局部性的麻醉区，称为局部麻醉。其特点是动物保持清醒，对重要器官功能干扰轻微，麻醉并发症少，是一种比较安全的麻醉方法。适用于大中型动物各种短时间内的实验。局部麻醉方法分为表面麻醉、局部浸润麻醉、区域阻滞麻醉和神经干（丛）阻滞麻醉。

（三）椎管内麻醉

椎管内注射麻醉药，阻滞脊神经的传导，使其支配的区域无疼痛。分为蛛网膜下腔麻醉、硬脊膜外腔麻醉、骶管麻醉。常适用于大中型动物（猪、马、牛、羊等）。

二、常用麻醉药物

（一）戊巴比妥钠

戊巴比妥钠属于短效巴比妥类药物，腹腔或静脉注射皆可，但动物个体间差异颇大。在外科麻醉深度下，其对呼吸、循环都有严重的抑制。用于兔、鼠死亡率较高，用于狗等较大动物亦需要辅助呼吸及其他复苏措施，完全苏醒需要 6~8h。

（二）氯胺酮

氯胺酮适用于大多数实验动物。肌内、腹腔或静脉注射皆可。对狗等体形较大的动物，呼吸抑制不明显，但对鼠类则有严重的呼吸抑制。单独使用氯胺酮有骨骼肌紧张、唾液和气管支气管分泌物增多以及咽喉反射消失延迟等缺点，与地西泮合用可得以纠正。地西泮单独肌内注射及腹腔注射效果不佳。

（三）苯巴比妥钠

苯巴比妥钠属于长效巴比妥类药物。静脉注射因其苏醒期太长，多用于不要求实验动物存活的实验手术。

（四）水合氯醛

兔和鼠类用水合氯醛后常有肌肉紧张，宜与乌拉坦合用。麻醉有效时间长，深度较浅，苏醒期常有激惹现象。一般只用于不要求实验动物存活的刺激较轻的手术。

三、麻醉方法的具体操作

选用狗和兔作为外科学基本操作的实验用动物。狗术前要禁食 8~12h，兔及小型齿动物不容易发生呕吐，术前不用禁食。麻醉前应做好实施人工心肺复苏及气管切开等抢救准备。在动物被捕捉固定后注射给药。麻醉药用量从总量的 2/3 开始，密切观察。

若是肌内注射，一般选用肌肉发达、无大血管经过的部位，多选臀部。注射时针头要垂直快速刺入肌肉，无回血即可注入。腹腔注射的部位选在左侧或右侧腹部，先将针头刺入皮下，沿皮下向前推进约 0.5cm，再使针头与皮肤呈 45° 刺入腹腔，有落空感，回抽无肠液、尿液即可注入药液。

狗的静脉注射多采用前肢背侧的皮下头静脉或后肢的小隐静脉。注射部位去毛后，在血管近心端用止血带，针头从静脉的远心端刺入，有回血即可松开止血带，将药液缓慢注入。

兔的静脉注射一般采用外耳缘静脉。注射部位去毛，用 75% 乙醇消毒，手指轻弹兔耳，使静脉充盈，左手示指和中指夹住静脉的近心端，拇指和环指捏住远端适当绷紧，针头尽量从静脉的远心端刺入，拔出针头后要压迫止血。

第三节　狗或兔的气管切开术

【目的和要求】

1. 进一步练习手术基本操作技术。

2. 掌握气管切开术的操作方法。

3. 熟悉气管切开术的注意事项。

【器械】

手术刀、剪刀、甲状腺拉钩、弯蚊式血管钳、镊子、吸引器、气管套管等。

【实验步骤】

1. 动物常规麻醉并固定于手术台上（详见本章第一、二节）。

2. 颈前区去毛、消毒。

3. 用手术刀在颈部自甲状软骨下缘正中线向下做一长到5cm的纵行切口，用弯蚊式血管钳或刀柄向两侧分离胸骨舌骨肌及胸骨甲状肌，暴露气管。

4. 用甲状腺拉钩将皮肤、皮下组织及肌肉向颈部两侧拉开，充分显露气管软骨环。

5. 在甲状软骨下2~4环间用弯蚊式血管钳夹起少许气管前壁组织，并用刀尖刺透环间组织，以尖刀纵行向上挑切二个气管环，切开气管环时勿伤及气管及食管。

6. 若切口无出血，将气管套管由切口向胸端插入气管内，拔出管芯，并使套管两旁布带绕过颈部在一侧打结固定。

7. 逐层缝合切口上端，把一块纱布剪开，一边向上安置在气管托的下面以遮盖颈前切口，再用单层湿纱布覆盖于气管套管口上，使吸入的空气湿润。

【注意事项】

1. 分离动物的气管时，由于在胸骨舌骨肌的腹侧，有较大面积被肌肉所覆盖，因此可连同两层肌肉一起分离。

2. 喉头以下气管的两侧有甲状腺紧贴于气管壁上，左右各一叶，中间若连接一个很窄的狭部，影响手术而无法拉开时，可切断结扎。

3. 分离过程中，应经常用手触摸气管，以防找错部位。

4. 暴露气管时，不可用力过大，以免损伤气管和血管，分离后若有出血应立即彻底止血。

5. 若气管套管较粗，而气管较细，则可在气管纵行切口的基础上向两侧剪去部分软骨组织，使切口显圆形或方形，但勿剪除过多，且剪除软骨时要用弯蚊式血管钳钳夹，以防落入气管造成窒息。

6. 插管前若气管内有分泌物和血液，用棉球擦干，以保证呼吸道通畅。

7. 为防止皮下气肿或气胸等形成，切口不宜过大，切口缝合不能过紧。

第四节 狗或兔后肢静脉切开术

【目的和要求】

1. 熟悉静脉切开置管术的手术步骤。

2. 巩固练习无菌技术和手术基本操作。

3. 熟悉静脉输液装置的安置与使用。

【器械】

无菌孔巾 1 块、小纱布 5 块、绷带 1 卷、弯盘 1 个、注射器及注射针头 1 副、手术刀 1 把、眼科小剪刀 1 把、组织剪 1 把、有齿镊子 1 把、弯蚊式血管钳 2 把、持针器 1 把、三角针 1 个、4 号线和 1 号线各 1 小轴、静脉切开硅胶管 1 根、输液装置。

【实验步骤】

1. 麻醉后，将动物固定于仰卧位，将后肢左右分开。在后肢的术野备皮，行碘酒、乙醇皮肤消毒后铺无菌小孔巾。选用股静脉进行静脉切开术。股静脉与股动脉伴行，位于股四头肌内侧浅层。显露股动脉与伴行的股静脉时以耻骨肌为标志。

2. 沿大腿长轴，在耻骨肌的近端外侧约 1.0cm 处可触到明显的股动脉搏动，在搏动处的稍内侧做长 3.0cm 的纵向切口，然后用弯蚊式血管钳经切口顺血管走行方向钝性分离皮下组织，可显露股动静脉。

3. 解剖游离一段长约 2cm 的静脉，取一根长约 30cm 的 4 号丝线，折成 2 等份，由弯蚊式血管钳夹住线之双折处，经静脉下方穿过，然后剪为两段，并分开拉向静脉两端，可先结扎静脉血管远心端，以免出血。线结暂不剪断留作牵引；另一段丝线于静脉近心端，作一很松的活结，暂不收紧，以待固定插入静脉的针头或硅胶管。

4. 准备好输液装置，检查静脉插管的硅胶管，头端剪成一钝头斜面。用注射液少许冲洗硅胶管，并将所输液体灌满管腔内。

5. 牵引远心端结扎线，提起静脉。用眼科小剪刀向近心端方向斜行剪一小口，以剪开静脉周径的 1/3~1/2 为宜，如管腔细小，慎勿剪断而做纵行切开。

6. 从静脉切口插入直径适当的钝头针或硅胶管，硅胶管一般插入深度 5~6cm 为宜，若见插入管腔内有回血，则证实在静脉腔内，随即接上已备好的输液器输液。用静脉近心端预置线结，将插入之硅胶管与静脉结扎固定在一起。观察注射液体流通无阻后，剪去上下之结扎线头。

7. 用 1 号丝线缝合皮肤切口，并将硅胶管固定在皮肤的缝线上，以防滑脱，覆盖纱布固定。

【注意事项】

1. 导管的前端斜面不可太尖，以免穿破血管壁。导管切勿插入静脉壁的夹层中。

2. 导管插入静脉后应立即开放输液通道，以防血液倒流或血栓形成，堵塞输液导管。插入导管时一定要避免将空气带入血管内，以防空气栓塞。

3. 拔除导管时，先用乙醇消毒，剪断固定导管的丝线，再用纱布压紧皮肤切口，缓慢拔除导管，并压迫切口部位 3~5min。

4. 导管留置时间一般不超过 3d。有两种方法保留导管可以保持输液管道的畅通。一种方法是将全天的输液量统筹安排，维持 24h 缓慢滴注；或是将大部分液体正常滴注，留少部分液体缓慢滴注，以维持管道通畅。二是在较长时间不输液的情况下，用低浓度的肝素盐水充满输液导管内，防止血液凝固，如无禁忌，可以不定期地向管道内注入少量肝素盐水，保持管道通畅。

5. 切口皮肤缝线一般术后 7~10d 拆除。

第五节　离体猪肠吻合术

【目的和要求】

1. 认识肠壁的解剖关系。

2. 进一步练习打结与组织缝合技术。

3. 熟悉肠道吻合的基本方法和操作步骤，为动物实验肠切除与肠吻合术作训练准备。

【器材】

猪肠、手套、组织剪、线剪、持针器、肠钳、弯 / 直血管钳、无齿镊、缝合针和线、弯盘。

【实验步骤】

1. 熟悉肠壁的组成，辨别黏膜层、黏膜下层、平滑肌层、浆膜层，确认肠壁的系膜缘和对系膜缘。

2. 用两把肠钳同向夹持一段长 15~20cm 的离体肠管，两把肠钳间的距离为 6~8cm。于肠钳之间的肠管中点用直组织剪剪断肠管，助手扶肠钳将分开的两段肠管原位靠拢对齐，即系膜缘对系膜缘，勿使肠管扭转。肠管的吻合有多种缝合方式，不同缝合方式的区别主要在于缝合层次的不同，但是缝合的共同要求是吻合处肠壁应保持内翻，浆膜与浆膜对合，防止肠壁黏膜外翻而影响吻合口的愈合。以下介绍常用的两层缝合法，全层间断内翻缝合（图 5-5-1~ 图 5-5-3）加上浆肌层间断内翻缝合（图 5-5-4）。

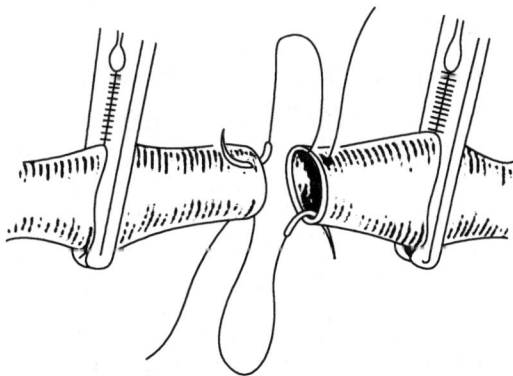

图 5-5-1　全层间断内翻缝合牵引线

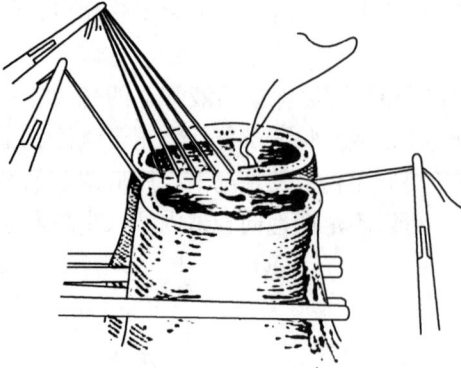

图 5-5-2　全层间断内翻缝合吻合口后壁

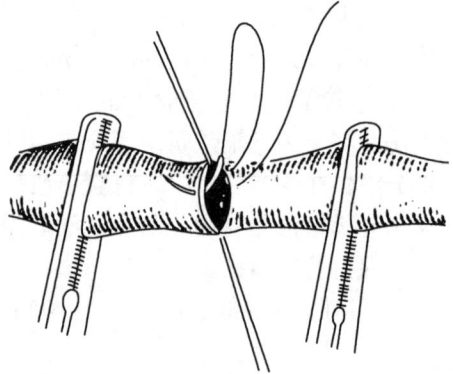

图 5-5-3　全层间断内翻缝合吻合口前壁

3. 缝合　牵引线分别在两段肠管的系膜缘和对系膜缘，距断端约 0.5cm 处，用 1 号丝线穿过两肠壁的浆肌层对合缝合一针，打结固定两段肠管，作为定位和牵引用。

（1）后壁全层间断内翻缝合：由肠腔的一侧开始，用缝合针从一侧肠壁的黏膜层穿入，浆肌层穿出，再从对侧肠壁的浆肌层穿入，黏膜层穿出，结扎缝合线，线结打在肠腔内面。

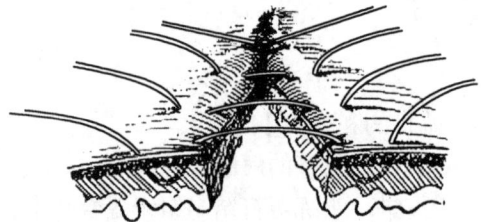

图 5-5-4　浆肌层间断内翻缝合

同样的方法缝完后壁，缝针的边距和针距以 0.3cm 为宜。后壁的缝合也可采用单纯连续全层缝合法，缝针先穿过两断端肠管的全层，结扎 1 次，然后连续缝完后壁，再结扎线尾，此法缝针的边距和针距均为 0.2~0.3cm。

（2）前壁全层间断内翻缝合：缝针由一侧肠壁的黏膜穿入，浆膜穿出，再从对侧肠壁的浆膜穿入，黏膜穿出，缝合线打结于肠腔内。浆膜进出针点距离肠管切缘约 0.3cm，黏膜面的进出针点应稍靠近切缘，使浆膜多缝，黏膜少缝，以便黏膜面对拢而浆膜面内翻，有利于吻合口的愈合。同样方法缝合第 2 针，针距以 0.3cm 为宜；结扎时助手还要配合将肠壁的边缘内翻，使之翻入肠腔而达到肠壁边缘内翻目的。另外，也可采用全层连续缝合方法进行前壁缝合。

（3）前、后壁浆肌层间断内翻缝合：完成前后壁全层缝合以后松开肠钳。做前壁浆肌层缝合，较常采用的是间断浆肌层缝合法。缝针距第 1 层缝线外缘 0.5cm 处刺入，经黏膜下层潜行，距第 1 层缝线外缘约 0.2cm 处穿出，然后至对侧距第 1 层缝线外缘约 0.2cm 处刺入，经黏膜下层潜行，距第 1 层缝线外缘 0.5cm 处穿出，打结，肠壁浆肌层自然对合内翻。继续缝合下一针，针距 0.3~0.4cm。前壁缝合完毕后，将肠管翻面使后壁朝上，以同样方法缝合后壁。浆肌层缝合还可以采用褥式浆肌层缝合。

4. 检查吻合口　用手轻轻挤压两端肠管，观察吻合口有无渗漏，如有渗漏可酌情补针。用拇指和示指轻轻对指挤捏吻合口，检查吻合口是否畅通及其直径大小，以能够通过拇指末节为宜。

【注意事项】

1. 肠吻合前要检查肠管的走向，避免在肠管扭曲的情况下进行吻合。

2. 浆肌层缝合必须包含黏膜下层，因为大部分肠管张力位于此处，但进针不能过深，以免缝合针穿透肠壁。

3. 不同的肠吻合方法均要求做到吻合处肠壁内翻和浆膜对合。当内翻缝合拉紧缝合线时，应将黏膜准确翻入肠腔内，否则黏膜外翻将影响吻合口的愈合；要使浆膜面对合准确，吻合的肠壁间不应有脂肪或其他组织。

第六节　狗胃穿孔修补术

【目的和要求】

1. 熟悉狗胃穿孔动物模型的制作。

2. 掌握狗胃穿孔修补的步骤和注意事项。

【器材】

手套、手术衣、麻醉药、等渗盐水、敷料、无菌巾单、手术刀、手术剪、弯蚊式血管钳、肠钳、手术镊、持针钳、缝合针、缝合线、甲状腺拉钩等。

【实验步骤】

实验动物可用家兔代替狗。

1. 绑缚动物后一般采用腹腔麻醉。麻醉成功后将动物仰卧固定于手术台上，腹部脱毛、消毒、铺巾。

2. 开腹　取前腹正中切口，逐层切开皮肤、皮下组织、腹白线和腹膜。

3. 制作胃穿孔模型　用甲状腺拉钩向两侧牵开腹壁，显露前腹器官，找到胃，提起胃体前壁，用等渗盐水纱布保护周围组织，以防止切开胃壁时胃内容物流入腹腔造成污染。在胃体前壁中央"无血管区"，用尖刀反挑式切开一直径约 1cm 的小口，深达胃腔，常见胃内容物渗出。

4. 清理腹腔　吸净或用纱布拭净胃腔内及污染腹腔的胃内容物。检查胃穿孔处有无活动性出血，如有活动性出血可用 1 号丝线结扎或缝扎。

5. 穿孔修补　用 4 号或 1 号丝线距穿孔边缘约 0.5cm 全层间断缝合穿孔，缝线方向与胃纵轴平行，针距 0.3~0.5cm，轻柔结扎。也可取邻近大网膜组织覆盖于穿孔部位，再用上述修补缝线打结固定。

6. 将胃放回原来的位置，检查清点器械、敷料无误，用 4 号丝线逐层缝合腹壁组织关闭腹部切口。

【注意事项】

1. 缝线方向最好与胃纵轴方向平行，防止狭窄。

2. 缝合的伤口应无张力，创缘周围组织正常，血运良好。

3. 缝合胃壁时注意勿缝及穿孔对侧的胃壁，以免导致术后梗阻。

4. 穿孔修补使用大网膜覆盖穿孔时，不应影响大网膜血液循环，以免引起大网膜坏死。

第七节　狗小肠部分切除肠吻合术

【目的和要求】

1. 了解节段性小肠坏死模型的制作方法。

2. 掌握活体动物的肠管切除和端端吻合的方法。

【器材】

手术刀、组织剪、线剪、弯/直血管钳、组织钳、有齿镊、无齿镊、持针钳、甲状腺拉钩、S形拉钩、肠钳、有齿直血管钳（如Kocher钳）、吸引器、缝合针和线、纱布、纱布垫、手术巾、手套、胶布、敷料等。

【实验步骤】

1. 麻醉成功后，将动物仰卧位固定于手术台上，脱毛、消毒、铺无菌巾。

2. 开腹，做右（或左）中腹部经腹直肌或正中切口。

3. 肠切除。

（1）开腹后，观察腹内小肠，将一段小肠袢提出切口外，周围用盐水纱布垫将小肠袢与腹壁隔开。在近系膜缘外结扎4~5条肠系膜血管用以制作肠坏死模型。

（2）展开肠袢，观察病变范围及系膜血管分布情况，确定肠管的切除范围。在预定的切除部位，按血供方向，先将一面的系膜做"V"形切开，接着按同一切开面剪开另一面的系膜，此时应注意避免损伤血管。然后分离所结扎的系膜血管，用两把弯血管钳夹住，在钳间剪断此血管，用4号丝线结扎血管两断端，再于近心端结扎线外侧用1号丝线做贯穿缝合结扎。最后切断小肠系膜。

（3）在拟切除肠管两端（离色泽变暗的肠管3~5cm处），各以一把Kocher钳自小肠对系膜缘斜行指向系膜缘，使钳与小肠的横轴约成30°角，且钳尾偏向保留段肠管。如此不仅可使吻合口径增大，更重要的是可以保证肠管断端的血液供应。再将两端紧贴，保留肠管的肠系膜，各分离约0.5cm。然后在距Kocher钳3~5cm的健侧小肠处各用一把肠钳钳夹肠管，肠管不宜夹得太紧，以刚好阻止肠内容物通过和肠管切缘无出血为度。在肠钳与Kocher钳之间的肠管后方垫干纱布，紧贴两端的Kocher钳的健侧切断肠管，移除病变肠管及衬垫纱布。吸净断端肠管的内容物后，用0.5%聚维酮碘棉球擦拭消毒肠管内腔。

4. 肠端端吻合

（1）小肠两断端靠拢，注意使两肠腔对齐勿发生扭曲。周围以盐水纱布垫隔开。然后在距肠管断端约0.5cm处的系膜及对系膜缘，用1号丝线各作一针浆肌层单纯间断缝合，用弯蚊式血管钳夹住这两针缝线作为定位和牵引用。从后壁一端开始，行全层连续锁边缝合，针距约0.3cm。

（2）当后壁缝线缝至另一端时，缝针由肠腔穿出，行前壁全层连续水平褥式内翻缝合，最后一针自行结扎或缝线自肠腔内穿出与后壁第1针线头结扎，然后将线结送入肠腔内。

（3）肠管前后壁全部缝合之后，撤去肠钳，更换吻合时用过的纱布、器械，生理盐水冲洗手套，并用聚维酮碘棉球擦干。然后在距离全层缝合线约 0.3cm 处，用 1 号丝线以间断浆肌层缝合法缝合前后壁的浆肌层。缝合结扎后应将全层缝合线完全覆盖。但不宜缝合过密以免影响血运。

（4）用 1 号丝线间断缝合肠系膜，关闭裂孔以防止内疝形成。

（5）用手轻轻挤压两端肠管，观察吻合口有无渗漏，必要时可补针。然后用拇、示指尖对合，检查吻合口是否通畅。

5. 检查肠管及腹腔内无出血后，将肠袢按自然顺序还纳腹腔。

6. 清点手术器械无误后，逐层关闭手术切口，结束手术。

【注意事项】

1. 要保证吻合口处无张力，吻合肠段的肠袢应游离足够长度。

2. 要保证吻合口有良好的血液供给，应清晰看到血管分支供应吻合口；在无肠钳夹闭的情况下，肠管断端切缘应有活动性出血；手指应可扪及肠管断端系膜的动脉搏动；肠管断端处的肠系膜不可分离过多，一般距断端 1.0cm 以内，否则易影响吻合口的血液供应。

3. 吻合口处的缝合针距过大或打结太松可直接导致吻合口瘘的发生；缝合针距太小太密或打结太紧，将影响吻合口的血液供应，导致吻合口不愈，也将导致吻合口瘘的发生。

4. 肠壁边缘内翻不宜过多，以防止造成吻合口狭窄。

5. 关闭肠系膜裂孔时，留孔不宜过大，否则容易发生内疝。缝针不宜过深，以免结扎或刺破系膜血管形成血肿。

6. 术中应注意无菌操作，做好隔离。应用无菌巾及盐水纱布垫保护手术野；切开肠管前要用干纱布保护；切开肠管后及时用吸引器吸净肠内容物；擦拭断端黏膜的棉球不得随意放置，以免污染或遗留在腹腔；肠吻合完毕后，应更换所用的器械和聚维酮碘棉球擦洗手套后再进行其他操作。

7. 端端吻合法缝合亦可采取先缝合后壁再缝合前壁的顺序，第 1 层为后壁浆肌层，第 2 层为后壁全层缝合，后壁缝完后再进行前壁两层吻合，先缝全层，此时可放开肠钳然后行前壁浆肌层缝合。

第八节 狗盲肠（兔蚓突）切除术

【目的和要求】

1. 通过动物盲肠部分切除了解人体阑尾切除术的手术步骤。

2. 强化训练无菌操作技术。

3. 学习开腹和关腹的基本操作。

4. 熟悉切开、止血、结扎技术，并学会荷包缝合。

【器材】

手术刀、手术剪、手术镊、拉钩、直/弯蚊式血管钳、直/弯中号血管钳、持针钳、缝针、丝线、纱布、护皮巾、组织钳、布巾钳、卵圆钳。

【实验步骤】

1. 腹腔麻醉成功后将动物仰卧位固定于手术台上，进行脱毛、消毒并铺无菌巾。

2. 经腹直肌旁或腹直肌切口，切开皮肤及皮下组织，切口长度 8~10cm，脐上和脐下各半。用直血管钳钳夹止血，1 号丝线结扎。将两块护皮巾以丝线或布巾钳固定于切口两侧，助手牵开切口两侧皮肤和皮下组织，显露腹直肌前鞘。用手术刀对腹直肌前鞘切开一纵向小口，用组织剪尖插入孔内，使前鞘和腹直肌分离，剪开前鞘，长度与皮肤切口等长。家兔开腹较为简单，可以用手术刀切开至腹膜层。

3. 用弯血管钳沿肌纤维方向钝性分离，腱划处可横断，4 号丝线结扎，推开腹直肌，暴露腹直肌后鞘和腹膜。

4. 狗的腹膜和腹直肌后鞘比较接近，通常将两者一起切开。用两把血管钳沿横轴对向交替钳夹提起后鞘和腹膜，检查确定没有内脏被钳夹时，用手术刀切开一小口。提起血管钳，用组织剪纵向剪开腹膜。剪开腹膜时，可用长镊子或左手示指和中指插入腹腔，沿切口反向将内脏向深面推挤，以免剪开腹膜时损伤内脏。

5. 护皮   操作者左手托着护皮巾使其边缘靠近对侧边缘，伸入腹腔压下内脏；右手用有齿镊提起腹膜和后鞘。助手左手用有齿镊夹持护皮巾边缘使之靠近腹膜和后鞘，右手用组织钳将护皮巾边缘固定于腹膜和后鞘上。操作者和助手更换相同动作完成另一侧护皮，以免腹腔内液体污染皮下组织导致切口感染。

6. 显露盲肠   开腹后，先将前面的大网膜和小肠推向左侧。在脐部与右侧腹壁之间可以找到回肠、盲肠和结肠形成的分叉肠管。狗的大肠没有结肠带和袋形，较回肠发白、肠壁稍厚，盲肠成为大肠起始的标志。盲肠长 5~10cm，呈弯曲状，肠系膜较短，盲肠基部宽如结肠，逐渐变细至盲端。找到盲肠后用血管钳或阑尾钳或组织钳夹住系膜边缘。

7. 分离盲肠   ①提起盲肠，用纱布遮盖外周肠管；②在系膜的无血管点，用弯蚊式血管钳穿孔，再用两把血管钳平行夹住含血管的系膜，于两钳之间切断，分别用细丝线结扎止血。按系膜血管的具体分布，分次切断结扎，使盲肠基本缺血且可伸直。分离系膜应靠近盲肠，防止损伤回肠和结肠。

8. 切除盲肠   ①在盲肠近根部（约 1cm 处），先用血管钳压榨肠壁，再用 4 号丝线扎紧压榨处肠管，线结处暂用弯蚊式血管钳夹住后，剪去余线；②在肠管结扎处约 0.8cm 处，做一浆肌层的荷包缝合。针距适当，约 5 针，避免影响收紧结扎；③在盲肠结扎处远侧约 0.6cm 处夹两把血管钳，切断盲肠。将切下的盲肠连同刀、钳，一并放入弯盘内，与其他器械分开；④盲肠残端用石炭酸（或碘酊）、乙醇、盐水的棉签消毒。操作者提起荷包缝合线，逐渐收紧；同时，助手用血管钳将残端送入肠腔内，直至荷包缝合完成。残端包埋不满意时，可外加"8"字缝合。

9. 关闭腹腔   ①检查手术野有无出血；②清点纱布和器械；③确认腹内无活动性出血点，整复网膜、肠管等位置；④逐层缝合腹壁切口。

【注意事项】

1. 狗的"阑尾"系膜很短，术中处理"阑尾"系膜应紧靠"阑尾"壁，以防回肠壁撕裂。

2. 荷包缝合的大小以刚好包埋盲肠残端为宜。

3. 用 4 号丝线做荷包缝合，收紧缝合线时两示指要水平用力，以防荷包缝线扯断，包埋时操作者和助手要密切配合，在操作者将盲肠残端塞入内翻的同时，由助手逐渐收紧荷包缝线打结。

4. 寻找"阑尾"困难时，可将动物胃和十二指肠提起，"阑尾"即位于十二指肠环内。

第九节　狗或兔脾切除术

【目的和要求】

1. 强化无菌技术操作训练。

2. 强化手术基本操作训练。

3. 练习开腹和关腹的常规步骤。

4. 练习处理大血管的操作技术。

5. 练习实质性脏器的切除方法。

【器械】

手术刀、手术剪、手术镊、拉钩、弯 / 直血管钳、蚊式血管钳、布巾钳、组织钳、缝针、缝线、纱布、手术巾等。

【实验步骤】

1. 麻醉成功后，将动物仰卧位固定在手术台上，进行脱毛、消毒并铺无菌巾。

2. 取左上腹经腹直肌切口，长 8~10cm。切开皮肤、皮下组织及腹直肌前鞘，分离腹直肌，切开腹直肌后鞘及腹膜，仔细结扎止血。

3. 暴露腹腔后，找到脾脏。脾脏呈暗红色，长而狭窄、形似镰刀状，活动性大。操作者轻柔地将脾脏提出切口外，垫以湿盐水纱布，剪开脾周围无血管的韧带，可见脾蒂很宽，由两层腹膜包绕，近脾门处脾动、静脉分成许多血管进入脾实质。

4. 先分离脾胃韧带，有血管的地方用血管钳钳夹后切断并结扎。先预扎脾动脉，在脾动脉主干部位解剖游离脾动脉约 1cm，用血管钳带 4 号线结扎，暂不切断。脾脏动脉供血阻断，而静脉回流通畅，形成血液"自体回输"，脾脏变小、变软。

5. 用弯血管钳将脾蒂血管（包括动脉、静脉）与周围组织分离约 3cm 长一段，然后在游离段近端夹两把弯血管钳，远端夹一把弯血管钳。在远端弯血管钳的近端剪断血管，近侧断端先用 4 号线三叠结结扎一道，结扎时放开最近端的一把弯钳，在剩下的另一把弯钳近端与结扎线之间用 4 号线贯穿缝合结扎；远侧端则结扎一道即可。

6. 检查脾蒂部无活动性出血，清点纱布、器械无误，常规逐层关腹。

【注意事项】

1. 狗脾脏位于左肋部而非左膈下，其背端位于第 1 根肋骨和第 1 腰椎横突的腹面。切勿把肝脏的左外侧叶当作脾脏切除。

2. 狗脾脏活动性好，一般容易提到切口外，提脾时手法要轻柔，以免撕破脾脏及脾蒂。

3. 游离脾蒂时，注意不要损伤胰腺。

4. 结扎血管时，结扎线要拉多次才能真正拉紧。

第六章
临床常见技能操作

第一节　穿脱隔离衣

一、目的

1. 保护医务人员避免受到血液、体液、分泌物、排泄物等感染性物质的污染。
2. 保护患者避免感染。

二、适应证

1. 接触经接触传播的感染性疾病患者（如传染病、多重耐药菌感染等患者）时。
2. 对患者实行保护性隔离时，如骨髓移植、大面积烧伤、早产儿等患者的诊疗、护理时。
3. 可能受到患者血液、体液、分泌物、排泄物喷溅时。
4. 进入重症监护病房（ICU）、新生儿重症监护病房（NICU）、保护性隔离病房等重点部门，应根据人员进入的目的以及与患者接触状况决定是否需要穿隔离衣，或根据医疗机构内部的有关规定。

三、操作过程

1. 操作前准备
（1）材料准备：①隔离衣；②挂衣架；③衣夹；④圆帽；⑤口罩。
（2）操作者准备
1）取下手表，取出听诊器，卷袖过肘，洗手。
2）穿隔离衣前戴好帽子、口罩。
（3）洗手设施准备：①洗手池；②洗手液；③消毒液；④擦手纸巾；⑤刷子。
2. 操作步骤
（1）取隔离衣：手持衣领从衣夹上取下隔离衣，两手将衣领的两端向外折，使内面向着操作者，并露出肩袖内口。
（2）穿隔离衣
1）一手持衣领，另一手伸入袖内，举起手臂，使衣袖上抖；一手将衣领向上拉，使另一手露出。依次穿好另一袖，在穿衣过程中隔离衣勿触及面部。

2）两手持衣领，由领子中央顺边缘向后整理并系好颈带。

3）扣好袖口或系上袖带。

4）将隔离衣一边（腰下约 5cm）渐向前拉，见到衣边捏住，按照此方法将另一边捏住，两手在背后将衣边对齐，向一侧按压折叠。一手按住折叠处，另一手将腰带拉至背后压住折叠处。

5）腰带在背后交叉，回到前面打一活结，系好腰带。

（3）脱隔离衣

1）解开腰带，在前面打一活结。

2）解开袖口，在肘部将部分袖子塞入工作服内，暴露前臂。

3）消毒双手，按前臂至指尖顺序刷洗 2min，清水冲洗，擦干。

4）解开衣领。

5）一手伸入另一手袖口内，拉下衣袖过手，用遮盖着的手在外面拉下另一衣袖，注意手勿触及隔离衣外面。

6）两手在袖内使袖子对齐，双臂逐渐退出。

7）一手持领，另一手将隔离衣两边对齐，污染面向外悬挂污染区；如悬挂清洁区，则污染面向里。用衣夹夹衣领挂好。

8）不再使用时，将脱下的隔离衣，污染面向内，卷成包裹状丢至医疗废物容器内或放到指定回收容器中。

四、相关知识及注意事项

1. 隔离衣只限在规定区域内穿脱，应放置于隔离病房的出、入口或病床旁，不能悬挂在更衣室。如挂在半污染区的隔离衣，清洁面向外；挂在污染区的隔离衣，清洁面向内。

2. 穿隔离衣时，勿使衣袖触及面部及衣领；脱隔离衣时应注意避免污染。直接接触患者的血液、体液、黏膜或不完整皮肤时，需戴手套；为艾滋病患者进行操作时，需戴双层手套。

3. 用于保护医务人员避免接触感染性因子的屏障用品包括口罩、手套、护目镜、防护面罩、防水围裙、隔离衣、防护服、鞋套等。防护服是临床医务人员在接触甲类或按甲类传染病管理的传染病患者时所穿的防护用品。

4. 医务人员接触多位同种病原体感染患者时，隔离衣若无明显污染可连续使用；接触疑似感染性疾病患者时，应在每位患者之间换隔离衣。

5. 当可能发生血液、体液、分泌物、排泄物等喷溅时，特别是进行气管插管、内镜等操作时，需戴防渗透性能的口罩和护目镜。

穿脱隔离衣评分标准

项目	内容	分值	得分
操作前准备	工作衣穿戴整齐，准备物品，评估环境	3	
	戴好帽子及口罩，取下手表，卷袖过肘	3	
	洗手（必要时修剪指甲）（可口述）	3	
	评估隔离衣是否符合要求	1	

续表

项目	内容	分值	得分
穿隔离衣	选择大小合适的隔离衣，能遮住工作服	2	
	手持衣领取下隔离衣	2	
	检查隔离衣有无破损、潮湿及污染	2	
	两手将衣领两端向外折，使内面向着操作者并露出袖子内口	3	
	将左臂入袖，举起手臂，使衣袖上抖	5	
	用左手持衣领，同法穿右臂衣袖	5	
	两手持衣领，由领子中央顺边缘向后整理并系好颈带	3	
	扣好袖扣（必要时系上肩扣）	2	
	将隔离衣的一边（约在腰下 5cm）渐向前拉，直至距边缘约 1cm 处后用手捏住，不能触及边缘内面	3	
	同法捏住另一边	3	
	两手在背后将两侧边缘对齐，向一侧折叠，以一手按住	2	
	另一手将腰带拉至背后压住折叠处	2	
	将腰带在背后交叉，再回前方打一活结，系好腰带	1	
	熟练程度及美观	5	
脱隔离衣	双手置于胸前解开腰带，打一活结	1	
	解开袖扣	1	
	在肘部将部分袖子塞入工作服袖下，暴露前臂	4	
	消毒液搓洗双手 2min	2	
	肥皂水、流水洗 2 遍，擦干	3	
	解开衣领	3	
	一手伸入另一袖扣内，拉下衣袖过手	2	
	用遮盖着的手在外面拉下衣袖	2	
	两手在袖内（必要时解肩扣）时袖子对齐，双臂退出	1	
	双手持领，将隔离衣两边对齐，挂在衣架上	1	
无菌观念	如隔离衣潮湿、破损或已经污染，需要及时更换隔离衣	5	
	穿袖及扣衣领时，面部不能触及隔离衣的外面	5	
	腰带不能触及地面	5	
	清洁的手能触碰隔离衣的衣领及内面，污染的手只能触及隔离衣的外面	5	
人文关怀	进入隔离病区时应做到三轻，即脚步轻、关门轻、说话轻	5	
	整理好脱下的隔离衣，如隔离衣破损、污染、潮湿要及时更换，为他人备好隔离衣	5	
总分		100	

练 习 题

1. 穿隔离衣的正确顺序为（   ）

A. 扣领扣—穿袖子—系袖带—系腰带

B. 穿袖子—扣领扣—系袖带—系腰带

C. 穿袖子—扣领扣—系腰带—系袖带

D. 穿袖子—系袖带—系腰带—扣领扣

2. 脱隔离衣的正确顺序为（   ）

A. 解开腰带—消毒双手—解开袖口—解开衣领

B. 消毒双手—解开腰带—解开袖口—解开衣领

C. 解开衣领—解开袖口—解开腰带—消毒双手

D. 解开腰带—解开袖口—消毒双手—解开衣领

3. 准备穿隔离衣，取衣时应（   ）

A. 手持衣袖从衣夹上取下隔离衣　　　　B. 手持袖口从衣夹上取下隔离衣

C. 手持衣襟从衣夹上取下隔离衣　　　　D. 手持衣领从衣夹上取下隔离衣

4. 穿脱隔离衣前的操作者准备不包括（   ）

A. 戴帽子　　　　B. 戴口罩　　　　C. 套鞋套　　　　D. 洗手

5. 在脱隔离衣过程中，消毒双手，按前臂至指尖刷洗的时间是（   ）

A. 1min　　　　B. 3min　　　　C. 2min　　　　D. 4min

参考答案

1. B 2. D 3. D 4. C 5. C

第二节 吸 痰 术

一、目的

通过吸引器的负压作用清除气道内的异物或分泌物，改善呼吸道通气状态，预防吸入性肺炎、肺不张、窒息等并发症的发生。

二、适应证

1. 患者年老体弱无力咳嗽咳痰，或不能充分排痰者。

2. 各种原因导致咳嗽反应迟钝或会厌功能不全，不能自行清除呼吸道分泌物或误吸呕吐物者。

3. 危重、昏迷、全身麻醉未醒者。

4. 各种原因导致的窒息患者（如溺水、大量咯血者）。

5. 机械通气患者如出现以下情况需要吸痰。

（1）出现明显的痰鸣音或从人工气道观察到有痰液冒出。

（2）血氧饱和度或动脉血氧分压明显下降。

（3）在使用容量控制模式的情况下，呼吸机显示气道峰压明显增加；在使用压力控制模式时，呼吸机显示潮气量明显下降。

（4）呼吸机波形图上显示：压力 - 时间或流速 - 时间曲线中，吸气相和呼气相同时出现锯齿状图形。

三、禁忌证

1. 绝对禁忌证　颅底骨折患者严禁鼻腔吸痰。

2. 相对禁忌证　严重缺氧或心律失常患者（在给有相对禁忌证的患者吸痰时应同时给予氧气吸入）。

四、操作过程

1. 操作前准备

（1）患者准备

1）了解患者病情，进行身体健康评估（肺部听诊，观察呼吸机参数变化等），测量生命体征（心率、血压、呼吸），血氧饱和度，合作程度评估。

2）向清醒患者讲解吸痰的目的，嘱其尽力配合医护人员操作。

（2）材料及器械准备

1）中心吸引装置或电动吸引器、连接吸引器上的玻璃接管、插线板。

2）治疗盘、治疗碗 2 个（碗内盛无菌生理盐水，分别用于吸痰前预吸及吸痰后冲洗导管），一次性吸痰管数根、一次性使用吸引管、一次性治疗巾、一次性无菌手套、手电筒、弯盘、棉签、纱布。

3）必要时备开口器、舌钳、压舌板、口咽通气道。

（3）操作者准备

1）洗手、戴口罩。

2）了解患者病情，进行身体健康及合作程度评估。

3）检查患者意识状态及口腔、鼻腔，取出活动义齿。

4）评估气道分泌物的量、黏稠程度、部位。

2. 操作步骤

（1）操作者洗手，戴口罩、帽子。

（2）将所用物品携至床旁，核对患者并向患者解释操作目的，获取患者同意，以配合操作。

（3）为吸氧患者调至高流量吸氧，机械通气患者调成纯氧，时间为 1~2min。

（4）连接吸引器，检查吸引器装置，调节合适负压（成人经口鼻腔推荐300~400mmHg，经气管插管或气管切开患者80~150mmHg，婴幼儿80~100mmHg）。

（5）用手电筒检查患者口腔、鼻腔情况。听诊肺部情况，必要时给患者翻身、拍背。

（6）协助患者将头偏向一侧，面向操作者，头略向后仰，铺治疗巾于颌下。

（7）将生理盐水倒入碗内。

（8）打开吸痰管包装，一手戴无菌手套，用戴无菌手套的手将吸痰管抽出并缠绕在手中，连接吸痰管和吸引管，试吸少量生理盐水，检查吸引器是否通畅，润滑导管前端。

（9）根据吸痰采用的不同入口进行下列操作。

1）经口或鼻腔吸痰：①嘱患者张口，昏迷者用压舌板或口咽通气道协助张口；②将吸痰管轻柔地经口或鼻插入咽喉部，先吸口咽部分泌物，再吸气道内分泌物，待患者吸气时将吸痰管插入气道约15cm或患者出现剧烈咳嗽时不再插入；③做间歇性吸引，将吸痰管左右旋转，缓慢地由深部向上提拉，在痰多处停留以吸尽痰液，每次吸痰时间不超15s；④吸痰管取出后，吸生理盐水冲净痰液，以免堵塞；⑤分离吸痰管和吸引管，将手套翻转脱去，包住吸痰管，并弃于黄色垃圾桶内。

2）经气管插管或气管切开吸痰：①用未戴无菌手套的手断开呼吸机与气管导管接口，将呼吸机接口放于无菌治疗巾上；②用戴无菌手套的手迅速并轻轻地沿气管导管送入吸痰管，感觉有阻力后开负压，缓慢旋转向上提并吸引，每次吸痰时间不超过15s，间断吸取生理盐水冲洗，以免痰液堵塞；③吸痰管取出后立即接呼吸机通气，予以纯氧吸入2min，待血氧饱和度升至正常水平后将氧浓度调至正常水平；④吸痰管取出后，吸生理盐水冲净痰液，以免堵塞；⑤分离吸痰管和吸引管，将手套翻转脱去，包住吸痰管，并弃于黄色垃圾桶内。

（10）吸痰过程中，要注意观察患者的反应如面色、呼吸频率、心率及血氧饱和度的改变，同时注意吸出物的性质、量及颜色等。

（11）更换吸痰管，吸出口腔和鼻腔内的分泌物，口鼻腔用不同吸痰管。

（12）听诊呼吸音，观察患者生命体征、血氧饱和度，评估吸痰效果。

（13）如需重复吸痰，更换吸痰管后重复步骤（10）。

（14）吸痰完毕，关闭吸引器，擦净患者面部分泌物，脱手套。

（15）协助患者取安全、舒适体位，安置好患者后处理用物。

（16）洗手、脱口罩，做好记录。

3. 并发症及处理

（1）低氧血症：吸痰时因供氧中断、负压抽吸和呼吸道刺激等原因常引发低氧血症，对于原有缺氧性疾病的患者更易发生。因此在吸痰前应先给予高流量氧气或纯氧吸入，提高患者的氧分压。另外吸痰时间不宜过长，每次吸痰时间不超过15s，需再次吸痰应间隔3~5min。

（2）气管组织或支气管黏膜损伤：吸痰时动作粗暴，吸痰时间过长、负压过大均可导致黏膜损伤。因此操作者需严格遵守操作规程或采取浅吸痰的方式（以人工气道长度加上连接管长度为插入深度），以减少该并发症发生。

（3）呼吸道感染：操作者没有严格执行无菌操作，患者呼吸道黏膜损伤、痰液黏稠不易咳出、抵抗力低等均可引起呼吸道感染。临床表现为高热、寒战、痰多、黏液痰或脓痰，听诊肺部有湿啰音，X 线片检查可发现肺部阴影。为避免感染的发生，操作者应严格遵守操作规程，坚持无菌操作原则，吸气道和口鼻的吸痰管不可混用，吸痰时戴无菌手套，用无菌溶液冲洗吸痰管。采用封闭式吸痰法也有利于防止呼吸道感染。

（4）心律失常：吸痰过程中所导致的缺氧、呼吸道刺激均可引起心律失常。发生心律失常应立即停止吸引，退出吸痰管，并给予吸氧或加大吸氧浓度。一旦发生心搏骤停应立即实施胸外按压，准备除颤仪除颤，及时对症处理。

（5）颅内压增高：与脑血流量变化有关。可出现呕吐、意识障碍等，应立即停止吸痰，给予对症处理。此外，血压骤升或骤降也应立即停止吸痰，给予对症处理。

五、相关知识及注意事项

1. 气管内吸痰仅仅是在患者有痰的时候，而不是常规性的，也就是说患者有需要吸痰的指征时才吸痰。

2. 如果患者在吸痰时，临床上有明显的血氧饱和度下降的问题，建议吸痰前提高氧浓度：通常在吸痰前的 30~60s，向儿童和成人提供 100% 的氧；向婴儿提供基础氧浓度的 10%。

3. 建议在给使用呼吸机的患者吸痰时不要让患者与呼吸机分离。

4. 基于对婴儿和儿童所做的研究证据，建议对婴儿和儿童使用浅吸痰而不是深吸痰。主要是避免深吸痰有可能会造成气道黏膜的损伤。

5. 不建议在气道内吸痰前常规使用生理盐水滴注。

6. 建议对使用高浓度的氧或呼气末正压通气（PEEP）的患者采用封闭式吸痰。

7. 建议对婴儿采取封闭式的气道内吸痰。

8. 如果有急性肺损伤的患者发生由于吸痰导致的肺（泡）重新塌陷，建议避免将患者与呼吸机断开或采用（吸痰后的）肺复张操作。

9. 建议成人和儿童使用的吸痰管（直径）要小于他们使用的气管插管直径的 50%，婴儿则要小于 70%。

10. 建议每次吸痰不要超过 15s。

经鼻或口腔吸痰法评分标准

项目	内容	分值	得分
操作前准备	物品准备： （1）中心或电动吸痰装置 （2）评估盘：听诊器、手电筒 （3）治疗盘：治疗碗 2 个（内盛无菌生理盐水，分别用于吸痰前预吸以及吸痰后冲洗导管），无菌持物钳放于无菌缸中，一次性吸痰管 2 根，一次性包装的无菌纱布块，一次性治疗巾，手电筒，弯盘，手套、听诊器 （4）必要时备压舌板，口咽气道，插电板	5	
	评估内容：了解患者的意识状态、生命体征、吸氧流量，听诊呼吸道分泌物量、部位。患者呼吸道分泌物的量、黏稠度、部位及口鼻腔黏膜是否完整。对清醒患者应当进行解释，取得患者配合操作前洗手，着装：穿戴工作服、戴口罩、戴帽子	5	

项目	内容	分值	得分
操作过程	核对医嘱，准备用物	2	
	核对床号、姓名，评估患者，给予高流量吸氧	3	
	如为电动吸引器，则检查吸引器储液瓶内消毒液（200mL），拧紧瓶塞（如为中心负压吸引器无储液瓶则不用，须检查痰液收集袋更换日期及内装痰液量，必要时更换）。连接导管，接通电源（电动），打开开关，调节好合适的负压后，关上开关，将吸引器放于床边适当处	5	
	洗手，戴口罩	2	
	备齐用物携至患者床旁，再次核对、解释，以取得合作	3	
	检查患者口、鼻腔，取下活动义齿	3	
	协助患者头偏向一侧，略向后仰，铺治疗巾于颌下	4	
	检查一次性吸痰管，戴手套，连接吸痰管，打开吸引器开关，试吸少量生理盐水，检查吸引器是否通畅，润滑导管前端	8	
	如果经口腔吸痰，告诉患者张口。对昏迷患者用压舌板或口咽气道帮助张口，吸痰完毕取出压舌板或口咽气道	6	
	一手反折吸痰管末端，另一手用无菌持物钳（如戴无菌手套，则可直接用手）持吸痰管前端，插入口咽部，然后放松导管末端	6	
	先吸口咽部分泌物，不要全部取出吸痰管，再吸气管内分泌物，将吸痰管左右旋转缓缓上提，吸净痰液	6	
	吸痰管取出后，吸生理盐水冲净痰液，以免堵塞	5	
	必要时更换无菌镊及吸痰管经鼻腔吸引。吸痰完毕，关上吸引器开关，擦净患者面部分泌物，脱手套	6	
	听诊呼吸道分泌物是否抽吸干净，整理床单位，协助患者取舒适卧位。询问患者需要，如果患者无缺氧症状，可将高流量氧气调回原吸氧流量	6	
	处理用物	2	
	洗手，摘口罩，记录	3	
职业素养总体评价	整个穿刺过程手法熟练，动作流畅，操作速度完成时间限 7min 以内	5	
	着装整洁，仪表端庄，举止大方	5	
	如果患者清醒，安抚患者不要紧张，指导其自主有效咳嗽。告知患者适当饮水，以利痰液排出	3	
	按照无菌操作原则，插管动作轻柔，敏捷 吸痰前后应当给予高流量吸氧，每次吸痰时间不超过15s；如痰液较多需要再次吸引，应间隔3~5min，患者耐受后再进行。一根吸痰管只能使用一次 痰液黏稠，可以配合翻身叩背、蒸汽吸入或雾化吸入，出现缺氧症状如发绀、心率下降等应立即停止吸痰，做相应处理，休息后再吸 观察患者痰液的性状、颜色、量	7	
总分		100	

练 习 题

1. 吸痰前无须评估观察的内容是（　　　）
A. 患者的痰量、黏稠度
B. 给氧方式及氧流量
C. 患者呼吸道分泌物排出能力、合作能力
D. 环境安静、光线适宜
2. 每次吸痰的时间不应超过（　　　）
A. 10s　　　　　　B. 15s　　　　　　C. 20s　　　　　　D. 30s
3. 成人吸痰管选择的型号是（　　　）
A. 6~8 号　　　　B. 10~12 号　　　C. 12~14 号　　　D. 14~16 号
4. 为气管插管患者吸痰时，可选择（　　　）
A. 外径小于 1/2 气管插管内径的吸痰管
B. 外径小于 2/3 气管插管内径的吸痰管
C. 外径大于 1/2 气管插管内径的吸痰管
D. 外径大于 2/3 气管插管内径的吸痰管
5. 为气管插管者吸痰，吸痰管插入长度应超过气管插管（　　　）
A. 1~3cm　　　　B. 1~2cm　　　　C. 2~3cm　　　　D. 2~4cm

参考答案
1. D　2. B　3. B　4. A　5. B

第三节　吸　氧　术

一、目的

1. 纠正各种原因造成的缺氧状态，提高动脉血氧分压（PaO_2）和动脉血氧饱和度（SaO_2），增加动脉血氧含量（CaO_2）。
2. 促进组织新陈代谢，维持机体生命活动。

二、适应证

血气分析检查是监测用氧效果的客观指标，当患者 PaO_2 低于 50mmHg 时，应及时给

予吸氧。

1. 肺活量减少 因呼吸系统疾病而影响肺活量者，如哮喘、支气管肺炎或气胸等。

2. 心功能不全使肺部充血导致呼吸困难者，如心力衰竭时出现的呼吸困难等。

3. 各种中毒引起的呼吸困难，氧不能由毛细血管渗入组织而产生缺氧，如巴比妥类药物中毒或一氧化碳中毒等。

4. 昏迷患者 如脑血管意外或颅脑损伤患者。

5. 其他某些外科手术前后的患者，大出血休克患者，分娩时产程过长或胎儿心音不良等。

三、禁忌证

吸氧虽能避免缺氧，但下列情况应暂停吸氧。

1. 通过吸氧导致吸入氧浓度过高，造成氧中毒。

2. 肺泡增大患者。

3. 面部充血患者。

4. 刚剧烈运动后。

四、操作过程

1. 评估患者并解释

（1）评估：患者的年龄、病情、意识、治疗情况，心理状态及配合程度。

（2）解释：向患者及家属解释吸氧法的目的、方法、注意事项及配合要点。

2. 患者准备

（1）了解吸氧法的目的、方法、注意事项及配合要点。

（2）体位舒适，情绪稳定，愿意配合。

（3）环境准备病室温度适宜、光线充足、环境安静、远离火源。

（4）护士准备衣帽整洁，修剪指甲，洗手，戴口罩。

3. 用物准备

（1）氧气吸入技术（氧气筒鼻导管给氧法）

1）评估盘：患者信息卡、医嘱单、手电筒。

2）氧气筒及氧气架。

3）氧气表安装盘：氧气压力表装置一套，湿化瓶内盛 1/3~1/2 冷开水或蒸馏水，扳手、弯盘、"四防"卡（四防，即防震、防火、防热、防油）。

4）输氧盘：一次性鼻氧管 2 根、无菌棉签、剪刀、小水杯（内盛冷开水）、笔、用氧记录单、弯盘。

（2）氧气吸入技术（中心供气法）

1）评估盘：患者信息卡、医嘱单、手电筒。

2）输氧盘：一次性鼻氧管 2 根、无菌棉签、剪刀、小水杯（内盛冷开水）、笔、用氧记录单、弯盘、氧流量表、湿化瓶内盛 1/3~1/2 冷开水或蒸馏水。

4. 操作步骤

（1）氧气吸入技术（氧气筒鼻导管给氧法）操作步骤如下。

1）携用物至患者床旁，核对患者床号、姓名、腕带。

2）检查鼻腔情况。

3）核对氧气筒是否处于备用状态（有"四防"及"满"的标记），氧气架是否牢固，系好安全带。

4）打开总开关，使小量气体从气门流出，随即迅速关上。安装氧气表，安装湿化瓶。

5）打开总开关及流量开关，检查氧气装置密闭性。关流量表开关。

6）推氧气筒于患者床旁。

7）携用物至患者床旁，再次核对患者床号、姓名。

8）备胶布，协助患者取舒适体位。

9）用湿棉签清洁患者鼻腔。

10）测量鼻导管插入长度，即鼻尖至耳垂 2/3 长度。

11）将鼻导管前端蘸冷开水湿润，自鼻孔轻轻插入鼻腔，观察患者有无呛咳。用胶布固定于鼻翼及脸颊部。

12）根据医嘱调节氧流量。

13）将鼻导管与输氧导管连接，妥善固定输氧管。

14）记录用氧时间、流量，并签名。

15）整理床单，询问患者需求。

16）处理用物。

17）洗手，取口罩。

18）记录护理单。

（2）氧气吸入技术（中心供气法）操作步骤如下。

1）核对医嘱，准备用物。

2）核对患者床号、姓名，评估患者。

3）洗手，戴口罩。

4）携用物至患者床旁，再次核对患者床号、姓名。

5）备胶布，协助患者取适当体位。

6）用棉签清洗患者鼻腔。

7）连接氧气管道装置、通气导管、湿化瓶，检查氧气装置有无漏气。连接一次性氧气鼻塞或者鼻导管。

8）根据医嘱调节氧流量。

9）检查氧气管是否通畅，将一次性氧气鼻塞或鼻导管前端放于小水杯冷开水中湿润。

10）将一次性氧气鼻塞或鼻导管轻轻插入患者鼻孔，并进行固定。

11）记录用氧时间、氧流量并签名。

12）整理床单，询问患者需求。

13）清理用物。

14）洗手，取口罩，记录。

5. 并发症及预防措施 吸氧浓度超过 60%，持续时间超过 24h，可能出现氧疗副作用。

（1）呼吸道分泌物干燥：氧气为干燥气体，如持续吸入未经湿化且浓度较高的氧气，可导致呼吸道干燥，使分泌物黏稠且不易咳出。预防措施为加强吸入氧气的湿化，定期雾化吸入，避免呼吸道痰液黏稠。

（2）晶状体后纤维组织增生：仅见于新生儿，多见于早产儿。由于视网膜血管收缩、视网膜纤维化，最后出现不可逆转的失明，因此新生儿应控制吸氧浓度和吸氧时间。

（3）呼吸抑制：见于Ⅱ型呼吸衰竭患者（PaO_2 降低、$PaCO_2$ 增高），由于 $PaCO_2$ 长期处于高水平，呼吸中枢失去了对二氧化碳的敏感性，呼吸的调节主要依靠缺氧对外周化学感受器的刺激来维持，吸入高浓度的氧气，解除了缺氧对呼吸的刺激作用，使呼吸中枢抑制加重，甚至呼吸停止。在预防措施中，对Ⅱ型呼吸衰竭患者应给予低浓度、低流量（1~2L/min）持续吸氧，维持 PaO_2 在 8kPa（60mmHg）即可。

五、相关知识及注意事项

1. 用氧前，检查氧气装置有无漏气，是否通畅。

2. 严格遵守操作规程，注意用氧安全，切实做好"四防"。氧气筒搬运时要避免倾倒撞击。氧气筒应放在阴凉处，周围严禁烟火及易燃品，距明火至少 5m，距暖气至少 1m，以防引起燃烧。氧气表及螺旋口勿上油，也不用带油的手装卸。

3. 使用氧气时，应先调节流量后应用。停用氧气时，应先拔出导管，再关闭氧气开关。中途改变流量，先分离鼻氧管与湿化瓶连接处，调节好流量再连接，以免一旦开关出错，大量氧气进入呼吸道而损伤肺部组织。

4. 常用湿化液灭菌蒸馏水。急性肺水肿用 20%~30% 乙醇，其具有降低肺泡内泡沫的表面张力，使肺泡泡沫破裂、消散，改善肺部气体交换，减轻缺氧症状的作用。

5. 氧气筒内氧勿用尽，压力表至少要保留 0.5MPa（5kg/cm²），以免灰尘进入筒内，再充气时引起爆炸。

6. 对未用完或已用尽的氧气筒，应分别悬挂"满"或"空"的标志，既便于及时调换，也便于急用时搬运，提高抢救速度。

7. 用氧过程中应加强监测。

氧气吸入技术（氧气筒鼻导管给氧法）评分标准

项目	内容	分值	得分
操作前准备	物品准备： （1）氧气筒及氧气架 （2）氧气表安装盘：氧气压力表装置一套，湿化瓶内盛 1/3~1/2 冷开水或蒸馏水，扳手、弯盘、"四防"卡、玻璃接管及保护套 （3）输氧盘：治疗碗（内盛无菌镊、纱布、鼻导管 2 根）、小水杯（内盛冷开水）、无菌棉签、别针、剪刀、胶布、手电筒、笔、输氧单、弯盘	5	
	评估内容： 1. 询问患者身体情况 （1）病情和缺氧情况 （2）意识状态及合作程度 （3）患者鼻腔有无鼻痂，鼻中隔偏曲、损伤和出血 2. 向患者解释吸氧的目的，取得患者的配合	5	

续表

项目	内容	分值	得分
操作过程	核对医嘱，准备用物	2	
	核对床号、姓名，评估患者	3	
	洗手，戴口罩	2	
	检查氧气筒是否处于备用状态（有"四防"及"满"的标记），氧气架是否牢固，系好安全带	5	
	打开总开关，使小量气体从气门流出，随即迅速关上。安装氧气表、连接通气导管，安装湿化瓶、输氧导管，并连接于流量表上	5	
	关流量表开关，开总开关，再开流量表开关，检查氧气是否通畅。将鼻导管连接输氧导管，检查全套装置是否完好，有无漏气	5	
	分离鼻导管，关流量表开关	3	
	推氧气筒于患者床旁	3	
	携用物至患者床旁，再次核对患者床号、姓名	3	
	备胶布，协助患者取舒适体位	3	
	用湿棉签清洁患者鼻腔	3	
	测量鼻导管插入长度：鼻尖至耳垂 2/3 长度	3	
	将鼻导管前端蘸冷开水湿润，自鼻孔轻轻插入鼻腔，观察有无呛咳。用胶布固定于鼻翼及脸颊部	4	
	根据医嘱调节氧流量	3	
	将鼻导管与输氧导管连接，用别针固定输氧管于适当处	3	
	记录用氧时间、流量，并签名	3	
	整理床单，询问患者需求	3	
	处理用物	3	
	洗手，取口罩	3	
	记录	3	
职业素养总体评价	整个穿刺过程手法熟练，动作流畅，操作完成时间限制在 12min 以内	3	
	着装整洁，仪表端庄，举止大方	2	
	1. 用氧前，检查氧气装置有无漏气，是否通畅 2. 注意用氧安全，切实做好"四防" 3. 使用氧气时，应先调节流量后应用，以免一旦开关出错，大量氧气进入呼吸道而损伤肺部组织。停用氧气时，应先拔出导管，再关闭氧气开关。中途改变流量，先分离鼻导管与湿化瓶连接处，调节好流量再连接 4. 急性肺水肿患者湿化瓶内加 20%~30% 乙醇，以改善肺部气体交换，减轻缺氧症状 5. 持续吸氧的患者应当保持管道通畅，必要时进行更换 6. 观察、评估患者吸氧效果 7. 氧气筒内氧勿用尽，压力表至少要保留 0.5MPa，以免灰尘进入筒内，再充气时引起爆炸 8. 对未用完或已用尽的氧气筒，应分别悬挂"满"或"空"的标志	10	

续表

项目	内容	分值	得分
职业素养 总体评价	9. 根据患者病情指导有效呼吸 10. 告知患者请勿自行摘除鼻导管或者调节氧流量 11. 告知患者若感到鼻咽部干燥不适或者胸闷憋气时，应及时通知医护人员 12. 告知患者有关用氧安全的知识	10	
	总分	100	

练 习 题

1. 停用氧气的正确方法是（　　）

A. 关紧总开关→关好流量表→取下鼻导管→重开流量表放余氧

B. 取下鼻导管→关紧流量表→再关总开关→重开流量表放余氧

C. 取下鼻导管→关紧总开关→再关流量表

D. 关紧流量表→再关总开关→取下鼻导管→重开流量表放余氧

2. 要求吸氧浓度达到 45%，其流量是（　　）

A. 3L/min　　　　　　　　　　B. 4L/min

C. 5L/min　　　　　　　　　　D. 6L/min

3. 在用氧过程中要调节氧流量，应采取的方法是（　　）

A. 拔出导管调节氧流量　　　　B. 直接调节氧流量

C. 分离导管调节氧流量　　　　D. 更换粗导管并加大氧流量

4. 鼻导管给氧，导管插入长度为（　　）

A. 鼻尖至耳垂的长度　　　　　B. 鼻尖至耳垂的 1/2 长度

C. 鼻尖至耳垂的 1/3 长度　　　D. 鼻尖至耳垂的 2/3 长度

5. 下列情况不是缺氧的主要临床表现的是（　　）

A. 烦躁不安，脉搏增快　　　　B. 喘息、鼻翼扇动

C. 四肢末梢发绀　　　　　　　D. 血压下降

参考答案

1. B　2. D　3. C　4. D　5. D

<h1 style="text-align:center">第四节　胃管置入术</h1>

一、目的

1. 通过胃管提供营养物质、水及药物，以满足患者对营养和治疗的需要。
2. 抽吸出胃肠内气体和胃内容物，以减轻患者腹痛、腹胀症状或清除胃内毒物。

二、适应证

1. 昏迷或不能经口进食的患者。
2. 洗胃（服毒自杀或误食中毒患者）。
3. 肠梗阻患者胃肠减压。
4. 上消化道出血患者辅助诊断。
5. 胃肠手术前准备。

三、禁忌证

1. 严重颌面部损伤和颅底骨折。
2. 食管和胃有腐蚀性损伤。
3. 食管梗阻及憩室。
4. 鼻道阻塞或新近鼻腔手术史。
5. 严重食管胃底静脉曲张。
6. 精神异常或极度不配合的患者。

四、操作过程

1. 患者准备
（1）核对患者信息：核对患者腕带、床头卡。
（2）评估患者意识状态、理解配合程度。询问病史，查看有无操作禁忌证。评估患者鼻腔是否通畅，有无炎症及鼻中隔偏曲、息肉等。
（3）向患者及家属解释置入胃管的目的、方法、注意事项及配合要点。
（4）取得患者以及家属的同意。
2. 用物准备（一次性用物均准备 2 套，以备操作中污染更换）
（1）治疗车：车上载有以下物品，治疗盘、治疗碗（内盛清水）、治疗碗（内盛液体石蜡纱布 1 块）、镊子、一次性鼻胃管、一次性无菌手套、棉签、弯盘、胶布、听诊器、20mL 或 50mL 注射器、一次性治疗巾、无菌纱布、手电筒、胃管标识，必要时备压舌板。
（2）洗胃时准备洗胃管、水桶 2 个、洗胃机，胃肠减压及消化道出血准备一次性负压引流壶（或者胃肠减压器）。

（3）鼻胃管的选择：一般胃肠道手术需置管时间短者，可选用橡胶胃管；患者昏迷、病情危重需长期置管患者，可选用硅胶胃管。

3. 操作者准备

（1）洗手，戴帽子、口罩。

（2）了解患者病情、置管目的，观察鼻腔通气是否顺畅。

（3）掌握胃管置入操作相关知识、并发症的诊断与处理。

4. 操作步骤

（1）摆体位：可以配合者取坐位或半坐位；无法坐起者取右侧卧位；昏迷患者取去枕平卧位，头向后仰；中毒患者可取左侧卧位或仰卧位，预防误吸。

（2）选择置管部位

1）检查双侧鼻腔通畅状况，如存在鼻部疾病，应选择健侧鼻孔插管。

2）需经口置管洗胃时，有义齿者应取下义齿。

（3）测量胃管置入长度方法一般为前额发际到胸骨剑突的距离，或从鼻尖经耳垂再到胸骨剑突的距离，成人为 55~60cm，测量后标记胃管预置入长度。

（4）插管

1）将治疗巾置于患者下颌，弯盘放于患者的口角处，洗胃时将盛水桶放于患者头部床下。用棉签清洁鼻腔，戴手套，测量胃管，封闭胃管远端，用液体石蜡纱布润滑胃管前端，左手持纱布托住胃管，右手持镊子夹持胃管前端，沿选好的一侧鼻孔缓缓插入。当胃管插入咽喉部（14~16cm），嘱患者做吞咽动作，随患者吞咽活动顺势送入胃管。

2）经口胃管插入法与经鼻插入法类似，自患者口腔缓缓插入。

3）对于昏迷患者，应先将患者头稍向后仰，当胃管插入达咽喉部时（14~16cm），左手托起患者头部，使其下颌靠近胸骨柄，以增大咽喉部通道的弧度，使胃管沿后壁缓缓插入食管。

4）继续插入胃管，直至到达预定的长度。

5）注意观察患者反应，如患者出现呛咳、呼吸困难、发绀等误入气管征象，应立即拔出胃管，休息片刻后再行插入。

（5）确定胃管在胃内的方法

1）在胃管末端连接注射器抽吸，能抽出胃液。

2）置听诊器于患者胃部，快速经胃管向胃内注入 10~20mL 空气，听到气过水声。

3）将胃管末端置于盛水的治疗碗中，观察无气泡逸出。

（6）固定置管完毕后，用胶布固定于鼻翼两侧及颊部。需长期鼻饲时，可将胃管末端反折，用纱布包好夹紧，固定于患者枕旁。

（7）置管后

1）长期鼻饲者，应每日进行口腔护理，定期更换胃管。

2）用于鼻饲营养时，每次鼻饲前均需验证胃管位置正确。可用 50mL 注射器连接胃管，先抽吸见有胃液抽出，注入少量温开水，再缓慢注入营养液或药物，鼻饲后用温开水冲洗胃管。鼻饲后 30min 内不能翻身。

3）用于胃肠减压时，将胃管远端接负压吸引装置。严密观察引流液颜色、性状、量并记录，胃肠减压器内容量不得大于 2/3。

4）用于洗胃时，可接洗胃管，洗胃时应反复灌洗，直至洗出液澄清无味为止。在洗胃过程中如患者出现腹痛，流出血性灌洗液或出现休克症状时，应停止灌洗，及时进行止血及抗休克处理。

5）胶布松动应及时更换，防止胃管脱落。

（8）拔管不需留置胃管时，应在操作结束后及时拔出，以减轻患者的不适。患者停止鼻饲或长期鼻饲需要换胃管时，应拔出胃管。将弯盘置于患者颌下，轻轻揭去固定的胶布，用纱布包裹近鼻孔处的胃管，夹紧胃管末端，边拔边将胃管盘绕在纱布中。全部拔出后，将胃管放入弯盘内，清洁患者口鼻面部。

五、相关知识及注意事项

对于部分昏迷及气管插管患者，由于不能配合医护人员进行胃管置入的操作，再加之咽喉部有气管套管占据，按常规置管法留置胃管很难一次成功，可采取以下方法。

1. 导丝引导置管法　将介入导丝置于胃管内到达胃管前端时，在胃管口处用胶布固定导丝，可对胃管起到良好的支撑作用，使胃管顺利地通过咽喉部进入胃内，从而使置管变得容易。更适用于昏迷、极度衰竭不能配合者，无须借助吞咽动作即可将胃管置入。

2. 气管导管引导法　在喉镜直视下经口将气管导管插入食管内，把润滑好的胃管通过气管导管插入胃内后，在固定好胃管的同时将气管导管拔出，然后从鼻腔插入另一鼻胃管入口咽部，用弯钳将鼻胃管末端拉出口外并与之前的胃管末端相连接，再拉胃管末端，把口胃管末端从鼻腔拖出，调整胃管深度，置管成功后妥善固定。

插管动作要轻稳，特别是在通过咽喉食管的 3 个狭窄处时，以避免损伤食管黏膜，操作时强调"咽"而不是"插"。

在插管过程中患者出现恶心时应暂停片刻，嘱患者做深呼吸，以分散患者的注意力，缓解紧张，减轻胃肌收缩；如出现呛咳、呼吸困难提示导管误入气管，应立即拔管重插。如果插入不畅时切忌硬性插入，应检查胃管是否盘在口腔中，可将胃管拔出少许后再插入。

胃管置入术评分标准

项目	内容	分值	得分
操作前评估	1. 核对患者腕带、床头卡，并介绍自己	2	
	2. 了解有无插管经历，询问有无鼻部疾病史，查看有无操作禁忌证	2	
	3. 向患者和 / 或家属说明本次操作目的、操作过程，告知需要配合的事项	2	
	4. 观察鼻腔是否通畅、有无炎症及鼻中隔偏曲，询问有无活动义齿	2	
	5. 取得患者或家属的同意	2	
用物准备	治疗包（含无菌盘、无菌纱布 2 块、无菌镊子 2 把）、20mL/50mL 注射器、液体石蜡纱布（1 块）、一次性胃管、一次性治疗巾、无菌手套、棉签、弯盘、别针、胶布、温水一杯、手电筒、听诊器、胃管标签（每少一项扣 1 分）	15	

续表

项目	内容	分值	得分
操作过程	1. 核对医嘱，备齐用物	2	
	2. 核对患者床号、姓名	2	
	3. 洗手，戴口罩	2	
	4. 携用物至患者床旁，再次核对	2	
	5. 备胶布，协助患者取半卧位或仰卧位，铺一次性治疗巾于患者颌下，置弯盘于口角旁，检查并清洁鼻腔	2	
	6. 打开无菌治疗包，盘中置入所需用物（胃管，液体石蜡纱布，20mL/50mL注射器）。打开前检查物品包装袋，开包手法正确，避免污染	5	
	7. 洗手，戴无菌手套，检查胃管是否通畅，封闭胃管远端	5	
	8. 用液体石蜡纱布润滑胃管前端，测量插管长度（一般为前额发际到胸骨剑突处或由耳垂至鼻尖，鼻尖至胸骨剑突的距离，成人55~60cm，婴幼儿14~18cm），注意刻度标记	5	
	9. 左手托住胃管，右手持胃管前端自鼻腔轻轻插入14~16cm，嘱患者吞咽，顺势将胃管向前推进直至预定长度，胶布初步固定胃管	5	
	10. 口述插胃管过程中不断观察患者病情变化，若出现恶心、呕吐，应暂停插入，嘱患者深呼吸；插入不畅时，检查胃管是否盘曲口中；呛咳、呼吸困难、发绀时，立即拔管	5	
	11. 检查胃管是否在胃内，确认胃管在胃内方法：①接注射器抽吸，有胃液被抽出；②用注射器从胃管注入10mL空气，然后置听诊器于上腹部，能听到气过水声；③将胃管末端放入盛水碗内，无气泡逸出（只需操作其中一项方法）	5	
	12. 确认胃管在胃内后，用胶布将胃管固定于鼻翼两侧及颊部。将胃管末端关闭并反折，用纱布包裹、胶布固定，取别针固定于患者枕旁或衣领处	5	
	13. 填写胃管标签，注明置入时间、名称、责任人，贴在胃管尾端	5	
	14. 清洁患者口鼻，撤除弯盘、治疗巾，脱手套、洗手	5	
	15. 整理床单位，协助患者取舒适卧位。询问患者需要	5	
	16. 处理用物。洗手，取口罩	5	
注意事项	插管动作要轻稳，特别是在通过咽喉食管的3个狭窄处时，以避免损伤食管黏膜。操作时强调是"咽"而不是"插"	5	
	在插管过程中患者出现恶心时应暂停片刻，嘱患者做深呼吸，以分散患者的注意力，缓解紧张、减轻胃肌收缩；如出现呛咳、呼吸困难提示导管误入气管，应立即拔管重插；如果插入不畅时切忌硬性插入，应检查胃管是否盘在口咽部，可将胃管拔出少许后再插入	5	
总分		100	

练 习 题

1. 清醒患者留置胃管时，插入多长时嘱患者做吞咽动作（　　）

A. 10~12cm　　　　B. 14~16cm　　　　C. 16~18cm　　　　D. 18~20cm

2. 患者在置鼻胃管过程中突然出现呛咳、呼吸困难、口唇发绀，最可能的原因为（　　）

A. 食管穿孔　　　　　　　　　B. 气胸

C. 误入气管　　　　　　　　　D. 鼻黏膜损伤

3. 给昏迷患者插胃管时，将下颌贴近胸骨柄的目的是（　　）

A. 减少食管黏膜的损伤　　　　B. 增大咽喉部弧度

C. 减少患者不适　　　　　　　D. 防止食物反流

4. 自胃管鼻饲灌注完毕后，将胃管反折系紧的目的错误的是（　　）

A. 防止胃管感染　　　　　　　B. 防止食物反流

C. 防止胃液流出　　　　　　　D. 防止胃管脱出

5. 以下判断胃管是否在胃内的方法错误的是（　　）

A. 注射器接于导管末端回抽，看是否可抽出胃液

B. 注射器接于导管末端注入生理盐水，观察患者反应

C. 将导管末端放入盛有生理盐水的碗中，观察有无气泡逸出

D. 注射器注入 10~20mL 空气于胃管内，听诊气过水声

参考答案

1. B　2. C　3. B　4. D　5. B

第五节　三腔二囊管止血法

一、目的

1. 用于食管胃底静脉曲张破裂出血患者的局部压迫止血。

2. 抽吸胃内积液（血）、积气，减轻胃扩张。

二、适应证

适用于一般止血措施难以控制的门静脉高压合并食管胃底静脉曲张破裂出血。

1. 经输血、补液、药物治疗难以控制的出血。

2. 手术后，内镜下注射硬化剂或套扎术后再出血，一般止血治疗无效。

3. 内镜下紧急止血操作失败，或无紧急手术、内镜下行硬化剂注射或套扎术的条件。

三、禁忌证

1. 病情垂危或躁动不合作。

2. 咽喉食管肿瘤病变或曾经手术。

3. 胸腹主动脉瘤。

4. 严重冠心病、高血压。

四、操作过程

1. 操作前准备

（1）患者准备

1）测量生命体征（脉搏、血压、呼吸），评价意识状态。

2）向患者解释进行三腔二囊管插管操作的目的、操作过程、可能的风险。

3）告知需要配合的事项（操作过程中应配合进行吞咽动作，保持平卧或侧卧位，若出现呕血时，将头偏向一侧，尽量将口中血液吐出，防止发生窒息，如有头晕、心悸、气促等不适及时报告）。

4）签署知情同意书。

（2）材料准备

1）治疗车，车上有以下物品。

①三腔二囊管：检查两个气囊是否漏气，导管腔是否通畅，气囊胶皮是否老化。分别标记出三个腔的通道和长度。测试气囊的注气量（一般胃气囊注气 200~300mL，食管气囊注气 100~150mL，并测量压力），要求注气后气囊有足够大小，外观匀称，见图 6-5-1。

②辅助用品：血压计、听诊器、电筒、压舌板。

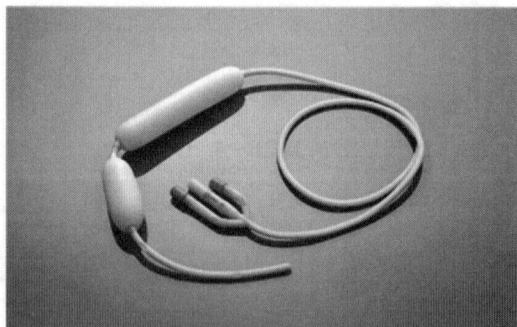

图 6-5-1   三腔二囊管

2）其他：50mL 注射器 2 个、血管钳 3 把、镊子 2 个、治疗碗 2 个、手套、无菌纱布、液体石蜡、0.5kg 沙袋（或盐水瓶）、绷带、宽胶布、棉签、治疗巾若干、冰冻生理盐水。

（3）操作者准备

1）需要两个人操作，注意无菌。

2）核对患者信息。

3）操作者洗手，助手协助判断三腔二囊管是否进入患者胃内，观察操作过程中患者情况等。

　4）了解患者病情及三腔二囊管操作的目的。

　5）掌握三腔二囊管操作相关并发症的诊断与处理。

　2. 操作步骤

　（1）体位：患者取平卧位、头偏向一侧或取侧卧位。

　（2）润滑

　1）将三腔二囊管的前 50~60cm（大约从管前段、气囊段至患者鼻腔段）涂以液体石蜡，用注射器抽尽囊内残气后夹闭导管。

　2）铺放治疗巾，润滑鼻孔。

　（3）插管

　1）将三腔二囊管经润滑鼻孔插入，入管 12~15cm 检查口腔以防反折；达咽喉部时嘱患者做吞咽动作，注意勿插入气道。

　2）当插至 65cm 处或抽吸胃管有胃内容物时，表示管头端已达胃内。

　（4）胃囊注气

　1）用 50mL 注射器向胃气囊内注入 250~300mL 空气，使胃气囊膨胀。用血压计测定囊内压力，使压力保持在 40mmHg。

　2）用血管钳将胃气囊的管口夹住，以防气体外漏。

　3）将三腔二囊管向外牵引，使已膨胀的胃气囊压在胃底部，牵引时感到有中等阻力感为止。

　4）用宽胶布将三腔二囊管固定于患者的面部或用 0.5kg 的沙袋拉于床前的牵引架上（最好用滑轮）。

　（5）抽胃内容物及护理

　1）用注射器经胃管吸出全部胃内容物后，将胃管连接于胃肠减压器上，可自减压器中了解止血是否有效。

　2）也可以每隔 15~30min 用注射器抽一次胃液，每次抽净。以了解出血是否停止，如减压器内引流液或抽出胃液无血迹、色淡黄，表示压迫止血有效。

　3）每隔 12~24h 放气 15~30min，避免压迫过久引起黏膜糜烂。

　（6）食管气囊注气（胃囊注气后仍有出血时）

　1）向食管气囊内注入 100~150mL 空气，气囊压迫食管下段 1/3 部位。

　2）测气囊压力保持在 35~45mmHg 为宜，具体囊内压力大小可根据实际需要来调整，管口用血管钳夹住。

　3）每隔 8~12h 放气 30~60min，避免压迫过久引起黏膜糜烂。

　（7）拔管

　1）出血停止后 24h，先放出食管囊气体，然后放松牵引，再放出胃囊气体，继续观察有无出血。

　2）观察 24h 仍无出血者，可考虑拔出三腔二囊管。

　3）首先口服液体石蜡 20~30mL，抽尽食管囊及胃囊气体，然后缓缓拔出三腔二囊管。

　4）观察囊壁上的血迹，以了解出血的大概部位。

　3. 并发症及处理

　（1）鼻咽部和食管黏膜损伤、狭窄乃至梗阻：由于大出血时患者烦躁不安，治疗不合作，食管处于痉挛状态中，操作者强行插管，损伤食管，易造成瘢痕狭窄。在短期内反复多次插管，食管在原已狭窄的基础上更易损伤。食管囊和胃囊同时注气加压，食管囊对食管的压迫可引起组织水肿、炎症，甚至坏死，严重者也可造成食管瘢痕狭窄。为了防止上述并发症，三腔二囊管外应充分涂抹液体石蜡后慢慢送入，操作者动作要轻柔、熟练，三腔二囊管放置妥当后，牵拉方向要与鼻孔成一直线，定时（12~24h）放气，每次充气前必须吞入液体石蜡 15mL，以润滑食管黏膜，防止囊壁与黏膜粘连。拔管后应仔细检查鼻腔黏膜，如有破损、炎症等情况应及时处理，以免发生瘢痕狭窄。

（2）心动过缓：由于膨胀的气囊压迫胃底，导致迷走神经张力突然升高所致。应立即抽出胃囊内气体并吸氧，上述症状即可消失。此外，避免牵引物过重，使贲门、膈肌过度牵拉上提，顶压心尖导致心律失常。成人牵引持重 0.4~0.5kg 较为安全。

（3）呼吸困难：发生呼吸困难的主要原因是插管时三腔二囊管未完全通过贲门，使胃囊嵌顿于贲门口或食管下端即予以充气；其次多由于气囊漏气后，致牵拉脱出阻塞喉部，出现呼吸困难甚至窒息。因此，插管前要按照插胃管法量好长度，在管上做好标记，插管时尽量将置管长度超过标记处，将胃囊充气再慢慢往后拉，直到有阻力感为止。若为插管深度不够出现呼吸困难，立即将气囊放气；若为胃囊破裂或漏气导致的食管囊压迫咽喉部或气管引起的窒息，立即剪断导管，放尽囊内气体拔管，解除堵塞。若病情需要，可更换三腔二囊管重新插入。若为胃囊充气不足引起的三腔二囊管外滑，致使食管囊压迫咽喉部或气管，应将囊内气体放尽，将管送入胃内，长度超过管身标记处，再重新充气。

（4）食管穿孔：引起食管穿孔的主要原因是患者不合作、操作者插管操作用力不当或粗暴，导致食管穿孔；食管静脉曲张破裂出血患者的食管黏膜对缺氧、缺血的耐受力明显降低，使用三腔二囊管压迫时间过长、压力过大易造成食管黏膜缺血、坏死、穿孔。操作时动作应轻柔、敏捷，避免过度刺激。在三腔二囊管压迫初期，持续 12~24h 放气一次，时间为 15~30min，牵引重量为 0.5kg 左右。

五、相关知识及注意事项

1. 做好插管前患者的心理指导可提高插管成功率　插管前做好患者的心理指导，可缓解其紧张、恐惧的心理，讲解置管对于治疗该病的重要性，可让患者冷静面对该项操作，并且按照操作者的嘱咐主动配合好整个插管过程，使插管中可能出现的症状降到最低。

2. 取左侧卧位插管优于平卧位插管　取左侧卧位，头稍向前屈的体位，喉头位置向左前移位，左侧的会厌襞呈"水平位"，掩盖左侧梨状窝，右侧会厌襞呈"直立位"，右侧梨状窝变平坦，这样易使管道顺右侧梨状窝进入食管内。而且侧卧位可防止呕吐时呕吐物吸入气管内发生窒息。另外，取左侧卧位时，由于重力作用，胃内的积血积存于胃大弯侧，减少了呕血量。

3. 液体石蜡的有效应用　使用足量的液体石蜡润滑管腔表面可降低插管阻力，减少黏膜损害。

4. 插管至咽喉部后继续嘱患者做吞咽动作可减少呕吐　三腔二囊管过了咽喉部以后，仍嘱患者做吞咽动作，每吞咽一次就顺势将三腔二囊管往下送一次，这样同样减轻了对咽喉部的刺激。

5. 三腔二囊管的术后效果及临床应用现状 三腔二囊管压迫止血可使 80% 的食管胃底静脉曲张出血得到控制，但拔管后约一半的患者可再次出血，且可能并发呼吸道感染、食管溃疡等严重并发症。因此，目前仅限于在药物和内镜治疗不能控制出血的情况下，为抢救生命、争取时间而使用。

三腔二囊管止血法评分标准

项目	内容	分值	得分
操作前准备	1. 物品准备：治疗盘里放三腔二囊管 2 根、血压计、听诊器、电筒、压舌板、50mL 注射器 2 个、血管钳 3 把、镊子 2 个、治疗碗 2 个、手套、无菌纱布、液体石蜡、0.5kg 沙袋（或盐水瓶）、绷带、宽胶布、棉签、治疗巾若干、冰冻生理盐水（缺一件扣 2 分，一项不符合要求扣 1 分）	10	
	2. 仪表端庄、服装整洁，洗手，戴口罩（少一项扣 1 分）	5	
	3. ①测量生命体征；②向患者解释，取得配合，知情同意并签字（少一项扣 2 分）	5	
操作过程	4. 患者取平卧位、头偏向一侧或取侧卧位	2	
	5. 戴无菌手套，铺治疗巾于患者颌下	2	
	6. 治疗碗或弯盘置于患者口角盘	2	
	7. 检查三腔二囊管有无破损及是否通畅。分别标记出三个腔的通道。进行长度标记。测试气囊的注气量（一般胃气囊注气 200~300mL，食管气囊注气 100~150mL，并测量压力），要求注气后气囊有足够大小，外观匀称	6	
	8. 测量长度，从前额发际至剑突的长度	3	
	9. 将三腔二囊管的前 50~60cm（大约从管前段、气囊段至患者鼻腔段）涂以液体石蜡，用注射器抽尽囊内残气后夹闭导管	6	
	10. 清洁鼻腔，察看鼻腔是否有疾患或异物，选择健侧插入，清除血痂	4	
	11. 将三腔二囊管经润滑鼻孔插入，入管 12~15cm 检查口腔以防反折	5	
	12. 达咽喉部时嘱患者做吞咽动作，送至标记位置（65cm 左右）	3	
	13. 用胶布暂时固定，确定在胃内后（常用回抽胃液法）	5	
	14. 用 50mL 注射器向胃气囊内注入 250~300mL 空气，使胃气囊膨胀。用血压计测定囊内压力，使压力保持在 40mmHg。用血管钳将胃气囊的管口夹住，以防气体外漏	6	
	15. 将三腔二囊管向外牵引，使已膨胀的胃气囊压在胃底部，牵引时感到有中等阻力感为止	5	
	16. 用宽胶布将三腔二囊管固定于患者的面部或用 0.5kg 的沙袋拉于床前的牵引架上（最好用滑轮）	3	
	17. 向食管气囊内注入 100~150mL 空气，气囊压迫食管下段 1/3 部位。测气囊压力保持在 35~45mmHg 为宜，具体囊内压力大小可根据实际需要来调整，管口用血管钳夹住	6	
	18. 操作完成后为患者复原衣物并整理用物	2	

续表

项目	内容	分值	得分
职业素养 总体评价	19. 每隔 8~12h 食管囊放气 30~60min；每隔 12~24h 胃囊放气 15~30min	6	
	20. 观察患者生命体征，如有呛咳、发绀等，应立即停止操作	8	
	21. 人文关怀：操作过程中注意询问患者感受，体现爱护患者的意识	6	
总分		100	

练 习 题

1. 三腔二囊管放置 24h 后，气囊应放气（　　）

A. 5~10min B. 10~15min C. 15~30min

D. 30~45min E. 45~60min

2. 在使用三腔二囊管压迫止血中，患者突然出现呼吸困难、发绀，应立即行何种措施（　　）

A. 上呼吸机 B. 清除呼吸道分泌物

C. 高流量吸氧 D. 静脉注射呼吸兴奋剂

E. 抽出气囊气体，同时检查是否脱出

3. 使用三腔二囊管时，正确的措施是（　　）

A. 出血停止后即可拔管

B. 置管期间每隔 12h 放气 5min

C. 食管囊和胃囊各注气约 30mL

D. 拔管后 24h 仍需严部观察

E. 先向食管囊注气，再向胃囊注气

4. 食管胃底静脉曲张破裂出血最有效的止血方式是（　　）

A. 三腔二囊管压迫 B. 手术治疗 C. 介入治疗

D. 垂体后叶素止血 E. 输血小板

5. 三腔二囊管止血法禁忌证有哪些（　　）

A. 病情垂危或躁动不合作

B. 咽喉食管肿瘤病变或曾经手术

C. 胸腹主动脉瘤

D. 严重冠心病、高血压

E. 经输血、补液、药物治疗难以控制的出血

参考答案

1. C　2. E　3. D　4. A　5. ABCD

第六节 导 尿 术

一、目的

1. 治疗 解除尿潴留；手术中或危重患者监测尿量；下尿路手术后膀胱引流，神经源性膀胱间歇导尿及膀胱内注射药物，恢复尿道损伤患者的尿道连续性。

2. 诊断 女性获取未受污染的尿标本作细菌培养；测量膀胱容量、压力及测定残余尿量；行膀胱尿道造影时经导尿管灌注造影剂和尿流动力学测定膀胱尿道功能等检查。

二、适应证

1. 解除尿潴留、缓解充溢性尿失禁患者症状。
2. 获得未受污染的尿标本。
3. 尿流动力学检查，测定膀胱容量、压力、残余尿量。
4. 危重患者监测尿量。
5. 膀胱检查（膀胱造影、膀胱内压测量图）。
6. 膀胱内灌注药物进行治疗。
7. 腹部及盆腔器官手术前准备。
8. 膀胱、尿道手术或损伤患者。

三、禁忌证

1. 急性下尿路感染，急性前列腺炎，急性附睾炎。
2. 尿道狭窄及先天性畸形无法留置导尿管者。
3. 相对禁忌证为严重的全身出血性疾病及女性月经期。

四、操作前准备

1. 物品准备
（1）准备
1）治疗车上层
A. 一次性无菌导尿包：无菌导尿用物包，包括初步消毒和导尿用物。
a. 初步消毒用物：弯盘 1 个，内盛镊子 1 把、消毒液棉球包 1 包（目前常用 0.5% 聚维酮碘棉球数个）和手套 1 只。
b. 导尿用物：外包治疗巾 1 条、方盘 1 个、弯盘 1 个、镊子 2 把、导尿管 1 根（不同类型的导尿管见图 6-6-1）、10mL 注射器 1 支、生理盐水 10~20mL、消毒液棉球包 1 包（内有 0.5% 聚维酮碘棉球 4 个）、润滑油袋（内有润滑棉片 1 个）、集尿袋 1 个、标本瓶 1 个、纱布 1~2 块、孔巾 1 条、手套 1 副。

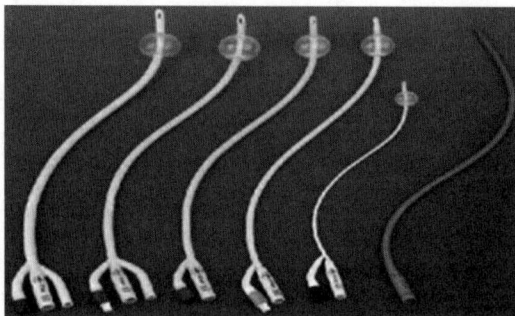

图 6-6-1　不同类型的导尿管

B. 快速手消毒液。

C. 一次性垫巾（或小橡胶单及中单）。

2）治疗车下层：生活垃圾桶、医疗垃圾桶。

3）其他：围帘或屏风。

（2）检查：检查无菌导尿包在有效期内，密封性良好；快速手消毒液在有效期内。

2. 操作者准备

（1）着装整洁。洗手，戴帽子、口罩。

（2）核对患者信息。

（3）评估患者病情、临床诊断、导尿目的；了解患者的意识、生命体征、心理状态等；判断患者的合作、理解程度。

（4）评估外阴部皮肤、黏膜情况。

（5）评估尿潴留患者膀胱充盈度。

3. 患者准备

（1）患者及其家属了解导尿的目的、意义、操作过程、配合要点及注意事项；操作者交代导尿术可能存在的风险及并发症，患者及其家属知情同意并签署《导尿同意书》。

（2）清洗外阴：嘱患者自己清洗干净；如不能自理，操作者协助患者进行外阴清洁。

4. 环境准备

（1）环境清洁、安静，光线充足。

（2）关好门窗，调节室温。

（3）请现场无关人员离开病室。

（4）用屏风或围帘遮挡患者。

五、操作步骤

导尿操作过程基本分为清洁、消毒、铺巾、插导尿管、连接集尿袋五步。男、女导尿操作中的查对制度和无菌操作要求是相同的，但是由于解剖结构不同，操作过程有差异，下面分别叙述。

（一）男性导尿术

1. 携用物至患者床旁，介绍自己，核对患者姓名及床号；向患者交代操作前注意事项。

2. 操作者站患者右侧，患者脱去对侧裤腿，取仰卧位，两腿屈膝外展，臀下铺垫巾。

3. 消毒双手。

4. 初步消毒 打开导尿包外包装，操作者左手戴手套，右手持镊子夹取聚维酮碘棉球，按从外向内，从上向下的原则消毒阴阜、大腿内侧上 1/3、阴茎、阴囊；左手纱布包住阴茎，上推包皮，暴露龟头，自尿道口螺旋消毒尿道口、龟头至冠状沟。

5. 再次消毒双手。

6. 将导尿包放置于患者两腿之间，戴手套，铺孔巾。

7. 整理用物，检查导尿管气囊，连接引流袋，润滑导尿管。

8. 将尿道口、龟头及冠状沟再次消毒 2 遍，最后尿道口加强消毒 1 遍。

9. 以左手示、中指夹持患者阴茎，并将阴茎提起与腹壁呈 60°~90°；手持镊子将涂有无菌润滑油导尿管慢慢插入尿道；嘱患者张口呼吸，肛门放松；插入 20~22cm 见尿再插入 5~7cm（基本插到导尿管分叉处）；气囊注水 10mL；向外牵拉至稍有阻力；包皮复位。

10. 集尿袋固定于床旁，行走时集尿袋不应过低。

11. 整理用物 撤下一次性垫巾，脱去手套。导尿用物按医疗废弃物分类处理。

12. 安置患者 协助患者穿好裤子，安置舒适体位并告知患者操作完毕。整理床单位，保持病室整洁。

13. 消毒双手。

14. 观察并记录 询问患者感觉，观察患者反应及排尿等情况，记录导尿时间、尿量、尿液颜色及性质等情况。注意会阴及导尿管清洁护理。

（二）女性导尿术

1. 携用物至患者床旁。介绍自己，核对患者姓名及床号；向患者交代操作前注意事项。

2. 操作者站患者右侧，患者脱去对侧裤腿，取仰卧位，两腿屈膝外展，臀下铺垫巾。

3. 消毒双手。

4. 初步消毒 打开导尿包外包装，操作者左手戴手套，右手持镊子夹取聚维酮碘棉球，依次消毒阴阜、大腿内侧上 1/3、大阴唇，左手分开阴唇，消毒小阴唇、尿道口至会阴部。

5. 再次消毒双手。

6. 将导尿包放置于患者两腿之间，戴手套，铺孔巾。

7. 整理用物，检查导尿管气囊，连接引流袋，润滑导尿管。

8. 左手用纱布分开并固定小阴唇，暴露尿道口。右手持镊子夹取聚维酮碘棉球，再次消毒尿道口、两侧小阴唇，最后尿道口加强消毒 1 遍。

9. 左手继续用纱布分开并固定小阴唇，将弯盘置于孔巾旁，嘱患者张口呼吸，肛门放松。右手持镊子将涂有无菌润滑油导尿管慢慢插入尿道；插入 4~6cm，见尿再插入 5~7cm，将尿液引流至集尿袋内。气囊注水 10mL。向外牵拉至稍有阻力。导尿成功后，撤除孔巾并擦净外阴。

10. 集尿袋固定于床旁，行走时集尿袋不应过低。

11. 整理用物　撤下一次性垫巾，脱去手套。导尿用物按医疗废弃物分类处理。

12. 安置患者　协助患者穿好裤子，安置舒适体位并告知患者操作完毕。整理床单位，保持病室整洁。

13. 消毒双手。

14. 观察并记录　询问患者感觉，观察患者反应及排尿等情况，记录导尿时间、尿量、尿液颜色及性质等情况。注意会阴及导尿管清洁护理。

六、操作注意事项

1. 严格按无菌操作进行，以防感染。

2. 插入时如阻力较大，可将导尿管稍退出后更换方向再插，男性患者尽量将导尿管插到分叉处再气囊注水。

3. 导尿管如误入阴道，应更换导尿管后重新插入。

4. 选择光滑和粗细适宜的导尿管，插管动作应轻柔，以免损伤尿道黏膜。

5. 当膀胱高度膨胀，患者又极度虚弱时，第 1 次放尿不应超过 1 000mL，因大量放尿可导致腹腔内压力突然降低，大量血液滞留于腹腔血管内，引起血压突然下降，严重时可以导致休克。此外，膀胱突然减压，可引起膀胱黏膜急剧充血，发生血尿。

6. 测定残余尿和膀胱灌注治疗时，嘱患者先自行排尿。

7. 三腔气囊导尿管行膀胱冲洗时，注意要从小孔进水大孔出水。

男性导尿术评分标准

项目	内容	分值	得分
操作前准备	1. 物品准备：一次性无菌导尿包 1 个（内弯盘 1 个，内盛镊子 1 把、消毒液棉球包 2 包和手套 1 只、外包治疗巾 1 条、方盘 1 个、弯盘 1 个、镊子 2 把导尿管 1 根、10mL 注射器 1 支、生理盐水 10~20mL、润滑油袋、集尿袋 1 个、标本瓶 1 个、纱布 1~2 块、孔巾 1 条、手套 1 副）、一次性垫巾。检查有效期内	2	
	2. 操作前洗手，着装：穿戴工作服、戴口罩、戴帽子	2	
	3. 核对患者信息，向患者交代导尿风险与获益，签署知情同意书	3	
	4. 酌情关闭门窗，保护患者隐私，暴露检查部位	3	
操作过程	5. 臀下垫油布或中单，患者褪去一侧裤腿	5	
	6. 患者取仰卧位，两腿屈膝外展	5	
	7. 清洁外阴：检查导尿包包装，打开导尿包首层，单手戴手套	5	
	8. 依次清洁阴阜、大腿内侧上 1/3、阴茎、阴囊。然后左手用无菌纱布裹住阴茎将包皮向后推，暴露尿道口。自尿道口向外后旋转擦拭尿道口、龟头及冠状沟数次，每个棉球只用一次	8	
	9. 移去清洁外阴物品，脱手套丢至医疗垃圾桶内	3	
	10. 打开导尿包内层，戴无菌手套，检查导尿球囊完整性及是否通畅	6	
	11. 用无菌石蜡油润滑导尿管前段超过 1/2 长度，铺孔巾	6	

续表

项目	内容	分值	得分
操作过程	12. 将尿道口、龟头及冠状沟再次消毒 2 遍，最后尿道口加强消毒 1 遍	6	
	13. 以左手示、中指夹持患者阴茎，并将阴茎提起与腹壁呈 60°~90°。手持镊子将涂有无菌润滑油导尿管慢慢插入尿道；嘱患者张口呼吸，肛门放松。插入 20~22cm 见尿再插入 5~7cm（基本插到导尿管分叉处）。气囊注水 10mL。向外牵拉至稍有阻力。包皮复位	18	
	14. 集尿袋固定于床旁	3	
	15. 整理用物，安置患者，交代注意事项	5	
职业素养总体评价	16. 整个导尿过程手法熟练，动作流畅；一次放尿不超过 1 000mL	7	
	17. 着装整洁，仪表端庄，举止大方	5	
	18. 人文关怀：导尿过程中注意询问患者感受，体现爱护患者的意识	8	
总分		100	

练 习 题

1. 尿潴留患者首次导尿放出尿量不应超过（　　　）

A. 500mL　　　　　　　　B. 800mL　　　　　　　　C. 1 000mL

D. 1 500mL　　　　　　　E. 2 000mL

2. 导尿前彻底清洁外阴的目的是（　　　）

A. 防止污染导尿管

B. 使患者舒适

C. 便于固定导尿管

D. 清除并减少会阴部病原微生物

E. 防止污染导尿的无菌物品

3. 插导尿管前，再次消毒女性小阴唇的顺序是（　　　）

A. 自上而下，由内向外　　　　　B. 自上而下，由外向内

C. 自下而上，由内向外　　　　　D. 自下而上，由外向内

E. 由外向内再由内向外

4. 解除尿潴留的措施中，以下哪项描述是错误的（　　　）

A. 嘱患者坐起排尿　　　　　　B. 让其听流水声

C. 口服利尿剂　　　　　　　　D. 轻轻按摩下腹部

E. 用温水冲洗会阴

5. 为男性患者导尿过程中出现导尿管插入受阻，应该采取以下哪种措施（　　　）

A. 拔出导尿管重新插入

B. 嘱患者忍耐，用力插入

C. 稍停片刻，嘱患者深呼吸再缓慢插入

D. 更换金属导尿管

E. 行局部麻醉后，再插入导尿管

参考答案

1. C   2. D   3. A   4. C   5. C

第七节   动、静脉穿刺术

一、动脉穿刺术

（一）目的

通过动脉穿刺获取动脉血液标本，用于与动脉血相关指标的测定，主要用于动脉血气分析。

（二）适应证

1. 各种原因引起的呼吸衰竭。

2. 电解质酸碱平衡紊乱。

3. 呼吸困难。

4. 使用人工呼吸机。

（三）禁忌证

1. 有穿刺部位的手术史（如静脉切开或股动脉手术）。

2. 穿刺部位的皮肤感染或其他皮肤的损伤（如烧伤）。

3. 凝血功能障碍或有出血倾向。

4. 闭塞性脉管炎。

（四）操作过程

1. 操作前准备

（1）患者准备

1）向患者解释动脉穿刺的目的、操作过程、可能的风险，告知需要配合的事项。

2）根据采血部位调整患者体位，暴露采血部位（桡动脉、肱动脉、股动脉）。

（2）操作者准备

1）洗手，戴帽子、口罩，核对患者信息。

2）了解患者病情及动脉穿刺的目的，记录吸入氧气的浓度。

3）熟悉动脉穿刺过程及可能的并发症，预防和处理措施。

（3）物品准备（以桡动脉穿刺采血做血气分析为例）：2mL 注射器 1 支、适量的肝素生理盐水（可用 4% 的枸橼酸钠生理盐水替代）、橡皮塞子 1 只、化验标签、无菌小纱布、洗手液、锐器盒、必要时备无菌手套、小软枕。

2. 操作步骤（以桡动脉穿刺采血做血气分析为例）

（1）携用物至床旁，核对患者床号、姓名，解释目的，取得配合。

（2）腕下可垫小软枕，背伸位，操作者洗手、戴好口罩。

（3）常规消毒穿刺部位（范围大于 5cm）和左手示指、中指（或戴无菌手套），以左手示指和中指在桡侧腕关节上 2cm 动脉搏动明显处固定预穿刺的动脉。

（4）再次核对，右手持注射器，在两指间垂直或与动脉走向呈 45° 刺入（图 6-7-1）。若穿刺成功，可见血液自动流入注射器内，采血 1mL。

（5）采血完毕，用无菌小纱布按压针眼，迅速拔出针头，拔针后立即将针尖斜面刺入无菌橡皮塞或专用凝胶针帽。

（6）轻轻转动血气针，使血液与抗凝剂充分混匀，以防止凝血。

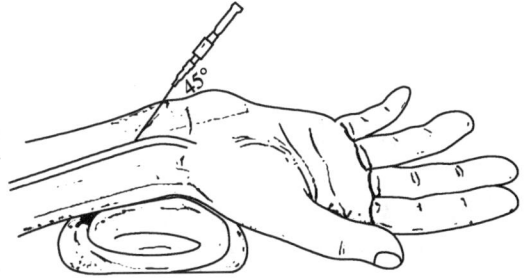

图 6-7-1 动脉穿刺进针角度示意图

（7）检查穿刺部位，协助患者取舒适卧位，整理床单位。

（8）整理用物、洗手，操作后核对，致谢患者。

（9）标本立即送检。

（10）宣教指导。告知患者按压穿刺部位时间（无菌小纱布压迫穿刺点 5~10min）及注意事项。

3. 并发症

（1）穿刺部位出血：皮下淤血或血肿。常见于按压不充分、反复穿刺、刺穿血管后壁等情况。

（2）血栓形成：多见于反复穿刺和过度按压的情况，应注意预防。

（3）手掌缺血：可发生于艾伦试验阴性的患者，穿刺前行艾伦试验。

（4）感染：主要原因为消毒不严格。

（五）相关知识及注意事项

1. 艾伦试验（Allen test） 操作者双手压迫患者的尺、桡动脉，嘱患者反复握拳和放松 5~7 次直至手掌变白、松开对尺动脉的压迫，若手掌在 10s 内颜色恢复正常为阳性。若 10~15s 无法恢复正常颜色为阴性，提示桡动脉和尺动脉之间侧支循环不良，不宜穿刺。否则一旦发生桡动脉闭塞，将出现手掌缺血的严重情况（图 6-7-2）。

2. 股三角及股动脉的解剖特点 股三角位于腹股沟股前内侧部上 1/3，呈倒三角形，底部为腹股沟韧带，外侧界为缝匠肌内侧缘，内侧界为长收肌内侧缘。股三角内的结构从外向内依次为股神经、股动脉及其分支、股静脉及其属支及股管。股动脉由髂外动脉延续而来，在腹股沟韧带中点处进入股三角。股动脉在该处位置表浅，易于触摸。

3. 必须严格无菌操作，以防感染；洗澡、运动后，应休息 30min 再采血。

4. 如抽出暗黑色血液表示误入静脉，应立即拔出，压迫穿刺点 3~5min。

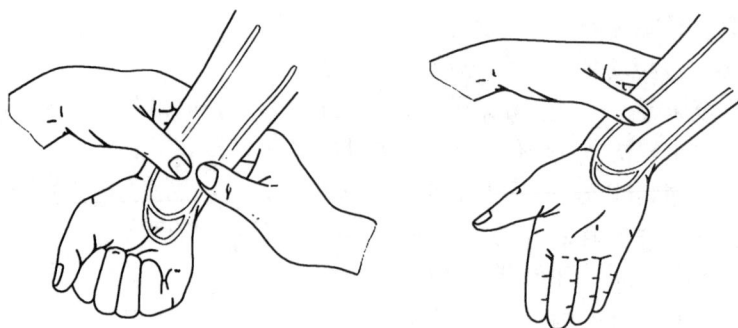

图 6-7-2　艾伦试验

5. 一次穿刺失败，切勿反复穿刺，以防损伤血管；标本应隔绝空气，避免混入气泡或静脉血。

6. 如选择桡动脉穿刺，最好事先做艾伦试验，以免穿制后的长时间压迫止血或出现并发症后影响穿刺侧手部供血。

7. 新生儿宜选择桡动脉穿刺，因股动脉穿刺垂直进针时易伤及髋关节。

二、静脉穿刺术

（一）目的

通过外周静脉穿刺获取静脉血标本进行血常规、血生化、血培养等各项血液化验检查。

（二）适应证

1. 测定血沉及血液中某些物质如血糖、尿素氮、肌酐、电解质等的含量。

2. 培养检测血液中的病原菌。

（三）禁忌证

1. 穿刺部位皮肤有感染。

2. 有明显出血倾向。

（四）操作过程

1. 操作前准备

（1）患者准备

1）患者了解静脉血标本采集的目的、方法、临床意义、注意事项及配合要点。

2）取舒适体位，暴露穿刺部位。

（2）操作者准备

1）衣帽整洁，洗手，戴口罩。

2）了解患者的病情、意识状态、肢体活动能力、合作程度。

3）评估穿刺部位的皮肤状况、静脉充盈度及管壁弹性。

（3）物品准备：消毒物品、常规注射器（按采血量选择合适注射器）或真空采血针、根据标本类型选择合适的试管或真空采血管并贴上标签、避污纸、止血带、洗手液、试管架、锐器盒。

2. 操作步骤

（1）携用物至床旁，核对患者床号、姓名，讲解目的，取得配合。

（2）摆体位，选择血管，操作者洗手、戴口罩。

（3）垫避污纸，扎止血带，常规皮肤消毒范围大于 5cm，待干。

（4）再次核对，以一手指绷紧静脉下端皮肤，一手持注射器或真空采血针，针尖斜面向上，与皮肤呈 20°~30° 角自静脉上方或侧方刺入皮肤，再沿静脉走向滑行刺入静脉，见回血，可再顺静脉进针少许。抽取所需血量（图 6-7-3）。

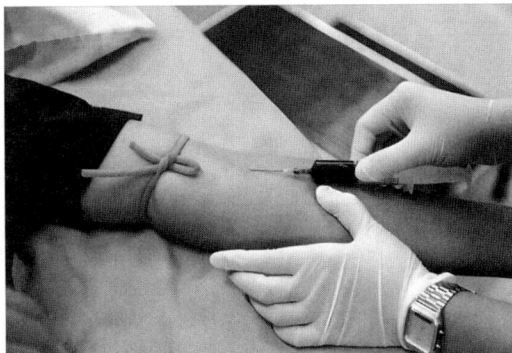

（5）操作完毕，松止血带，嘱患者松拳，用无菌棉签按压针眼，迅速拔出针头，拔针后取下针头，将血液沿试管壁缓慢注入试管内。

图 6-7-3　静脉穿刺示意图

（6）轻轻转动试管，使血液与抗凝剂充分混匀，以防凝血。再次核对无误后放入试管架上。

（7）检查穿刺部位，协助患者取舒适卧位，整理床单位。

（8）整理用物（注射器放在医用垃圾桶内，针头放在锐器盒内），操作后核对，洗手，致谢患者。

（9）标本立即送检。

（10）宣教指导，告知患者按压穿刺部位及按压时间（5min）。

3. 并发症　穿刺部位出血可造成皮下淤血或血肿，常见于按压不充分、反复穿刺、刺穿血管壁等情况。

（五）相关知识及注意事项

1. 严格执行查对制度和无菌操作制度。

2. 采集标本的方法、采集量和时间要准确。

3. 采血时，肘部采血不要拍打患者前臂，结扎止血带的时间以 1min 为宜，时间过长可导致血液成分变化影响检验结果。

4. 采血时只能向外抽，不能向静脉内推，以免注入空气，形成气栓而造成严重后果。

5. 如果在对静脉选择定位时需要使用止血带，推荐再次使用前应保证至少间隔 2min。

6. 采全血标本时，需注意抗凝，血液注入容器后，立即轻轻旋转摇动试管 8~10 次，使血液和抗凝剂混匀，避免血液凝固影响检查结果。抽血清标本须用干燥注射器、针头和干燥试管，避免溶血。采集血培养标本时，应防污染，除严格执行无菌技术操作外，抽血前应检查培养基是否符合要求，瓶塞是否干燥，培养液不宜太少。

7. 严禁在输液、输血的针头处抽取血标本，最好在对侧肢体采集。

8. 真空管采血时，不可先将真空采血管与采血针头相连，以免试管内负压消失而影响采血。

评 分 标 准

（一）动脉穿刺术评分标准

项目	内容	分值	得分
操作前准备	1. 核对医嘱、患者姓名、床号、住院号及检查项目	5	
	2. 评估患者病情、讲解目的、取得合作	5	
	3. 评估患者穿刺部位皮肤及血管情况（首选桡动脉，采血前需做艾伦试验）、摆放舒适体位（腕下垫软枕）	5	
	4. 检查物品准备情况	5	
操作过程	5. 洗手、戴口罩	2	
	6. 检查动脉血气针密闭性及有效期	5	
	7. 将动脉血气针及无菌橡皮塞放入无菌治疗盘中	5	
	8. 消毒穿刺部位皮肤（以穿刺点为中心范围大于5cm，消毒两次）	5	
	9. 消毒示指、中指、无名指，左手夹棉签	5	
	10. 在已消毒范围内，用左手示指和中指在掌横纹上1~2cm桡侧动脉搏动明显处固定桡动脉	6	
	11. 再次核对患者信息，嘱患者勿活动，持动脉血气针与皮肤呈45°~90°角刺入动脉	7	
	12. 见回血，固定针头，按需抽取血液1~2mL	5	
	13. 拔针，棉签或无菌棉球按压穿刺点5~10min	5	
	14. 排气，将针头插入胶塞，粘贴化验单	5	
	15. 揉搓注射器，使其与抗凝剂混匀，立即送检	5	
	16. 整理用物，垃圾分类处理，洗手、摘口罩	3	
	17. 宣教告知到位	5	
职业素养总体评价	18. 整个穿刺过程手法熟练，动作流畅	7	
	19. 着装整洁，仪表端庄，举止大方	2	
	20. 人文关怀：穿刺过程中注意询问患者感受，体现爱护患者的意识	8	
总分		100	

（二）静脉穿刺术评分标准

项目	内容	分值	得分
操作前准备	1. 核对患者姓名、腕带	5	
	2. 评估患者病情、讲解目的，取得合作	3	
	3. 评估患者穿刺部位、摆体位（血管粗直、弹性好，避开关节静脉瓣，局部皮肤完整，无破损）	5	
	4. 物品准备	3	
操作过程	5. 洗手、戴口罩	5	
	6. 检查真空采血针或者无菌注射器的密闭性及有效期	5	
	7. 距穿刺点上方 5~6cm 处扎止血带，铺治疗巾，嘱患者握拳	10	
	8. 消毒穿刺部位皮肤，顺时针、逆时针各一次，直径大于 5cm	10	
	9. 正确连接注射器，左手夹棉签并用拇指绷紧血管下方皮肤	10	
	10. 与皮肤呈 20°~30° 角刺入，见到回血后，将针头再平行送入少许	10	
	11. 固定针头，按检查目的抽取适量血液，拔针，按压穿刺点 3~5min	5	
	12. 如用真空采血管将其上下晃动轻轻摇匀；如用注射器将注射器针头脱掉，沿试管壁缓慢将血液注入试管后摇匀，粘贴化验单，立即送检	5	
	13. 协助患者取舒适卧位	2	
	14. 整理用物，垃圾分类处理，洗手、摘下口罩，宣教告知到位	5	
职业素养总体评价	15. 整个穿刺过程手法熟练，动作流畅	7	
	16. 着装整洁，仪表端庄，举止大方	2	
	17. 人文关怀：穿刺过程中注意询问患者感受，体现爱护患者的意识	8	
总分		100	

练 习 题

1. 动脉血气分析采血后应立即送检，并在（　　）内完成检测
A. 15min　　　　　　　　　B. 30min　　　　　　　　　C. 60min
D. 90min　　　　　　　　　E. 120min
2. 动脉采血结束后，用纱布或棉签止血，按压（　　）以上，避免皮下血肿的产生

A. 2min　　　　　　　　B. 3min　　　　　　　　C. 5~10min

D. 15min　　　　　　　 E. 30min

3. 动脉血气分析采血的首选部位为（　　　）。

A. 股动脉　　　　　　　B. 桡动脉　　　　　　　C. 足背动脉

D. 肱动脉　　　　　　　E. 胫后动脉

4. 股动脉穿刺法，中指固定，示指、无名指拉紧皮肤，（　　　）进针

A. 15°　　　　　　　　　B. 90°　　　　　　　　C. 45°

D. 30°　　　　　　　　　E. 60°

5. 留取血标本的过程中，下面哪项不正确（　　　）

A. 采血针连接采血管时固定枕头

B. 血培养采血时血液注入培养瓶前后需消毒瓶口

C. 静脉穿刺部位有手背静脉和足背静脉

D. 留取血液标本后，要反复过度震荡防止凝血

E. 皮下出血或血肿在 24h 后可进行热敷等处理

6. 穿刺出血的常见原因不包括哪项（　　　）

A. 按压不充分

B. 反复穿刺

C. 刺穿血管壁

D. 静脉穿刺后局部按压 3~5min

E. 患者凝血机制差

7. 临床上做静脉穿刺取血不正确的操作是哪项（　　　）

A. 采取生化血标本应在晨起空腹

B. 可以在输血针头处取血标本

C. 脱水患者血管充盈不良，可以局部按摩

D. 血培养标本应注入无菌容器内

E. 严格执行无菌操作制度和查对制度

8. 股静脉穿刺时，穿刺点位置及针头与皮肤的角度（　　　）

A. 股动脉内侧 0.5cm，针头与皮肤呈 90° 或 45°

B. 股动脉外侧 0.5cm，针头与皮肤呈 90° 或 45°

C. 股动脉内侧 0.5cm，针头与皮肤呈 60°

D. 股动脉外侧 0.5cm，针头与皮肤呈 90°

E. 股动脉外侧 0.5cm，针头与皮肤呈 60°

9. 肘正中静脉取血时，针头与皮肤的角度应为（　　　）

A. 10°~20°　　　　　　 B. 15°~25°　　　　　　 C. 20°~30°

D. 30°~35°　　　　　　 E. 40°~45°

参考答案

1. B　2. C　3. B　4. B　5. D　6. D　7. B　8. A　9. C

第八节　胸腔穿刺术

一、目的

1. 诊断作用　明确病因。
2. 治疗作用　抽出胸腔内积液，促进肺复张。

二、适应证

1. 明确胸腔积液的性质。
2. 解除胸腔大量积液、积气产生的压迫症状。
3. 胸膜腔内给药。

三、禁忌证

有凝血功能障碍或重症血小板减少者应慎行，必要时可补充一定量的凝血因子或血小板，使血液的凝血功能得到部分纠正后，再进行胸腔穿刺。

四、操作过程

1. 操作前准备

（1）患者准备

1）测量生命体征，体力状况。

2）向患者及家属解释胸穿的目的，操作过程，可能的风险。

3）告知需要配合的项目（操作中避免剧烈咳嗽，保持体位，如有头晕、心悸、气促等不适主诉及时报告）。

4）签署知情同意书。

（2）材料准备

胸腔穿刺包：内含弯盘 2 个，尾部连接乳胶管的 16 和 18 号穿刺针各 1 根，中弯血管钳 4 把，孔巾 1 块，巾钳 2 把，棉球 10 个，纱布 2 块，小消毒杯 2 个，标本留置小瓶 5 个。

消毒用品：2.5% 碘酒，75% 乙醇或 0.5% 聚维酮碘。麻醉药品：2% 利多卡因 2mL。其他：无菌手套 2 副，注射器（20mL 或 50mL 注射器 1 个、2mL 或 5mL 注射器 1 个），500mL 标本容器 2 个，胶布 1 卷，1 000m1 量筒或量杯 1 个，带靠背的椅子 1 把，抢救车1 台。

（3）操作者准备

1）需要两人配合操作。

2）操作者戴帽子、口罩并洗手，助手协助患者体位摆放，观察穿刺过程中患者情况。

3）了解患者病情、穿刺目的、胸片情况。

4）操作者熟悉操作相关知识，并发症的诊断和处理。

2. 操作步骤

（1）体位：再次确认病变位于左侧还是右侧。常规取直立坐位，上身略前倾，必要时双前臂合抱或将前胸靠在床头桌上以使肋间隙充分暴露，卧床者可采取仰卧高坡卧位，患者略向健侧转。

（2）穿刺点选择：多量积液的穿刺点通常选择在肩胛线第7~8肋间或腋后线第7~8肋间，必要时也可选腋中线第6~7肋间或腋前线第5肋间，确定后标记穿刺点。对于局限性包裹性积液可在B超引导下穿刺。穿刺时应避开局部皮肤感染灶。穿刺点一般通过胸部叩诊结合胸部X线定位，必要时可通过超声来确定穿刺点及穿刺深度，甚至B超引导下完成穿刺。

（3）消毒铺单

1）准备：操作者戴好无菌手套，在两个消毒小杯内分别放入数枚棉球，助手协助分别倒入少量2.5%碘酒和75%乙醇。

2）消毒：用2%~3%碘酒以穿刺点为中心，向周边环形扩展至少15cm，再用75%乙醇脱碘2次，自中心向四周展开（若用聚维酮碘消毒，则无需乙醇脱碘）。

3）铺巾：无菌孔中心对准穿刺点，上方以巾钳固定于患者上衣上。

（4）麻醉

1）准备：核对无误后，抽取2%利多卡因5mL。

2）操作者在穿刺点局部皮下注射形成1个皮丘，然后将麻醉针垂直于皮肤，沿肋骨上缘缓缓刺入，间断负压回抽，确认未刺入血管再注药，逐层浸润麻醉至壁胸膜。待回抽到胸水或达到超声定位深度时拔出麻醉针，并用纱布按住穿刺处。

（5）穿刺

1）准备：取尾部连接一个乳胶管的16号或18号胸腔穿刺针，用血管钳夹闭乳胶管，操作者将穿刺针与麻醉针进行比对，确认进针深度，估算出穿刺达到此深度后，留在胸部皮肤外的穿刺针长度。

2）穿刺：沿麻醉区域所在肋间的肋骨上缘垂直于皮肤进针，缓缓刺入，达到预定穿刺深度或有落空感后，停止穿刺。

3）回吸：用血管钳紧贴皮肤固定穿刺针，将乳胶管连接50mL注射器，松开血管钳，抽出积液。若抽出液体与麻醉时所抽液体颜色一致，标志穿刺针进入胸腔，若不成功，适当改变穿刺针的深度与角度，直到有液体吸出为止。

（6）抽液

1）第1次抽得的液体应先留取标本，分别装入各个标本小瓶内。

2）当抽满注射器时，助手用钳子夹闭橡皮管，以防空气进入胸腔。取下注射器排空胸液，再将注射器接回橡皮管，放开钳子重新吸液，注意各个连接点要连接紧密，防止漏气产生气胸。

3）如果是诊断性穿刺，抽取50~100mL液体；治疗性穿刺首次引流不超过600mL；以后每次抽液总量小于1 000ml。

（7）拔针：拔出穿刺针，局部消毒，压迫片刻，覆盖无菌纱布，用胶布固定。嘱咐患者平卧位休息，测量生命体征。

（8）穿刺后观察

1）症状：有无气促、胸痛、头晕、心悸、泡沫痰。

2）体格检查：有无面色苍白、呼吸音减弱、血压下降。

3）必要时行胸部 X 线检查，评价胸腔残余积液量并排除气胸。

（9）标本处理：记录标本量与性质，将标本分类并标记，根据临床需要进行检查。

3. 并发症及处理

（1）胸膜反应：穿刺过程中出现头晕、气促、心悸、面色苍白、血压下降，应立即停止操作，使患者平卧，必要时皮下注射 0.1% 肾上腺素 0.3~0.5mL。密切观察病情，注意血压变化，防止休克。

（2）气胸：由于穿刺过深或穿刺过程中患者咳嗽，少量气胸可观察，大量时需胸腔闭式引流术。

（3）复张性肺水肿：引流过快所致，治疗以限制入量、利尿为主。

（4）腹腔脏器损伤：避免肩胛线第 9 肋间或腋后线第 8 肋间以下穿刺。

（5）血胸：一般穿刺过程中损伤可自行止血，不需处理，损伤大的血管造成活动性出血者应输血、输液、闭式引流，必要时开胸。

（6）其他并发症：咳嗽、疼痛、局部皮肤红肿、感染，对症处理。

五、相关知识及注意事项

肋间神经、血管位于肋骨下缘，因此穿刺应沿肋骨上缘，垂直皮肤进针，以免损伤肋间血管、神经。

胸腔穿刺术评分标准

项目	内容	分值	得分
操作前准备	1. 核对患者信息、物品准备	3	
	2. 向患者说明目的并取得合作，签知情同意书	4	
	3. 操作前洗手，穿工作服，戴口罩、帽子	3	
	4. 穿刺点选择：先进行胸部叩诊，选择实音明显的部位进行穿刺，穿刺点可用甲紫在皮肤上作标记 常选择： （1）肩胛线第 7~8 肋间 （2）腋后线第 7~8 肋间 （3）腋中线第 6~7 肋间 （4）腋前线第 5 肋间	5	
	5. 体位准备：患者取坐位，面向椅背，双手前臂平放于椅背上，额头伏于前臂上，不能起床者，可取卧位，患侧前臂置于枕部	5	
操作过程	6. 消毒：用聚维酮碘在穿刺点部位，自内向外进行皮肤消毒，消毒范围直径约 15cm	5	
	7. 解开穿刺包，戴无菌手套	4	

续表

项目	内容	分值	得分
操作过程	8. 检查穿刺包内器械，注意穿刺针是否通畅	4	
	9. 铺盖消毒孔巾	4	
	10. 用 5mL 无菌注射器抽取 2% 利多卡因 3mL 以上，双人核对	4	
	11. 自皮肤至壁胸膜以 2% 利多卡因作局部麻醉（注意：先进针，回吸，注射麻醉药物，进针）	4	
	12. 麻醉生效后，对比穿刺针进针长度	4	
	13. 用血管钳夹住穿刺针后的橡皮胶管	4	
	14. 以左手固定穿刺部位局部皮肤，右手持穿刺针（用无菌纱布包裹），沿麻醉部位经肋骨上缘垂直缓慢刺入	5	
	15. 当针峰抵抗感突然消失后表示针尖已进入胸膜腔，接上 50mL 注射器，由助手松开血管钳，助手同时用血管钳协助固定穿刺针	6	
	16. 抽吸胸腔液体，注射器抽满后，助手用血管钳夹紧胶管，取下注射器，将液体注入盛器中，再将注射器接回橡皮管，反复吸液。抽液量首次不超过 600mL，以后每次不超过 1 000mL	5	
	17. 抽液完毕后拔出穿刺针	4	
	18. 覆盖无菌纱布，胶布固定，注意粘贴胶布与身体纵轴垂直，超出敷料宽度一半	4	
	19. 辅助恢复体位，询问有无不适症状，告知患者穿刺部位避免碰水 3d，评价生命体征及有无并发症	4	
	20. 物品处理得当，垃圾分类正确	2	
职业素养总体评价	21. 整个穿刺过程手法熟练，动作流畅	7	
	22. 着装整洁，仪表端庄，举止大方	2	
	23. 人文关怀：穿刺过程中注意询问患者感受，体现爱护患者的意识	8	
总分		100	

练 习 题

1. 胸腔穿刺抽液引起急性肺水肿是由于（　　　）

A. 穿刺损伤肺组织

B. 抽液过多、过快、胸膜腔内压突然下降

C. 胸膜超敏反应

D. 穿刺损伤肺血管

E. 空气栓塞

2. 胸腔穿刺术成人首次抽液不超过（　　）

A. 600mL　　　　　　　　　　B. 1 500mL　　　　　　　　C. 2 000mL

D. 400mL　　　　　　　　　　E. 3 000mL

3. 胸膜反应最重要的处理措施是（　　）

A. 吸氧　　　　　　　　　　　B. 立即停止胸穿

C. 皮下注射肾上腺素　　　　　D. 测量血压

E. 电除颤

4. 以下不属于胸腔穿刺术适应证的是（　　）

A. 低蛋白血症，双侧少量胸腔积液

B. 不明原因的胸腔积液

C. 大量胸腔积液产生压迫症状

D. 中等量结核性胸腔积液

E. 包裹性脓胸

5. 胸腔穿刺术后处理有（　　）

A. 术后嘱患者卧位或半卧位休息半小时，测血压并观察有无病情变化

B. 根据临床需要填写检验单，分送标本

C. 清洁器械及操作场所

D. 做好穿刺记录

E. 术后嘱患者恢复原体位休息半小时，测血压并观察有无病情变化

参考答案

1. B　2. A　3. B　4. A　5. ABCD

第九节　腹腔穿刺术

一、目的

用于检查腹腔积液的性质、给药、抽取积液，进行诊断和治疗。

二、适应证

1. 诊断性穿刺　为明确腹腔积液的性质，寻找病因，协助诊断。

2. 大量腹水引起严重腹胀、胸闷、呼吸困难等症状，可适当放腹水以缓解症状。

3. 腹腔内注入药物。

4. 腹水回输治疗。

5. 形成人工气腹，进行腹腔镜检查。

三、禁忌证

1. 神志不清不能合作者。

2. 肝性脑病前期（相对禁忌证）及肝性脑病。

3. 腹部胀气明显。

4. 腹腔内广泛粘连。

5. 电解质严重紊乱。

6. 出血倾向（相对禁忌证）。

7. 妊娠中后期。

8. 包虫病。

9. 非腹水患者，如巨大卵巢囊肿等。

四、操作过程

1. 操作前准备

（1）患者准备

1）签署知情同意书。

2）有严重凝血功能障碍者需输血浆或相应凝血因子，纠正后再实施操作。

3）过敏体质者需行利多卡因皮试，结果呈阴性后方可实施操作。

4）嘱患者排尿，以免穿刺时损伤膀胱。

（2）材料准备

1）腹腔穿刺包：内有弯盘、血管钳、腹穿针、纱布、洞巾、消毒棉球、无菌试管数支、引流袋（放腹水时准备）、消毒杯等。

2）消毒用品：2.5% 碘酊和 75% 乙醇或 0.5% 聚维酮碘。

3）麻醉药物：2% 利多卡因 5mL。

4）其他物品：无菌手套 2 副、注射器（5mL 及 50mL 各 1 个）、皮尺、腹带。如需腹腔内注药，准备所需药物。

（3）操作者准备

1）核对患者信息。

2）洗手，戴好帽子、口罩。

3）穿刺前测量患者体重、腹围、脉搏、血压和腹部体征。

2. 操作步骤

（1）体检：术前行腹部体格检查，叩诊移动性浊音，再次确认有无腹水。

（2）根据病情可选用平卧位、半卧位或稍左侧卧位。

（3）选择适宜的穿刺点，穿刺点均应避开腹壁静脉（图 6-9-1）。

1）一般选择左下腹脐与髂前上棘连线中外 1/3 交点处。

2）取脐与耻骨联合连线中点上方 1.0cm，偏左或偏右 1.5cm 处（此处无重要脏器且易愈合）。

3）侧卧位选脐水平线与腋前线或腋中线延长线相交处（此处常用于诊断性穿刺）。

4）对少量或包裹性腹水，需超声引导下定位穿刺。

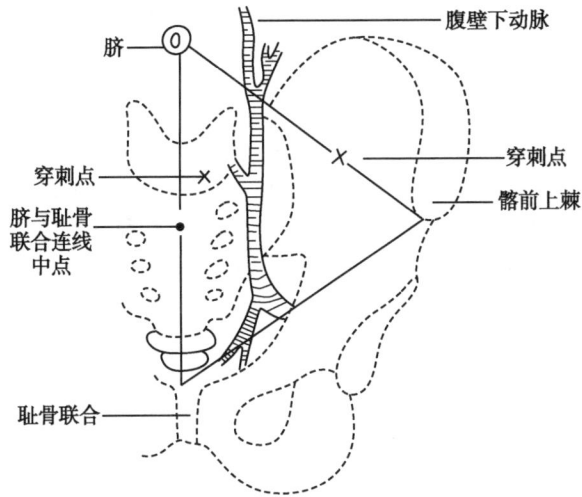

图 6-9-1 平卧位腹腔穿刺穿刺点选择

（4）消毒铺巾

1）准备：操作者戴好无菌手套，在两个消毒杯内分别放入数个棉球，助手协助，分别倒入少量 2.5% 碘酊和 75% 乙醇或 0.5% 聚维酮碘。

2）消毒：以穿刺点为中心，先用 2.5% 碘酊自中心向周边环形扩展消毒至少 15cm，等待 1min 干燥后，再用 75% 乙醇脱碘两遍（注意：第 1 次不要超过碘酒消毒范围，第 2 次覆盖碘酒），也可以单用 0.5% 聚维酮碘消毒两遍，再戴上无菌手套。

3）铺巾：无菌洞巾中心对准穿刺点，并用胶布固定。

（5）麻醉

1）准备：5mL 注射器抽取 2% 利多卡因 5mL。

2）在穿刺点局部皮下注射形成一个皮丘，将注射器垂直于皮肤表面缓缓刺入。

3）间断负压回抽，如无鲜血吸出，则注射麻醉药逐层浸润麻醉各层组织，直至腹膜（注意：进针 - 回吸 - 注射麻醉药物 - 再进针）；如有突破感并有液体吸出，则提示进入腹腔。

（6）穿刺

1）准备：麻醉生效后，将麻醉针与穿刺针进行比针（以确定穿刺针穿入腹腔的深度），取尾部连接乳胶管的腹穿针，用血管钳夹闭乳胶管。

2）穿刺：操作者左手固定穿刺处皮肤，右手持针经麻醉处逐步刺入腹壁，达到预定穿刺深度或有落空感后，即可抽取腹水。

3）抽液：固定穿刺针，接上注射器，松开血管钳，抽出积液，当抽满注射器时，由助手以钳子夹闭乳胶管，以防空气进入腹腔。取下注射器排空腹水，再将注射器接回橡皮管，放开钳子重新抽液，如此反复。放腹水时若流出不畅，可将穿刺针稍作移动或变换体位。

（7）标本收集：置腹水于消毒试管中以备检验用（抽取的第 1 管液体应该舍弃）。腹水常规需要 4mL 以上，腹水生化需要 2mL 以上，腹水细菌培养需要在无菌操作下将 5mL 腹水注入细菌培养瓶，腹水病理需收集 250mL 以上。

（8）穿刺点的处理：放液结束后拔出穿刺针，覆盖无菌纱布，胶布固定，注意粘贴胶布与身体纵轴垂直，超出敷料宽度一半。腹水量多者束紧腹带；当遇穿刺针孔继续有腹水渗漏时，可用蝶形胶布封闭。

（9）术后的处理：术中注意观察患者反应，术后测量患者血压、脉搏、腹围。送患者安返病房，嘱其保持穿刺部位局部干燥 3d，如有不适及时通知医务人员。

（10）整理物品：腹水消毒保留 30min 后，倒入医疗污物渠道；腹穿针、注射器等锐器放入医疗锐器筒中；其余物品投入医疗废物垃圾袋。

（11）书写操作记录。

3. 并发症及处理

（1）肝性脑病和电解质紊乱

1）术前了解患者有无穿刺禁忌证。

2）放液速度不宜过快，放液量要控制，一次不要超过 3 000mL。

3）出现症状时（如注意力下降、言语混乱甚至昏迷）停止抽液，按照肝性脑病处理，并维持酸碱、电解质平衡。

（2）出血、损伤周围脏器

1）术前要复核患者的凝血功能。

2）操作动作规范、轻柔，熟悉穿刺点，避开腹部血管。

（3）感染

1）严格按照腹腔穿刺的无菌操作。

2）感染发生后根据病情适当应用抗生素。

（4）休克

1）注意控制放液速度。

2）如发生休克应立即停止操作，进行适当处理（如补液、吸氧、使用肾上腺素等）。

（5）麻醉意外

1）术前要详细询问患者的药物过敏史，特别是麻醉药。

2）若使用普鲁卡因麻醉，术前应该做皮试。

3）手术时应该备好肾上腺素等抢救药物。

五、相关知识及注意事项

1. 严格无菌操作，防止腹腔感染。

2. 术中严密观察患者面色及生命体征，如发现头晕、恶心、心悸、气促、脉快、晕厥、休克等表现应立即停止操作，并作适当处理。

3. 抽腹水的速度和量　抽腹水的速度不宜过快，以防腹压骤然降低、内脏血管扩张而发生血压下降甚至休克等现象。一般每次抽腹水 3 000~6 000mL；肝硬化患者第 1 次抽腹水不超过 3 000mL，以免诱发肝性脑病和电解质紊乱，但在补充输注白蛋白的基础上，也可以适当增加抽液量。

4. 腹腔穿刺时若未能抽出液体或者液体流出不畅，可将穿刺针退至皮下，稍作移动改变方向或变换体位再次穿刺。

5. 大量腹水患者，为防止腹腔穿刺后腹水渗漏，在穿刺时注意勿使皮肤至腹膜壁层位于同条直线上，方法是采用移行进针，即当针尖通过皮肤到达皮下后，稍向周围移动穿刺针尖，然后再向腹腔穿刺。(也称"Z"字形进针)。

6. 若为血性腹水，留取标本后停止放液。

7. 若为脓性腹水，应尽量引流腹水。

腹腔穿刺术评分标准

项目	内容	分值	得分
操作前准备	1. 物品准备：常规消毒治疗包 1 个（内有 2 把镊子、2 个弯盘），无菌腹穿包 1 个（内有腹穿针、纱布、洞巾、血管钳），消毒棉球及留检标本试管、注射器（5mL 及 50mL 各 1 个）	4	
	2. 操作前洗手，着装：穿工作服，戴口罩、帽子	2	
	3. 核对患者信息，向患者交代穿刺风险与获益，签署知情同意书	5	
	4. 体位选择：选择合理的体位，术前须排尿以防穿刺损伤膀胱，患者可取适当体位，如半卧位、平卧位或侧卧位	5	
	5. 穿刺点：一般选择左下腹脐与髂前上棘连线中外 1/3 交点；也可取脐与耻骨联合中点上 1cm，偏左或偏右 1.5cm 处；侧卧位选脐水平线与腋前线或腋中线的交点；对少量或包裹性腹水，需超声指导下定位穿刺	5	
操作过程	6. 常规消毒（以穿刺点为中心，直径大约 15cm 范围）先碘酒、后乙醇脱碘 2 次（或直接聚维酮碘消毒 2 次）	5	
	7. 戴无菌手套，铺消毒洞巾	5	
	8. 用 5mL 无菌注射器抽取 2% 利多卡因 3mL 以上，双人核对	5	
	9. 自皮肤至壁腹膜以 2% 利多卡因作局部麻醉（注意：先进针，回吸未见血，注射麻醉药物，进针）	5	
	10. 麻醉生效后，检查穿刺针是否通畅，并将麻醉针与穿刺针进行比针	5	
	11. 操作者左手示指及中指固定穿刺部位皮肤，右手持穿刺针经麻醉处逐步刺入腹壁，待感到针尖抵抗突然消失时，表示针尖已穿过腹膜壁层，即可抽取和引流腹水	6	
	12. 正确固定穿刺针，接上注射器，松开血管钳，抽出积液	5	
	13. 当抽满注射器时，由助手以钳子夹闭橡皮管，以防空气进入腹腔。取下注射器排空腹水，再将注射器接回橡皮管，放开钳子重新吸液，如此反复	6	
	14. 诊断性穿刺者，可用注射器抽取腹水 50~100mL 常规送检，并进行培养，涂片及脱落细胞学检查送检标本待穿刺完毕后装入试管中	6	
	15. 穿刺完毕，拔出穿刺针	2	
	16. 覆盖无菌纱布，胶布固定，注意粘贴胶布与身体纵轴垂直，超出敷料宽度一半	5	
	17. 辅助恢复体位，询问有无不适症状，告知患者穿刺部位避免碰水 3d，评价生命体征及有无并发症	5	
	18. 垃圾分类处理，各类包装袋入黑桶，医疗垃圾入黄桶，锐器入锐器盒	2	

续表

项目	内容	分值	得分
职业素养总体评价	19. 整个穿刺过程手法熟练，动作流畅	7	
	20. 着装整洁，仪表端庄，举止大方	2	
	21. 人文关怀：穿刺过程中注意询问患者感受，体现爱护患者的意识	8	
总分		100	

练 习 题

1. 腹穿下腹部的穿刺点为（　　）

A. 左下腹脐与髂前上棘连线中、外 1/3 交点

B. 右下腹脐与髂前上棘连线中、外 1/3 交点

C. 左下腹脐与髂前上棘连线中、外 2/3 交点

D. 右下腹脐与髂前上棘连线中、外 2/3 交点

E. 左下腹脐与腹直肌外缘中、外 1/3 交点

2. 左下腹穿刺点不易损伤（　　）

A. 腹壁静脉　　　　　　　B. 腹壁动脉　　　　　　　C. 髂内动脉

D. 髂内静脉　　　　　　　E. 下腔静脉

3. 腹腔穿刺术的消毒范围为以穿刺点为中心，直径为（　　）

A. 10cm　　　　　　　　B. 12cm　　　　　　　　C. 14cm

D. 15cm　　　　　　　　E. 17cm

4. 初次放腹水的量为（　　）

A. 1 000mL　　　　　　B. 2 000mL　　　　　　C. 3 000mL

D. 4 000mL　　　　　　E. 5 000mL

5. 腹穿的禁忌证为（　　）

A. 严重腹内胀气，肠梗阻肠管扩张显著者

B. 妊娠中后期

C. 卵巢巨大囊肿者

D. 因既往手术或炎症引起腹腔内广泛粘连者

E. 躁动而不能合作者

6. 腹腔穿刺术可以采取的体位是（　　）

A. 俯卧位　　　　　　　　　　　B. 端坐位（身体完全直立，仅靠背部支撑）

C. 半卧位（床头抬高 30°~45°）　　D. 平卧位（穿刺侧下肢稍屈曲）

E. 左侧卧位（双腿屈曲，腹部放松）

7. 大量腹水防止腹水沿穿刺针路外渗有哪些方法？（　　）

A. 垂直进针　　　　　　B. Z 字形穿刺　　　　　　C. 蝶形胶布固定

D. 术后按摩局部 1~2min　　　　E. 涂火棉胶封闭

参考答案

1. A　2. B　3. D　4. C　5. ABCDE　6. CDE　7. BCDE

第十节　腰椎穿刺术

一、目的

1. 常用于检查脑脊液性质，对诊断脑炎、脑膜炎、脑血管病、脑瘤等神经系统疾病有重要意义。

2. 测定颅内压力，评估蛛网膜下腔通畅性。

3. 用于鞘内注射药物。

二、适应证

1. 诊断性穿刺

（1）中枢神经系统感染，如病毒性脑炎、细菌性脑炎（如流行性脑脊髓膜炎、结核性脑膜炎、化脓性脑膜炎）、真菌性脑膜炎等疾病的诊断与鉴别诊断，也可用于此类感染性疾病的疗效判定。

（2）测定脑脊液压力。

（3）疑诊原发性颅脑肿瘤或其他部位恶性肿瘤颅脑转移。

（4）疑诊脑血管或脊髓血管破裂、栓塞以及蛛网膜下腔出血。

（5）行脑脊液动力学试验，了解有无椎管梗阻性疾病。

（6）注入造影剂，行气脑造影、脊髓造影等检查。

2. 治疗性穿刺

（1）颅脑挫裂伤、蛛网膜下腔出血以及颅脑手术后，腰椎穿刺放出血性脑脊液，可减轻脑膜刺激征，降低蛛网膜颗粒阻塞、蛛网膜下腔粘连以及脑积水发生的可能。

（2）中枢神经系统感染、肿瘤等疾病，可于椎管内注入抗生素或化疗药物进行治疗。

三、禁忌证

1. 颅内压明显升高，如视盘水肿或脑疝先兆。

2. 颅底骨折或其他原因引起脑脊液漏。

3. 颅后窝占位性病变或伴有脑干症状。

4. 颅脑外伤合并脊柱损伤，应在判明脊椎损伤情况后酌情进行。

5. 穿刺局部皮肤、软组织或脊柱感染。

6. 术后颅内引流条、引流管尚未拔除时腰椎穿刺要慎重。

7. 病情严重、多器官功能衰竭患者。

8. 凝血机制异常者。

四、操作过程

1. 操作前准备

（1）患者准备

1）向患者交代腰椎穿刺目的、操作过程和可能的风险。

2）签署知情同意书。

（2）材料准备：消毒腰穿包（内含弯盘、腰穿针、洞巾、血管钳、布巾钳、小消毒杯、纱布、标本容器）、无菌手套、操作盘、5mL 注射器、一次性测压管、2% 利多卡因、聚维酮碘、胶布、纱布。

（3）操作者准备

1）核对患者信息。

2）洗手，戴好帽子、口罩。

3）检查患者眼底，判断是否存在眼底水肿，查看患者头颅 CT 及 MRI 影像。

2. 操作步骤

（1）选择合适体位：患者侧卧于硬板床上，背部与床面垂直，背部靠近床缘，头尽量向前胸屈曲，两手抱膝紧贴腹部，使躯干尽可能弯曲呈弓形；或由助手在操作者对面用一手抱住患者头部，另一手挽住双下肢腘窝处并用力抱紧，使脊柱尽量后凸增宽椎间隙，便于进针。

（2）确定穿刺部位：一般以髂后上棘连线与后正中线的交会处为穿刺点，该部位相当于第 3、4 腰椎棘突间隙，有时也可在上一或下一腰椎间隙进行。新生儿腰椎穿刺宜在第 3、4 或第 4、5 腰椎间隙进行，不能上移以免损伤脊髓。两侧髂嵴最高点连线与后正中线交点为穿刺点。

（3）消毒麻醉：术前常规以聚维酮碘消毒局部皮肤，范围以穿刺点为中心，直径 15cm，操作者戴无菌手套，铺无菌洞巾，用 2% 利多卡因行局部皮肤、皮下组织及椎间韧带浸润麻醉。

（4）穿刺：操作者以左手拇指、示指或示指、中指固定穿刺点皮肤，右手持穿刺针，进针方向垂直于患者背部并略斜向头侧，沿棘突间隙刺入。进针时注意将穿刺针尾端带有凹槽的一侧朝向患者头侧以使针尖的斜面朝向头侧（穿刺时穿刺针斜面朝上，当穿刺成功后，将针斜面朝向头侧）。成人进针深度为 4~6cm，儿童则为 2~4cm。当针尖穿破韧带与硬脊膜时，有明显突破感，此时可将针芯慢慢抽出（以防脑脊液迅速流出，诱发脑疝），可见脑脊液流出。

（5）测脑脊液压力：嘱患者全身放松，双下肢舒展。在放液前先接上测压管测量压力，正常侧卧位脑脊液压力为 70~180mmH$_2$O 或 40~50 滴 /min。压腹试验可了解穿刺针是否在蛛网膜下腔中，奎肯施泰特试验（Queckenstedt test）可了解蛛网膜下腔有无阻塞。

（6）留取标本：若压力不高或稍高，移去测压器，缓慢放脑脊液 2~6mL，留取标本顺序如下。第 1 管进行细菌学检验，如革兰氏染色、真菌染色及真菌培养；第 2 管化验糖及蛋白，若怀疑多发性硬化，可化验寡克隆区带及髓鞘碱性蛋白；第 3 管进行细胞计数及分类；第 4 管根据患者情况进行特异性化验，如怀疑神经梅毒应检验性病研究实验室试验（Venereal Disease Research Laboratory test，VDRL test）；怀疑结核性脑膜炎或单纯疱疹应进行 PCR 检测；怀疑隐球菌感染应进行墨汁染色；如果需要做脑脊液培养，应用无菌操作法留取标本。放液结束后再测脑脊液终压。

（7）鞘内给药：如需鞘内注射药物，可用生理盐水稀释后缓慢注入。

（8）按压固定：术毕，插入针芯，拔出穿刺针。按压 1~2min，以无菌纱布覆盖，胶布固定。

（9）嘱患者去枕平卧 4~6h、多饮水预防腰穿后头痛。

（10）书写操作记录。

3. 并发症及处理

（1）腰穿后头痛：是最常见的腰穿并发症，见于腰穿后 24h。患者卧位时头痛消失，坐位时头痛加剧，多为枕部跳痛，可持续 1 周。病因可能是穿刺点渗出或脑组织牵拉、移位。腰穿后嘱患者平卧 6h、多饮水，用细的腰穿针、腰穿针的针尖斜面与患者身体长轴平行有助于预防腰穿后疼痛。

（2）马尾及脊髓圆锥损伤：少见。腰穿时如果患者突然出现感觉异常（如下肢麻木或疼痛）应立即停止腰穿。

（3）小脑或延髓下疝：腰穿中或腰穿后发生脑疝非常少见，多见于高颅压患者，及早发现可以治疗。

（4）脑膜炎。

（5）蛛网膜下腔或硬膜下腔出血，见于正在进行抗凝治疗或存在凝血障碍的患者，可导致瘫痪。

五、相关知识及注意事项

1. 腰穿的目的是通过穿刺蛛网膜下腔获取脑脊液，即从腰池获取液体。腰池指从脊髓圆锥至硬脊膜下端的解剖区域，被蛛网膜及其外的硬脊膜包绕，内有终丝及马尾神经根。

2. 成人脊髓多终止于 L_1、L_2 椎间隙水平，儿童脊髓多终止于 L_2、L_3 椎间隙。腰穿最常用的穿刺点是 L_3、L_4 椎间隙，双侧髂嵴上缘连线与后正中线相交处为 L_3、L_4 椎间隙。自 L_3、L_4 椎间隙进针，腰穿针依次穿过下列结构：皮肤、脊上韧带、脊间韧带、黄韧带、硬膜外腔、硬脊膜、硬膜下间隙、蛛网膜、蛛网膜下腔。

3. 压腹试验和压颈试验

（1）压腹试验：腰椎穿刺时，检查者用拳头用力压迫患者腹部，持续 20s。如果脑脊液在测压管中迅速上升，解除压迫后迅速下降至原水平，说明腰穿针在穿刺处的蛛网膜下腔；如果压腹试验脑脊液在测压管中液平不上升或上升十分缓慢，说明穿刺针不在蛛网膜下腔。

（2）压颈试验：脊髓病中疑有椎管阻塞时可用，高颅压者禁用。

1）血压计气囊法：腰椎穿刺成功后，用一血压计气囊缠于患者颈部，接上血压表。先做压腹试验，证明腰穿针在脊髓蛛网膜下腔内；再由助手将血压计气囊内压力升至

20mmHg 并维持之。操作者从加压起每隔 5s 报脑脊液水柱高度数 1 次，由助手记录，共报 30s。然后由助手将气囊气体放掉，在放气时仍每隔 5s 报水柱高度数 1 次并记录之。按同样方法，分别将气囊压力升到 40mmHg 及 60mmHg，重复上述步骤取得 3 组压力变化读数。

2）徒手法：即在测定初压后，由助手先压迫一侧颈静脉约 10s，再压另一侧，最后同时按压双侧颈静脉。

4. 压力分析   椎管通畅时，每次压颈后脑脊液迅速上升，去除颈部压力后，脑脊液迅速下降至原来水平的水柱高度；椎管部分阻塞时，压颈后脑脊液上升缓慢，水柱高度较低，放压后脑脊液下降缓慢，并不能回到原水平的高度数；椎管完全阻塞时，压颈后脑脊液不上升，但压腹后脑脊液水平仍能上升和下降到原水平。

5. 注意事项

（1）严格掌握禁忌证，凡怀疑有颅内压升高者必须先做眼底检查，如果有明显视盘水肿或者脑疝先兆，禁忌穿刺。

（2）穿刺时患者如果出现呼吸、脉搏、面色异常等情况时，立即停止操作，并做相应处理。

（3）鞘内给药时应放出等量脑脊液，然后再等量置换药液注入。

腰椎穿刺术评分标准

项目	内容	分值	得分
操作前准备	1. 核对患者信息	5	
	2. 与患者及家属沟通，交代穿刺目的，签知情同意书	5	
	3. 测量患者生命体征（如测血压），检查眼底，查看有无视盘水肿	5	
	4. 洗手，准备腰穿物品	2	
操作过程	5. 体位摆放：患者左侧卧位，背部近床缘，背平面与床面垂直，头向胸部贴近，背部弓形向穿刺者，下肢屈曲至腹部，双手抱膝，使椎间隙增宽	5	
	6. 穿刺点选择：两侧髂嵴最高点连线与腰椎连线交点，即 L_3、L_4 椎间隙为穿刺点（取此线上位或下位椎间隙穿刺均正确）	5	
	7. 消毒：以穿刺点为中心，用聚维酮碘棉球从内向外进行消毒，消毒范周直径约 15cm，并覆盖上下两个椎间隙，共 3 遍，范围逐次递减	7	
	8. 查看腰穿包包装是否完整，是否在有效期内；打开腰穿包，清点包内物品，检查腰穿针及测压管有无缺陷；戴无菌手套	5	
	9. 铺洞巾，助手协助固定	2	
	10. 局部麻醉：核对麻醉药品；抽取 2% 的利多卡因 3~5mL，先打皮丘，而后垂直进针，边进边回抽边推注，逐层浸润麻醉，拔针后用纱布按压止血	9	

续表

项目	内容	分值	得分
操作过程	11. 穿刺：左手固定穿刺点皮肤，右手持针，针尖斜面朝上，以垂直背部方向缓慢刺入，进针深度成人为4~6cm；有落空感后拔出针芯见液体流出为穿刺成功	10	
	12. 测脑脊液压力：嘱患者放松，请助手协助缓慢将双腿伸直；缓慢拔出针芯，连接测压管，脑脊液在管内上升到一定水平出现液面随呼吸有轻微被动，此时的读值即为患者的脑脊液压力数值，必要时做压颈试验、压腹试验	8	
	13. 无菌操作法留取脑脊液样本	2	
	14. 拔出穿刺针，再次消毒穿刺部位，无菌纱布覆盖固定	3	
	15. 帮助患者恢复体位，嘱其去枕平卧4~6h，多饮水	3	
	16. 再次测量血压等生命体征	3	
	17. 再次洗手，书写操作记录	2	
	18. 物品处理得当，垃圾分类正确	2	
职业素养总体评价	19. 整个穿刺过程手法熟练，动作流畅	7	
	20. 着装整洁，仪表端庄，举止大方	2	
	21. 人文关怀：穿刺过程中注意询问患者感受，体现爱护患者的意识	8	
	总分	100	

练 习 题

1. 下列哪项不是腰椎穿刺的适应证（   ）

A. 脑膜炎的诊断　　　　　　B. 脑出血致颅内压增高　　　C. 脑脊液检查

D. 脊髓造影　　　　　　　　E. 原发性颅脑肿瘤

2. 腰椎穿刺术前患者应采取的体位是（   ）

A. 平卧位　　　　　　　　　B. 坐位　　　　　　　　　　C. 侧卧屈膝位

D. 俯卧位　　　　　　　　　E. 截石位

3. 腰椎穿刺后患者最常见的并发症是（   ）

A. 头痛　　　　　　　　　　B. 感染　　　　　　　　　　C. 出血

D. 神经损伤　　　　　　　　E. 尿潴留

4. 腰椎穿刺术中，以下哪项是错误的操作（   ）

A. 严格无菌操作　　　　　　　　　　　B. 选择正确的穿刺点

C. 快速穿透皮肤和韧带　　　　　　　　D. 缓慢推进穿刺针

E. 凡疑有颅内压升高者必须先做眼底检查

5. 腰椎穿刺术中可能遇到的困难包括（　　　）

A. 肥胖　　　　　　　　　B. 脊柱畸形　　　　　　　　C. 穿刺针过细

D. 穿刺针过粗　　　　　　E. 穿刺包过期

参考答案

1. B　2. C　3. A　4. C　5. AB

第十一节　骨髓穿刺术

一、目的

1. 诊断作用　通过检查骨髓细胞增生程度、细胞组成及其形态学变化、细胞遗传学（染色体）、分子生物学、造血干细胞培养、寄生虫和细菌学等，协助临床诊断。

2. 治疗作用　用于观察疗效和判断预后，还可为骨髓移植提供骨髓。

二、适应证

1. 血液系统疾病　各种类型的贫血、白血病、血小板减少症、粒细胞减少或缺乏症、骨髓纤维化等疾病的诊断及治疗效果的判断。

2. 肿瘤与类脂质代谢紊乱性疾病　多发性骨髓瘤、恶性组织细胞病或组织细胞增生症 X、恶性淋巴瘤、转移癌、戈谢病或尼曼 - 皮克病等。

3. 传染性疾病与寄生虫病　败血症、伤寒、痢疾及黑热病。

4. 类白血病反应和脾功能亢进。

5. 骨髓供体。

6. 其他　原因不明的长期发热、全身淋巴结及肝脾大等。

三、禁忌证

1. 血友病患者及严重凝血功能障碍者禁止骨髓穿刺检查。

2. 穿刺部位局部感染为其相对禁忌证。

3. 有出血倾向者操作时应特别注意。

四、操作过程

1. 操作前准备

（1）患者准备

1）向患者及家属解释骨髓穿刺的目的、意义、操作过程，可能的风险。

2）签署知情同意书。

（2）材料准备：治疗盘（内有消毒液、棉棒、胶布等）、骨髓穿刺包、消毒手套、清洁推片、玻片和 2% 利多卡因。如果为一次性骨穿包，内含有聚维酮碘棉球、一次性镊子、骨穿针、5mL 注射器和 20mL 注射器各 1 支、玻片、消毒弯盘 2 个、无菌洞巾及无菌手套。做骨髓染色体或免疫分型、分子生物学检查需准备好培养瓶、抗凝管，而行细菌或细胞培养要准备好相应的培养器皿。

（3）操作者准备

1）核对患者信息。

2）洗手，戴好帽子、口罩。

3）操作前行凝血功能检查。

2. 操作步骤

（1）洗手后选择穿刺部位和合适体位

1）髂后上棘穿刺点：患者取侧卧或俯卧位，在骶椎两侧、臀部上方突出的部位（骶椎两侧髂骨上缘下 6~8cm 与脊柱旁开 2~4cm 交汇处）。该穿刺位点在临床上较常选用。

2）髂前上棘穿刺点：患者取仰卧位，在髂前上棘后 1~2cm 处，此部位骨面较平坦，易于固定，操作方便，危险性小。该穿刺位点在临床上亦较常选用。

3）胸骨穿刺点：患者取仰卧位，在胸骨柄或胸骨体相当于第 1、2 肋间隙的部位。此部位胸骨较薄，其后为心房和大血管，穿刺时务必小心，以防穿透胸骨发生意外。一般不选择该穿刺部位，不过由于胸骨骨髓液含量丰富，当其他部位穿刺失败时，可以做胸骨穿制。

4）腰椎棘突穿刺点：患者取坐位或侧卧位，在腰椎棘突突出处，临床少用。

5）胫骨穿刺点：一般只用于新生儿或婴儿，常采用仰卧位，由助手固定小腿，在胫骨中上三分之一交界处外侧面。

（2）消毒麻醉：术前常规用聚维酮碘消毒局部皮肤，范围不小于穿刺点周围 15cm，操作者打开骨穿包，戴无菌手套铺无菌洞巾，后用 2% 利多卡因行穿刺部位皮肤、皮下至骨膜浸润行多点麻醉，重点是骨膜麻醉。如果使用一次性骨穿包，操作者需先核对骨穿包在有效期内，然后打开骨穿包，戴手套，常规消毒局部皮肤，铺无菌洞巾，再进行局部麻醉。

（3）固定骨髓穿刺针长度：将骨髓穿刺针的固定器固定在适当的长度上，如髂骨穿刺一般进针 1.5cm，胸骨、腰椎棘突、胫骨穿刺约 1.0cm（固定穿刺针长度应根据患者皮下脂肪厚度作适当调整）。穿刺前还应检查针管是否通畅，针芯与穿刺针长度是否一致。

（4）穿刺操作：操作者用左手拇指和示指固定穿刺部位，用右手持骨髓穿刺针由骨面垂直刺入（胸骨穿刺应与骨面呈 30°~40° 角刺入），当针尖接触骨质后，沿垂直于骨面、顺穿刺针针体长轴左右旋转，边旋转边进针，平缓地刺入骨质。当感到穿刺阻力消失（骨质变得松软），且穿刺针固定在骨内时，提示穿刺针已进入骨髓腔。若穿刺针未固定，则应旋转刺入少许以达到固定为止。

（5）抽取骨髓液：拔出针芯，接上干燥的 10mL 或 20mL 注射器，用适当的、平缓的力量抽吸。若针头确定在骨髓腔内，抽吸时患者略感疼痛不适，随即有少量红色骨髓液进入注射器中。

若仅行骨髓涂片检查，抽取的骨髓液一般为 0.1~0.2mL，刚好没过注射器针栓部位即可；若用力过猛或抽吸过多，骨髓液会被稀释。如果需要行骨髓染色体或免疫分型检查，应在留取骨髓涂片标本后，再抽取 1~2mL 注入相应的器皿中以备检查；如需做细菌培养，可抽取骨髓液 1.5mL，注入培养瓶过程应注意无菌操作，必要时可将注射器针座及培养瓶开启处通过酒精灯火焰灭菌。

（6）骨髓涂片：将骨髓液快速滴在载玻片上推开，立即制备骨髓涂片数张以备骨髓细胞的有核细胞计数、形态学或组织化学染色检查。

（7）按压固定：骨髓液抽取完毕，重新插入针芯。左手取无菌纱布，置于针眼处，右手拔出穿刺针，立即将纱布盖于针眼上，按压 1~2min，再用胶布固定。

（8）书写操作记录。

3. 并发症　麻醉意外、局部疼痛、局部感染、出血或血肿等；如果为胸骨穿刺，有损伤心包及大血管的可能。

五、相关知识及注意事项

1. 有出血倾向者操作时应特别注意，血友病患者禁止行骨髓穿刺。

2. 严格执行无菌操作，以免发生骨髓炎。

3. 术前应先检查穿刺针是否配套、穿刺针与注射器是否连接良好。

4. 注射器与穿刺针必须干燥，以免发生溶血。

5. 穿刺针与骨面尽可能保持垂直，倾斜时穿入骨髓腔刺入的长度需增加。

6. 穿刺针头进入骨质后应避免大幅度摆动，以免折断穿刺针或损伤骨质，胸骨穿刺时用力不可过猛，刺入不可过深，以防穿透胸骨发生意外。

7. 穿刺过程中，若感到骨质坚硬，难以进入髓腔时，不可强行进针，以免断针，如果发生此类情况，应考虑为大理石骨病的可能，建议及时行骨骼 X 线检查明确诊断。

8. 进行骨髓细胞形态学检查时抽取的骨髓液量不可过多，以免稀释而影响骨髓增生程度的判断、细胞计数和分类结果。抽取骨髓液前注射器抽吸一定量空气可利于少量骨髓液的打出，另外涂片前将载玻片倾斜 30°~40°，取上半部分涂片可减少稀释的发生。

9. 骨髓液取出后应立即涂片，当骨髓液中纤维蛋白原或幼稚细胞含量高时，极易发生凝固，导致涂片失败。

10. 涂片速度均匀，选择骨髓小粒部分涂片，推片与载玻片保持约 30° 角平稳向前推进至玻片另一端。要求厚度适宜，头、体、尾明显，细胞分布均匀。

11. 送检骨髓涂片时，应同时附送 2~3 张外周血涂片。

12. 用于骨髓移植时，常采用连续硬膜外麻醉，供者一般取俯卧位，采用多部位分层抽取骨髓，用 1：100 肝素抗凝。

骨髓穿刺术评分标准

项目	内容	分值	得分
操作前准备	1. 核对患者信息，告知患者检查的必要性和注意事项，并请患者或其家属签署知情同意书	3	
	2. 规范洗手，戴口罩、帽子	2	

续表

项目	内容	分值	得分
操作前准备	3. 备齐用物：骨穿包、无菌手套、麻醉药物、消毒用品、玻片和推片	4	
	4. 穿刺体位：患者取侧卧或平卧位	5	
操作过程	5. 暴露、确认并标记穿刺部位（通常在髂前上棘或髂后上棘）	5	
	6. 消毒穿刺部位：范围不小于15cm（消毒两遍以上，自内向外，螺旋消毒）	5	
	7. 取骨穿包，确认灭菌标识及有效期（灭菌标识清晰、品名相符、在有效期内、内容齐全），打开穿刺包	5	
	8. 戴无菌手套	4	
	9. 铺无菌洞巾	4	
	10. 局部麻醉：核对麻醉药品，抽取麻醉药品，注射皮丘，逐层浸润推药，注意回抽，至骨膜处多点注射	5	
	11. 检查穿刺针针管是否通畅，针芯与穿刺针长度是否一致	5	
	12. 穿刺抽取骨髓操作：与局部麻醉针头比对，确定穿刺针深度；垂直刺入皮肤和皮下组织，确认刺入骨髓腔，连接注射器	10	
	13. 抽取骨髓0.1~0.2mL，去除注射器，合上针芯，将骨髓置于玻片上，必要时再次抽取骨髓1~2mL送细菌培养；注意观察患者反应并及时处理	10	
	14. 穿刺结束，拔出穿刺针	4	
	15. 消毒穿刺点，局部按压3min，无菌纱布覆盖，胶布横向固定	5	
	16. 交待注意事项	5	
	17. 垃圾分类处理，各类包装袋入黑桶，医疗垃圾入黄桶，锐器入锐器盒	2	
职业素养总体评价	18. 整个穿刺过程手法熟练，动作流畅	7	
	19. 着装整洁，仪表端庄，举止大方	2	
	20. 人文关怀：穿刺过程中注意询问患者感受，体现爱护患者的意识	8	
总分		100	

练 习 题

1. 骨髓穿刺术的禁忌证为（　　　）

A. 血友病

B. 腰椎骨折

C. 多发性骨髓瘤累及骨盆

D. 前一次穿刺后局部皮肤感染

E. 幼儿

2. 成人骨髓穿刺术最常选用的穿刺部位是（　　　）

A. 胸骨　　　　　　　　　　　B. 髂后上棘　　　　　　　　C. 胫骨上端

D. 棘突　　　　　　　　　　　E. 肋骨

3. 对新生儿成婴儿来说，骨髓穿刺术最常选用的穿刺部位是（　　　）

A. 胸骨　　　　　　　　　　　B. 髂后上棘　　　　　　　　C. 胫骨上端

D. 棘突　　　　　　　　　　　E. 髂前上棘

4. 下列哪些疾病需做骨髓穿刺术（　　　）

A. 各种贫血　　　　　　　　　B. 白血病　　　　　　　　　C. 脾功能亢进

D. 骨髓瘤　　　　　　　　　　E. 淋巴瘤

5. 骨髓穿刺术操作前需准备（　　　）

A. 骨髓穿刺包　　　　　　　　B. 2% 利多卡因注射液　　　C. 载玻片及推玻片

D. 必要的医疗谈话与签字　　　E. 激素等抗过敏药物

6. 对骨髓穿刺术，正确的操作有（　　　）

A. 以穿刺点为中心进行局部消毒，消毒范围宜大

B. 局部麻醉时皮肤表面和骨膜推注量应多，皮下脂肪组织不推注或推注量应少

C. 穿刺时需先固定穿刺针的长度

D. 操作者用右手持穿刺针与穿刺部位呈垂直角度缓缓钻刺而入，达骨髓腔时可有空脱感

E. 抽吸骨髓液不宜过多，以少于 0.2mL 为宜

参考答案

1. A　2. B　3. C　4. ABCDE　5. ABCD　6. ABCDE

第十二节　创伤急救技术

一、急救止血技术

（一）目的

可以迅速、有效地控制组织外出血，减少机体血容量的丢失，尽可能避免失血性休克的发生。

（二）适应证和禁忌证

1. 适应证

（1）各种致伤因素导致的周围血管出血。

（2）各类体表创面、创口的出血。

2. 禁忌证

（1）一些特殊感染导致的截肢不宜用止血带，如气性坏疽。

（2）血管闭塞性脉管炎、动脉硬化症、明显的周围血管病、严重的高血压或糖尿病，慎用止血带。

（三）操作前准备

1. 止血物品的准备　包括急救包、无菌棉垫、小纱布、绷带、胶布、三角巾、弹性橡皮带、空气止血带、记号笔、纸片等。

2. 止血相关药品的准备　注射用生理盐水和止血药，如去甲肾上腺素、凝血酶等。

3. 止血操作前的沟通与人文关怀　了解受伤经过；检查患者出血情况；选择合适的止血器材；告诉患者需要采取的止血方法，安抚患者情绪，争取患者的配合。

（四）止血方法

1. 加压包扎止血法　这是在急救中最为常用的方法，多用于静脉和小动脉损伤出血。用消毒纱布或干净的敷料折叠成比伤口稍大的垫盖住伤口，再用绷带或折成条状的布带加压包扎。包扎的压力要均匀，范围足够大。包扎后将患肢抬高，以增加静脉回流，减少出血。

2. 填塞止血法　常用于深部且腔隙较大的组织创伤，如骨盆、胸腹部以及腹股沟或腋窝等部位的活动性出血，可用无菌大纱布或有尾棉填塞伤口，加压包扎固定。此法止血不够彻底，且可能增加感染机会。另外，在清创去除填塞物时，可能出现凝血块随同填塞物同时被取出，导致较大的出血。

3. 指压止血法　是一种简单的临时性止血方法，通过向骨骼方向按压伤口出血部位近心端的动脉血管，达到临时止血的目的。指压止血法适用于头、颈及四肢的动脉出血，依据出血部位的不同，有表 6-12-1 所示止血方法。

表 6-12-1　动脉出血的指压止血

血管	止血方法
颞浅动脉	外耳道前方，压向乳突部
面动脉	下颌角下缘，压向下颌骨
耳后动脉	耳后突起下方稍外侧，压向后枕部
颈总动脉	胸锁乳突肌中段内侧，压向第 5 颈椎横突
锁骨下动脉	锁骨中点上方的锁骨上窝内，压向锁骨
肱动脉	上臂内侧中段肱二头肌内侧沟，压向肱骨
指动脉	手指两侧指根部，压向指骨
股动脉	腹股沟韧带中点下方，压向骨盆
腘动脉	腘窝偏内侧，压向股骨
胫后动脉	内踝下方，压向跟骨
足背动脉	第 1、2 跖骨基底部之间，压向跖骨

指压止血法是应急措施，因四肢及头面部动脉都有侧支循环，故其效果有限，且难以持久。因此，应根据情况适时改用其他止血方法。

4. 屈曲加垫止血法　当前臂或小腿有活动性出血，而现场缺乏足够止血物品时，可在肘窝、腘窝内放置棉纱垫、毛巾或衣物等物品，屈曲关节，用三角巾或布带做"8"字固定。注意有骨折或关节脱位时不能使用。

5. 止血带止血法　在创伤急救时，止血带一般用于四肢的活动性出血，并且在直接压迫肢体止血失败时选用。

（1）止血带的常用类型

1）橡皮管止血带：取材方便、易得，但压力不易控制，对大动脉控制效果欠佳，后期较易松动，只便于急救时使用。

2）卡带式止血带：操作简单，单手即可完成操作，具有快速自动锁紧和解脱装置；但也存在压力不足的缺点。

3）充气止血带：其特点是压迫面积较广，压力均匀，可根据连接的压力表随时测定、显示及调节压力，操作简便，安全性较高，常用于四肢活动性大出血或骨科手术过程。分为电动充气式和手动充气式两种，其中电动充气式止血带主要用于手术室；手动充气式止血带便于携带且可监测压力，常用于院前急救及患者转运。

（2）止血带的使用方法及注意事项

1）根据止血带使用部位和患者实际情况选择合适的止血带，院前急救时优先使用便携、操作快捷的止血带，院内急救优先使用充气止血带。

2）使用前检查止血带情况，应仔细检查气压止血带管路是否密封良好，绑扎束带是否平整，以避免使用过程中因漏气而延误救治。

3）止血带绑扎部位：临床上基本认可的位置是：上肢在上臂上 1/3，下肢在大腿中、上 1/3。止血带应避免置于前臂、小腿、肘关节、膝关节或被刺穿的部位。

4）使用止血带前应将患肢抬高，绑扎部位用纱布或棉垫、毛巾、衣物等衬垫，绑扎止血带后，再在其上用绷带环扎加固。

5）止血带压力设置：成人上肢一般不高于 300mmHg（40kPa），下肢不高于 500mmHg（66.7kPa），儿童减半。

6）止血带使用时间：原则上应尽量缩短使用时间，通常可允许 1h 左右。若病情需要，可松开止血带（局部加压包扎）10min 左右再继续应用，使用时间一般不应超过 4h。

7）止血带的解除：在输血、输液并准备好有效的止血方法后，在密切观察患者生命体征下缓慢放松止血带。院前急救时，在无法将患者送到医院得到正规救治前，为保住生命止血带可以不解开。

8）止血带使用人员应该准确记录止血带使用的起始时间，优先后送，并做好交接工作。

（五）常见并发症及处理

1. 连续使用止血带一段时间后，患者局部或肢体远端可能出现疼痛加重、麻痹、全身烦躁不安、出冷汗以及血压升高等症状，主要原因为阻断肢体供血时间过久，导致肢体缺血性疼痛。根据病情可以适当给予非甾体抗炎药。

2. 如果长时间使用止血带，可能会使患肢发生永久性神经损伤，肌肉损伤、溶解或坏死等并发症。因此，在临床应用中应尽可能减少止血带的使用时间。

3. 有时因局部加压包扎或止血带压力过大，使局部皮肤发生瘀斑或产生张力性水疱。严重者可能发生局部皮肤坏死。

4. 预防止血带休克：止血带休克是指肢体缺血再灌注一段时间后，出现血压进行性降低的全身性反应。因为突然完全放松止血带时，机体大量血液流向患肢，造成全身有效血容量循环灌注压不足而导致休克。因此，应缓慢放松止血带，避免一松到底。

二、急救包扎技术

（一）目的

压迫止血、固定敷料、保护伤口、稳定骨折及关节、减轻疼痛。

（二）适应证和相对禁忌证

1. 适应证　包扎技术在创伤急救中应用广泛，适用于全身开放性损伤，如头面部、四肢及躯干。

2. 相对禁忌证

（1）一些特殊部位或特殊原因造成的开放伤，需暴露伤口，不建议包扎处理，如颜面部烧伤等。

（2）某些特殊部位的骨折并伴有神经损伤症状的开放伤，避免行加压包扎，如肱骨中下段开放性骨折伴桡神经损伤者。

（三）操作前准备

1. 包扎物品的准备　常用的材料有无菌手套、无菌棉垫、大纱布、三角巾、多头带、绷带等。当现场没有这些常规包扎的材料时，可用毛巾、衣物、手绢、布单等代替。

2. 包扎前的沟通与人文关怀　询问患者，了解受伤经过；检查伤口及相关临床症状；选择合适的包扎材料；告诉患者需要采用的包扎方法；安抚患者情绪，争取患者的配合。

（四）相关操作步骤

临床中常用的包扎方法主要包括绷带包扎法和三角巾包扎法。

1. 绷带包扎法　左手持绷带头，右手持绷带卷，以绷带外面贴近包扎部位（图6-12-1）。一般自远心端向近心端包扎，开始处做环形2圈固定绷带头，以后包扎应使绷带平贴肢体或躯干，并紧握绷带勿使掉落，包扎时每周用力要均匀适度，并遮盖过前周绷带的1/3~1/2，保持松紧适度，太松易滑脱，太紧易致血供障碍。此外，指（趾）末端最好暴露在外面，以便观察肢体血液循环情况。

（1）环形包扎法：常用于肢体较小部位或圆柱形部位的包扎，如手、足、腕部及额部，亦可用于各种包扎法的开始和终结。包扎时将绷带展开约8cm，将绷带头斜放在包扎部位，用左手拇指压住，将绷带绕包扎部位1周后，再将绷带头的斜角反折过来压住绷带，继续环形包扎，第2圈盖住第1圈，其圈数按需要而定。

（2）螺旋包扎法：常用于周径近似均等的部位，如上臂、手指等。从远端开始，先环形包扎2周，再向近端螺旋形缠绕，每卷压着前面的1/2或1/3（图6-12-2）。

（3）螺旋反折包扎法：常用于周径不等部位，如前臂、小腿、大腿等，从远端开始，先环形包扎2周，再向近端螺旋包扎。螺旋包扎时，用一手拇指压住绷带上方，另一手将绷带自该点反折向下，压住前一圈的1/2或1/3。每次反折需整齐排列成一直线（图6-12-3）。

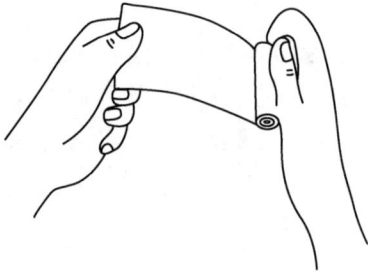

图 6-12-1　持绷带正确姿势

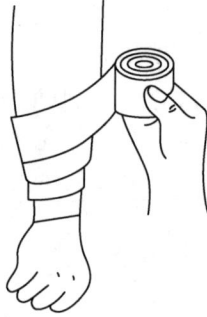

图 6-12-2　螺旋包扎法

（4）"8"字包扎法：多用于肩、肘、腕、踝等关节部位的包扎。以肘关节为例，先在关节中部环形包扎 2 周，绷带先绕至关节上方，再经屈侧绕到关节下方，过肢体背侧绕至肢体屈侧后再绕到关节上方，如此反复，呈"8"字连续在关节上下包扎，每圈压过前一圈 1/2 或 1/3（图 6-12-4）。

（5）返回包扎法：常用于头顶和肢体残端等部位的包扎。一般先环形包扎 2 圈，再将绷带反转 90°，来回反复反折。大多数第 1 道在中间，以后每道依次向两边延伸，直至伤口全部覆盖，最后再进行环形包扎，压住所有绷带反折处（图 6-12-5）。

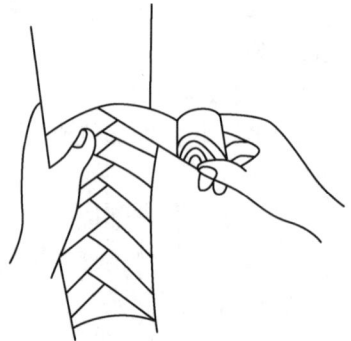

图 6-12-3　螺旋反折包扎法

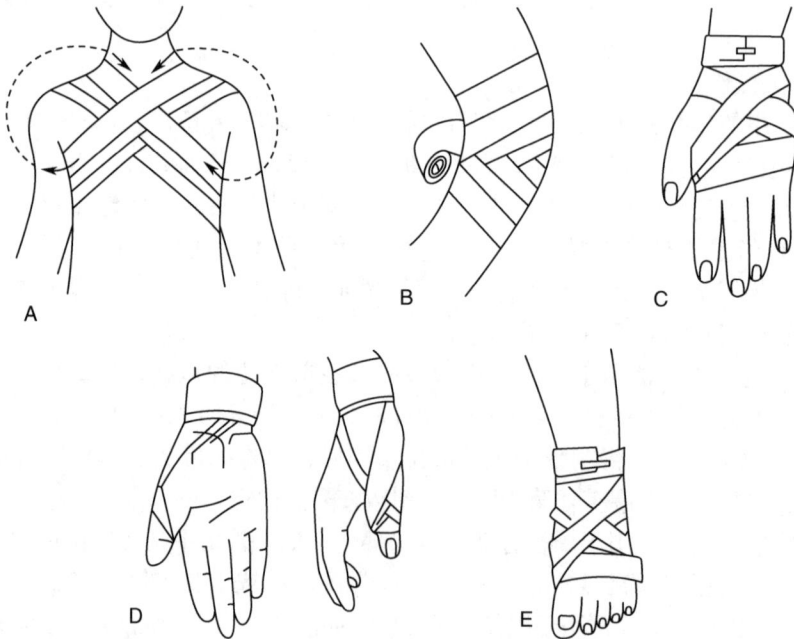

图 6-12-4　"8"字包扎法
A. 肩关节；B. 肘关节；C. 腕关节；D. 手部；E. 踝关节。

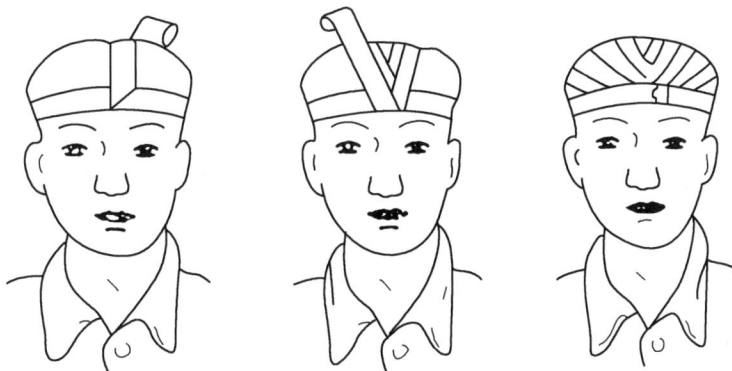

图 6-12-5 头部返回包扎法（帽式包扎法）

所有的包扎方法最后都要用绷带环形包绕 2 圈并用胶布固定。如果没有胶布，可将绷带末端撕开打结或末端反折打结固定，但要注意打结处不应在伤处及发炎部、骨突起处、四肢内侧面、患者坐卧受压部位及易受摩擦部位。

2. 三角巾包扎法 三角巾包扎法较绷带包扎法操作简单，对一些特殊部位固定灵活、方便，在头部、躯干及四肢都可应用。以下介绍几种临床急救常用的方法。

（1）头顶帽式包扎法：主要用于头顶部的伤口包扎。先将三角巾底边折叠，把折叠的底边放于前额并齐眉，拉到脑后，顶角向后盖住头顶，两底角边从耳廓上方向后压住顶角，在枕骨粗隆下交叉反折向前，绕至前额打结，最后将顶角拉平，整理多余部分后塞入后枕部交叉处。

（2）单肩包扎法：主要用于单侧肩部伤口的包扎。将三角巾折成燕尾式置于患侧肩上，燕尾夹角对准颈部，燕尾反折的底边包绕上臂，两底角打结；拉紧两燕尾角，压住伤口，分别经胸背拉到对侧腋下打结。应避免直接压迫腋窝。

（3）双肩包扎法：主要用于肩背部伤口的包扎。将三角巾折成燕尾式置于后背，夹角对准颈后，两燕尾分别经两肩，在腋下与燕尾反折处的底边打结固定。

（4）胸背部包扎法：主要用于胸部伤口的包扎。将三角巾折成燕尾式置于前胸，夹角对准胸骨上窝，两燕尾角分别经过两肩，腋下与燕尾反折处的底边打结固定。

（5）腹部包扎法：主要用于腹部伤口的包扎。将三角巾底边向上，顶角向下，两底角绕到腰后打结，顶角由两腿间拉向后面与底角再打一结。

（6）前臂悬挂包扎法：主要用于前臂及手、肘部的包扎固定。患肢屈曲，平或略高于心脏平面；将三角巾展开置于胸、臂之间，底边置于肢体远端，顶角向肘部一侧，包裹患肢；一侧底角绕过颈部，与另一底角打结；顶角处自己打结。

（五）一些特殊伤口的包扎处理

1. 腹部内脏器官脱出的包扎处理 切不可随意将脱出的内脏器官还纳入腹腔。先协助患者仰卧屈膝位，在脱出的内脏器官表面用生理盐水敷料覆盖，用干净的碗、盆等器皿扣住脱出的器官，再用三角巾或宽胶布固定。

2. 离断肢体的包扎处理 离断肢体的近端用大量无菌敷料覆盖，加压反折包扎，直至断端无明显出血，以宽胶布固定。离断的残端肢体用无菌敷料包裹，放入塑料袋，再放入另一装有冰块的塑料袋中保存。

3. 开放性骨折的包扎处理　如果骨折断端于伤口外露，禁止急救现场复位还纳。可用无菌敷料覆盖伤口和骨折端并予以适当固定包扎。

4. 较大异物的伤口包扎处理　不可随意将异物从伤口拔出或取出。先将两打敷料置于异物两侧，再用棉垫覆盖敷料及伤口周围，尽量使其挤靠住异物而无法活动，然后用绷带将棉垫加压固定牢固（如异物过长、过大影响抢救及转运，可由专业救援人员切割）。

三、急救固定技术

（一）目的

急救时固定的主要目的不是使骨折整复，而是防止骨折端活动刺伤血管、神经等周围组织造成继发性损伤。此外还有减少疼痛，便于搬动。

（二）适应证

全身各部位骨折以及关节脱位，包括头颈部、胸椎、四肢、骨盆和脊柱。

（三）操作前准备

1. 固定物品的准备　各种长短合适的夹板、支具、绷带、绑带、三角巾、颈托、胸带、腹带等。

2. 固定前的沟通与人文关怀　询问患者，了解病情；选择合适的固定材料；告诉患者需要采用的固定方法，安抚患者情绪，争取患者的配合。

（四）相关操作步骤

常见部位骨折的临时固定方法如下。

1. 颈椎骨折　首选颈托固定。伤者平卧，颈椎处于中立位，以双手拇指置于伤者前额，示指置于耳前，其余手指置于头部后方，抱紧伤者头部，避免旋转、过伸及过屈，可沿身体纵轴方向轻度实施牵引，助手协助放置颈托。如需移动，则需有专人保持此颈椎位置，多人同时搬运，保持"同轴性"移动至硬质担架上，颈部两侧放置沙袋固定头部。

2. 胸、腰椎骨折　伤者仰卧，多人协作，保持脊柱"同轴性"，置于硬质担架上，以至少 4 条宽带式三角巾横行固定。

3. 锁骨骨折　腋窝部垫敷料，用绷带"8"字形分别环绕两个肩关节，于肩后方交叉，使两肩关节保持后伸，以宽胶布固定。

4. 上臂骨折　将夹板置于患肢上臂的内、外侧，腋窝部垫敷料，用绷带固定；再固定肩、肘关节，用一条三角巾折叠成燕尾式悬吊前臂于胸前，另一条三角巾分别经胸背于健侧腋下打结。

5. 前臂骨折　将夹板置于患肢前臂的掌、背侧，用绷带固定；再固定腕、肘关节，用一条三角巾折叠成燕尾式悬吊前臂于胸前。

6. 大腿骨折　用一块长夹板（长度为伤者的腋下至足跟）放在患肢外侧，另用一块短夹板（长度为会阴至足跟）放在患肢内侧，至少用四条绷带或带状三角巾，分别在腋下、腰部、大腿根部及膝部分环绕患肢包扎固定。

健肢固定法：用绷带或带状三角巾将双下肢绑在一起，在膝、踝关节及两腿内的空隙处加棉垫。

7. 小腿骨折　将两块夹板分别置于小腿内、外侧，夹板长度超过膝关节，再用绷带或三角巾固定，亦可采用健肢固定法。

8. 骨盆骨折　将一条带状三角巾的中段放于腰骶部，绕髋前至腹部打结；协助伤者轻度屈膝，膝下垫软垫，另取两条带式三角巾于膝部及踝部横行固定。

9. 注意事项

（1）有创口者应先止血、消毒、包扎后再固定，伤员出现休克时应同时抢救。

（2）怀疑脊柱骨折、骨盆骨折、大腿或小腿骨折时应就地固定，切忌随便移动伤者。

（3）固定应力求稳定牢固，采用超关节固定，固定材料的长度应超过固定两端的上、下两个关节。

（4）夹板不要直接接触皮肤，应先用毛巾等软物垫在夹板与皮肤之间，尤其在肢体弯曲处等间隙较大的地方，要适当加厚垫衬。

（5）用绷带固定夹板时，应先从骨折下部缠起，以减少患肢充血水肿。

（6）固定要松紧适中，结扎带能上下移动 1cm。

（7）找不到合适的夹板时可将上肢固定于胸壁，下肢固定于健肢，称为自体固定法。

（五）常见并发症及处理

1. 周围软组织损伤　往往发生在身体有骨性突起处，由于没有很好地衬垫保护，而固定的力量太大，夹板压迫皮肤及软组织引起继发性损伤。

2. 血管、神经损伤　急救固定时要了解受伤部位的重要解剖结构，特别是重要的血管神经，避免因固定压迫而造成不必要的血管神经损伤。

3. 肢体缺血坏死　这是急救固定不当的严重并发症，固定压力过大、固定时间过长是可能的主要原因。因此固定后应及时观察肢体远端血供情况，适当调整固定的松紧度。

四、急救搬运技术

（一）目的

急救搬运的主要目的为及时、迅速转运伤员，防止二次伤害，确保运送过程平稳。

（二）适应证及相对禁忌证

1. 适应证

（1）经现场急救处理后需进一步行专科治疗的患者。

（2）患者处在危险环境中，有可能发生二次伤害，应迅速将患者转运至安全处。

2. 相对禁忌证

（1）对病情了解不清的患者，没有详细询问和检查过的患者，不能随意搬运。

（2）病情危急，生命体征不稳定的患者，应先行现场急救，建立循环通道、抗休克、止血、包扎、心肺复苏等抢救措施，待病情基本稳定后再安排转运。如果现场环境危险，抢救和转运也可以同时进行

（三）搬运前准备

1. 搬运物品的准备　颈托、头部固定器、担架及配套固定带、绷带、棉垫、三角巾、止血带、心电监护仪等。

2. 搬运前的沟通与人文关怀　询问患者，了解病情；选择合适的搬运物品；告诉患者需要转运的目的地，可能采用的搬运方法，安抚患者情绪，争取患者的配合。

（四）常用的搬运方法

1. 单人搬运

（1）扶持法：适用于能够独立行走者。伤者上肢揽住急救者的颈部，急救者牵住其手腕，另一手伸过伤者背部扶持其腰部。

（2）抱持法：适用于体重较轻的伤者。伤者一手搭在急救者肩上，急救者一手抱住伤员腰背部，另一手肘部托住大腿。

（3）背法：将伤者双上肢拉向急救者胸部，伤者前胸紧贴急救者后背，伤者屈髋屈膝，急救者双手和前臂托住伤者大腿中部。

（4）驮法：将伤者扛在肩上，其躯干绕颈部，同时牵住其上、下肢。

2. 双人搬运

（1）椅托式或轿扛式：急救者两人手臂交叉，呈座椅状或轿扛式抬运伤者。

（2）拉车式：两名急救人员，一人双手从腋下抱住伤者，另一人抓持伤者双膝部，抬起伤者搬运。

（3）椅式搬运法：将伤者放在座椅上，两人或多人搬运。

3. 三人搬运　二名急救人员并排站立于伤者一侧，双手平抱伤者头、胸、腹及四肢，平行移动，常用于可疑有脊柱损伤者。

4. 担架搬运　临床应用广泛，本节主要介绍脊柱损伤患者的担架转运。

（1）头颈部的手法固定

1）头锁：伤者仰卧，急救员双膝跪在其头部上方，双肘紧靠躯干置于大腿上固定，双手自然分开固定头颞部两侧，拇指置于前额。

2）头胸锁：伤者仰卧，急救员跪于伤者头肩一侧，一手肘及前臂紧贴伤者胸骨之上，五指自然分开，固定伤者颧骨部。另一手肘固定于地面，五指分开固定前额。

3）双肩锁：伤者仰卧，急救员跪于伤者头部上方，双肘置于大腿固定，双手掌打开，掌心向上托住颈部两侧，两前臂夹住头颞部固定。

4）头肩锁：用于翻转伤者。伤者仰卧，急救员跪于伤者头部上方，翻转侧采用同双肩锁手法固定，另一侧同头锁手法固定。

（2）脊柱损伤患者担架固定及搬运步骤：脊柱损伤的搬运一般由四人合作完成，为了协调统一，通常指定一人 A 为指挥员，B、C、D 为助手。

1）急救员 A 在患者右侧，急救员 B 在患者头侧，在 A 的引导下 B 用头锁法将患者头部固定并置于正确位置。

2）急救员 A 给患者安放颈托固定，急救员 B 全程头锁固定头部。

3）急救员 A 快速完成对患者的体检，依次检查头部、颈部、胸部、腹部、骨盆及四肢。

4）仰卧位体检完毕，准备给患者翻身。急救员 A 头胸锁固定患者，急救员 B 右手改头肩锁，左手继续头锁固定。

5）急救员 A、C 同边跪于患者右侧；A 一手置于患者对侧肩部，一手置于对侧髋部；C 一手置于患者对侧髋部，与 A 手交叉，一手置于双大腿中下段；听 A 统一口令，A、B、C 同时将患者轴位翻身。

6）急救员 A 检查患者脊柱及背侧情况，D 将提前准备好的担架放置患者身下，在 A

的统一口令下，A、B、C同时将患者放下至平卧位。

7）急救员A头胸锁固定患者，急救员B改双肩锁；急救员A、C前臂交叉、屈肘，在A的统一口令下将患者推移至担架中央。

8）急救员A头胸锁固定患者，急救员B用头部固定器固定患者头部于担架上。

9）急救员A、B、C、D用绑带或绷带分别将患者肩、胸、膝、足固定在担架上。其中肩胸交叉固定，双足"8"字固定。

10）急救员A检查患者固定情况，松紧合适。

11）急救员A在患者头侧，A、B、C、D分别抬担架四角，在A统一口令下，平稳抬起担架。足先行，同步完成转运。

（五）急救搬运的注意事项

1. 搬运过程中动作应轻柔，多人搬运动作应协调一致，避免加重患者的疼痛和损伤。

2. 搬运过程中应注意对患者的观察，包括生命体征、四肢血供、疼痛及出血情况。

3. 发现有危及生命的情况应立即展开抢救，待病情稳定后继续转运。

4. 如果患者有颅脑损伤，应取侧卧位或半仰卧位，以保持呼吸道通畅，同时固定头部以防止不必要的震动，加重颅脑损伤。

（六）相关知识

止血带有效的标准及压力设置：以恰好能彻底止血为压力标准。紧急时可使用统一标准的制式止血带；如果时间允许，应根据伤员体质差异、肢体周径、年龄、收缩压和止血带宽度，个体化选择止血带压力。

由于肢体循环存在动脉泵血和静脉回流的环路，要求施加压力时既不能过小，也不可过大，应以有效为原则，即刚好能使创面出血停止为宜。合理的压力是控制出血所需的最小压力，即肢体阻断压力（limb occlusion pressure，LOP），与止血带袖带宽度直接相关。研究表明，上肢压力设置高于收缩压70mmHg，下肢压力设置高于收缩压100mmHg，既可达到压迫动脉而止血的目的，又不会损伤神经。使用时应根据实际情况动态、反复评估止血带使用效果从而调整止血带压力。消瘦的伤员止血带压力可稍低，肥胖者、肌肉发达者可适当增加。

前臂开放性骨折的现场急救固定术评分标准

项目	具体内容和评分细则	分值	得分
操作前准备	着装整洁、戴口罩帽子（口鼻不外露）、评估现场安全（口头）	2	
	表明身份，检查伤情（口头汇报生命体征）	3	
	发现活动性出血，抬高患肢，按压上臂肱动脉停止活动性出血；同时跟患者沟通，询问患肢末梢感觉情况，介绍自己将要进行的操作，取得患者合作，让患者用健侧手按压肱动脉	10	
	准备用具（棉垫、空气止血带、记号笔、纸片、绷带、三角巾、长度合适的夹板、绑带、胶布等）	5	

续表

项目	具体内容和评分细则	分值	得分
操作过程	检查空气止血带工作正常	2	
	于上臂中上 1/3 正确放置空气止血带，充气压力 40kPa 至前臂伤口出血停止	10	
	记录止血带时间（时、分）	5	
	用无菌棉垫覆盖伤口，绷带环形包扎	8	
	适当牵引患肢，纠正明显畸形，患肢取屈肘位，于骨隆突处包扎放置棉垫	8	
	选用合适型号的小夹板，分别放置于前臂掌侧和背侧贴紧肢体，可请求患者或助手帮助扶持固定	8	
	用绷带螺旋反折包扎固定，操作规范，外形美观	8	
	用绑带等距离固定，先包扎骨折端，再包扎两侧，保持松紧度为绑带能上下移动约 1cm	8	
	用三角巾将前臂屈曲，悬吊胸前固定	8	
术后处理	检查患肢末梢血液循环及感觉情况	3	
	告知患者此次为临时固定，需进一步转专科治疗	2	
整体评估	操作熟练程度，手法正确	5	
	人文关怀	5	
总分		100	

脊柱损伤的搬运评分标准

项目	评分标准	分值	得分
操作过程	着装整洁、戴口罩帽子、评估现场安全（口头）	2	
	急救员 A 表明身份，初步判断伤情，分配小组成员分工（口头汇报）	3	
	急救员 C 准备用具（担架、颈托、治疗巾、棉垫、绷带）	5	
	急救员 A 在患者右侧，急救员 B 在患者头侧，在 A 的引导下 B 应用头锁法将患者头部固定并置于正确位置	5	
	急救员 A 给患者正确放置颈托，急救员 B 全程头锁固定头部	10	
	急救员 A 依次检查头部、颈部、胸部、腹部、骨盆及四肢（口头汇报）	10	
	急救员 A 头胸锁固定患者，急救员 B 右手改头肩锁，左手继续头锁固定	5	

续表

项目	评分标准	分值	得分
操作过程	急救员 A、C 同边跪于患者右侧：A 一手置于患者对侧肩部，一手置于对侧髋部：B 一手置于患者对侧髋部，与 A 手交叉，一手置于双大腿中下段：听 A 或 B 统一口令，将患者轴位翻身	10	
	急救员 A 检查患者背侧情况正常（口头汇报），A 和 C 左手将提前准备好的担架拉至患者身下，在 A 或 B 的统一口令下，将患者放下至平卧位	5	
	急救员 A 头胸锁固定患者，急救员 B 改双肩锁：急救员 A、C 前臂交叉，屈肘，在 A 或 B 的统一口令下将患者推移至担架中央	8	
	急救员 A 头胸锁固定患者，急救员 B 固定患者头部于担架上	10	
	急救员 A、B、C 用绑带或绷带分别将患者肩、胸、髋、膝、足固定在担架上。其中肩胸交叉固定，足 "8" 字固定	10	
	急救员 A 检查患者固定情况，松紧合适	2	
	急救员 A 在患者头侧，可邀场外志愿者帮助，A、B、C 及志愿者分别抬担架四角，在 A 统一口令下，平稳抬起担架	3	
	足先行，在 A 统一口令下，平稳放下担架	2	
整体评估	操作熟练程度，手法正确	5	
	人文关怀	5	
总分		100	

练 习 题

1. 下列出血病例中，慎用止血带的伤者是（ ）

A. 精神病患者
B. 冠心病合并高血压伤者
C. 气性坏疽的特殊感染伤者
D. 腕部离断伤的年轻伤者
E. 糖尿病伤者

2. 下列有关止血措施应用的描述，正确的是（ ）

A. 加压包扎止血适用于全身各处创伤性出血伤口

B. 腕部活动性出血可在前臂使用弹性止血带止血

C. 指压止血法是一种迅速、有效、可持续的止血方法

D. 前臂活动性出血，可抬高患肢，用拇指压上臂内侧中段肱二头肌内侧沟中的肱动脉

E. 头顶出血时，可指压伤侧耳前、下颌关节下方止血

3. 下列有关止血带应用的描述，错误的是（　　　）

A. 止血带不可直接缠在皮肤上，止血带的相应部位要有衬垫

B. 应尽量缩短使用止血带的时间，通常可允许 1h 左右

C. 若止血带缠扎过久，怀疑存在大面积组织坏死时，应尽快松开止血带

D. 止血带绕扎部位标准位置：上肢为上臂上 1/3，下肢为大腿中、上 1/3

E. 止血带压力上肢成人一般不高于 300mmHg，下肢不高于 500mmHg

4. 腹部外伤，伤者肠管溢出，实施急救包扎过程中错误的是（　　　）

A. 协助伤者仰卧屈膝体位

B. 禁止伤者进食、进水

C. 迅速还纳溢出的肠管，防止肠管干燥暴露及嵌顿坏死

D. 在脱出脏器表面覆盖生理盐水纱垫，用碗、盆等器皿扣住脱出的内脏

E. 现场包扎最好应用三角巾包扎

5. 关于创伤的急救包扎错误的是（　　　）

A. 局部骨折并伴有神经损伤症状的伤口禁忌行加压包扎

B. 颜面部烧伤创面可用无菌敷料覆盖创面，再用三角巾包扎

C. 急救包扎前，均应以无菌敷料覆盖伤口及创面，包扎关节固定时应使其处于功能位

D. 绷带的正确持法：左手持绷带头，右手持绷带卷，以绷带外面贴近包扎部位

E. 小腿骨折固定需超过膝关节及踝关节

参考答案

1. E　2. D　3. C　4. C　5. B

第十三节　换药与拆线

一、换药

换药（wound dressing change）又称敷料更换，是针对伤口和创面的渗液、化脓及坏死组织的处理，包括伤口检查、分泌物及坏死组织清除、引流物更换或拔除、敷料更换及包扎。医护人员应根据伤口创面的具体情况，选择不同的换药方法。

（一）目的

1. 了解伤口的状况及变化，以便及时处理。

2. 及时清除伤口的分泌物和坏死组织，预防及控制伤口感染，利于组织生长和伤口

愈合。

3. 保护伤口，避免医源性再损伤。

4. 拆除伤口缝线或拔除伤口引流物。

（二）适应证

1. 对于无分泌物或仅有少量分泌物的伤口，无菌手术切口可每 3 天换药 1 次；新鲜肉芽创面可每 2~3 天换药 1 次。

2. 对于分泌物较多的伤口、感染或留置引流物（如烟卷、皮片、纱布条等）的伤口，当外层敷料被渗液浸透时，应立即更换，保持伤口敷料干燥。

3. 对于带引流管的伤口，若管周无明显液体渗出可每 2~3 天换药 1 次；若渗液较多需检查引流管是否通畅，固定是否牢固。待引流管可拔除时需留置纱布引流条，避免皮肤切口过早闭合，并每日拔出少许让伤口由深部逐步愈合至皮肤，避免形成死腔。

4. 若伤口有明显出血情况，需及时检查伤口并止血。

（三）换药的操作规则

无论是清洁伤口还是污染、感染伤口，均应严格执行无菌操作，防止交叉感染；并注意节约，按需取用换药物品，避免浪费。

1. 操作者当日有无菌手术，不应在术前给感染伤口换药。

2. 若病情许可，均应在换药室进行换药。

3. 换药过程中使用的非一次性器械物品均应清洗后放在指定位置待消毒。

4. 换药产生的污染敷料应放入指定的污物桶，统一处理。

（四）操作前准备

1. 患者准备

（1）说：核对患者信息确认无误，告知患者换药目的及过程中可能引起的不适，安抚患者情绪，避免患者过度紧张；对于伤口创面复杂或难以耐受疼痛的患者，需与患者沟通并取得同意后，辅助使用镇痛或镇静类药物。

（2）动：协助患者调整至舒适体位，暴露伤口以方便换药操作，同时注意保护患者隐私及保暖。

（3）防：在对高度传染性伤口换药时，如破伤风、气性坏疽、铜绿假单胞菌感染，应遵守严格的隔离制度。

2. 操作者准备

（1）查：充分了解伤口情况如大小、部位、渗液、气味、填充物及引流管等，评估引流管是否需要更换或拔除，伤口是否需要拆线或缝合等。

（2）选：选择合适时间，避开打扫卫生及患者进食时间。选择合适地点，病情允许情况下均应在换药室换药，需要辅助麻醉才能完成的换药则需要到手术室完成。选择合适的顺序，多位患者或单个患者多处换药时，选择先处理清洁伤口后处理污染伤口。

（3）做：穿工作衣、戴帽子和口罩，按六步洗手法洗手或使用快速手消毒剂消毒双手；给多位患者换药时，每位患者换药操作前、后均要规范洗手。

3. 材料准备

（1）换药车：上层放置常用物品如换药包、聚维酮碘或 75% 酒精棉球、生理盐水棉球、敷料、过氧化氢、快速手消毒剂、胶布卷等；下层放置医疗垃圾、污染物品。

（2）换药包：内含治疗碗2个，治疗盘（存放医疗废物）1个，有齿镊、无齿镊各1把或血管钳2把，手术剪1把，换药操作前需检查换药包的有效期、有无漏气。

（3）新型敷料的应用：目前应用比较广泛的新型敷料包括湿性愈合敷料（水胶体类、藻酸盐类、亲水纤维类等），生物活性敷料（壳聚糖类、生长因子类等）及银离子敷料等。

（4）其他用品：伤口积脓需准备相应引流物（如纱布条、引流管、皮片等）以及注射器（5mL或20mL）、穿刺针、酒精灯、火柴、棉签等；根据伤口情况还可准备胸带或腹带。

（五）不同种类伤口的换药操作

1. 清洁伤口换药　无菌伤口应保持伤口敷料的清洁干燥和固定。如果敷料被污染、浸湿或移位，应及时更换。怀疑伤口感染，应及时观察伤口，对症处理。薄、中层植皮的供皮区和植皮区，一般术后第4~5天需更换敷料。具体操作如下。

（1）开——暴露伤口：用手揭去外层敷料，用镊子沿伤口长轴方向揭去内层敷料，敷料内面向上放入治疗盘中，暴露伤口。敷料因渗出物使其与伤口粘连较紧，不可强行将其揭下，应先用生理盐水将敷料润湿，然后慢慢地沿伤口长轴方向将敷料揭下，以减少对伤口的撕裂，减轻患者痛苦。

（2）看——观察伤口：观察伤口有无红肿、出血，有无分泌物及其性质，注意创面皮肤、黏膜、肉芽组织的颜色变化。

（3）消——消毒伤口：用聚维酮碘或75%酒精棉球清洁、消毒伤口，消毒顺序是从创缘向外周呈离心性消毒。消毒过程采用双手执镊传递法，一把镊子只接触患者称为操作镊，另一把镊子只负责传递无菌棉球及敷料称为传递镊，镊子头端时刻保持朝下，两把镊子不可接触。

（4）拔——拔除引流物：存在引流物如皮片或引流管等，无特殊情况下于术后24~48h拔除，并用聚维酮碘或75%乙醇消毒；烟卷引流拔除时需以纱布条代替引流，根据伤口渗液情况适时拔除纱布条。

（5）盖——覆盖伤口：依据伤口情况，可覆盖消毒的干纱布、乙醇纱布或生理盐水纱布；外层覆盖消毒的干纱布或棉垫，用胶布条粘贴或关节部位胶布不易固定时可用绷带包扎。胶布粘贴方向应与肢体或躯体长轴垂直，胶布距敷料的边缘约0.5cm。存在引流管时，需将纱布剪成"Y"形垫于引流管与皮肤之间，以免皮肤受压坏死。

2. 感染伤口换药　换药步骤类似于无菌伤口换药，先揭去伤口敷料，再用聚维酮碘或75%乙醇消毒伤口周围的皮肤、黏膜，伤口周围有胶布或油脂等物粘连，可用乙醇、松节油或黏胶祛除剂等拭去。一般不提倡在伤口局部使用抗生素，易产生耐药性。骨科、耳鼻咽喉科的某些感染常需要局部使用抗生素。结核感染伤口局部处理使用抗结核药物。

（1）清洁伤口：先用稍挤干的无菌生理盐水棉球蘸净分泌物，留取部分有分泌物的棉球送细菌培养，然后用镊子、探针或血管钳探查伤口，清除伤口内异物及坏死组织。操作过程应动作轻柔、清除彻底，切勿将棉球或纱布残留伤口内。

（2）化脓性伤口处理

1）一般化脓性感染伤口：此类伤口可选择0.2%呋喃西林或0.1%~0.2%依沙吖啶等纱条湿敷或其他新型抗感染敷料。首次换药时留取脓液标本送细菌培养，根据培养结果选用敏感抗生素。伤口存在较深脓腔或窦道时，可采用生理盐水或具有杀菌作用的溶液冲洗，并放置合适的引流物充分引流。记录引流液的颜色、引流量及气味等特征，警惕肠瘘、胆胰瘘及尿瘘，必要时行相关检查鉴别。

2）厌氧菌感染伤口：伤口确诊为厌氧菌感染时可使用 2% 过氧化氢溶液或 0.2% 高锰酸钾溶液冲洗，以及 0.5% 甲硝唑或 0.5% 替硝唑溶液冲洗。

3）铜绿假单胞菌感染伤口：铜绿假单胞菌感染可选用 0.1%~0.5% 多黏菌素、1%~2% 苯氧乙醇或 10% 水合氯醛等湿敷，同时根据药敏试验结果选用敏感抗生素治疗。

（3）肉芽组织伤口处理

1）肉芽鲜红，颗粒均匀一致，触之易出血且无分泌物，则为新鲜健康肉芽组织，是感染伤口正常愈合的标志，也是创面植皮的最好时机，可选用生理盐水纱布或凡士林纱布外敷，每 1~2 天换药一次，亦可用湿性愈合敷料或生物活性敷料。

2）肉芽组织表面光滑发亮，颜色较淡且分泌物多，则为肉芽组织水肿，可给予高渗盐水、20%~30% 硫酸镁纱布或其他新型敷料等外敷消肿。

3）肉芽组织过度增生，超过创缘平面，有碍新生上皮向创面中心生长，可沿创面将其剪除，并用生理盐水棉球或纱布压迫止血；亦可用 10%~20% 硝酸银溶液腐蚀后，再用 3%~10% 高渗盐水纱布湿敷。

4）肉芽组织粗大质脆，颜色暗淡且触之不易渗血，无生长趋势，此种肉芽组织可能是由于伤口处理不当、局部血液循环不良所致。应改善局部血液循环如红外线灯照射，并去除不健康、陈旧的肉芽，创面可用 0.1% 依沙吖啶纱布、呋喃西林纱布或含银敷料外敷。

（4）慢性溃疡、压疮，压力性损伤：此类创面多为局部循环不良、营养不良、早期处理不当等原因导致长期溃烂，经久不愈。针对此类创面首先应祛除病因，防止局部受压，促进血液循环，改善全身情况。搔刮创面、红外线照射等可促进创面肉芽组织生长，压力性损伤不建议使用红外线照射。

（5）高位肠瘘、胰瘘和分泌物较多的伤口：此类伤口周围皮肤常被分泌物腐蚀，可涂擦 10% 氧化锌软膏或 20% 鞣酸软膏防治或粘贴造口袋。

（六）相关知识——外科引流

1. 定义　外科引流是将组织裂隙、体腔和有腔脏器内存在的液体引出体外。

2. 目的

（1）对于非感染性液体如血液、渗出液及组织分泌液等，引流可减少液体对周围组织的压迫，降低感染的发生率，有利于伤口愈合。

（2）对于感染性液体如脓液，引流可防止炎症扩散，配合敏感抗生素治疗有利于感染的控制。

3. 引流物种类

（1）纱布引流条：常用的包括凡士林纱布引流条、盐水纱布引流条、干纱布引流条和浸有抗生素的引流条。凡士林纱布引流条常用于脓肿切排后填塞伤口、压迫止血，防止因伤口壁与敷料的粘连或肉芽长入敷料导致换药时疼痛。盐水纱布引流条和浸有抗生素引流条可稀释与吸附脓液，并有局部抑菌杀菌作用，多用于较浅的感染伤口。

（2）橡胶引流片：可通过裁剪橡胶手套获得，通常用于浅表手术后渗血的引流或脓腔开口较小的伤口引流，如阴囊手术后伤口的引流。

（3）烟卷引流管：由橡胶引流片包裹长条形纱布条组成，因形似香烟，故称为烟卷引流管。该引流管因被覆橡胶片，表面光滑不易与周围组织粘连，又充分发挥了纱布条的虹吸引流作用，多用于腹腔引流及肌层深部的引流。使用时须将内置端的外周橡胶剪数个小孔，以增加吸附面积。

（4）橡胶引流管：依据材质可分为乳胶管和硅胶管。除普通橡胶引流管外，还有用于不同组织器官的特制引流管，如气囊导尿管、胆道 T 形管、胃肠引流管、脑室引流管、胸腔引流管等。可根据临床实际情况选择不同粗细、软硬或相应器官特制的橡胶引流管。

4. 适应证

（1）感染性疾病：浅表小脓肿切开引流，可选择凡士林纱布引流；深部大脓肿切开引流，可选择软胶管引流；手指脓肿则行对口橡皮片引流；急性骨髓炎、化脓性关节炎行闭式冲洗引流管引流；胸腔脓肿行胸腔水封瓶闭式引流；腹腔脓肿、化脓性疾病多行橡胶管引流，结核性脓肿一般不作引流。

（2）非感染性疾病：通常颅脑、颈部、胸腔、腹腔、脊柱、四肢关节、泌尿系统等手术后为避免术后渗血渗液压迫周围器官、诱发感染，于手术部位留置引流物。

（3）污染伤口：污染伤口清创后留置引流物可降低感染发生率。

5. 引流物的拔除

（1）术后预防性引流物：若渗血或渗液已停止或引流量少于 30mL/d，可于手术后 24~48h 一次拔除。

（2）脓腔引流：通过影像学检查确定脓腔缩小，引流量小于 10mL/d 时，可更换细引流管或逐渐拔除。

（3）脏器手术如肝、胆、胰、十二指肠、泌尿系手术缝合处附近引流物，一般保留至术后 5~7d，无明显引流液即可拔除。

（4）特殊引流管：胃十二指肠减压管、胆总管引流管、膀胱造瘘管、肾造瘘管、胸腔闭式引流管等，需根据手术需要及相应拔管指征确定拔管时机。

二、拆线

（一）目的

1. 缝合皮肤所使用的不吸收缝线在皮肤内是一种异物，可引起针眼处炎症反应，同时影响缝合打结处皮肤的血液循环，若伤口愈合良好，原则上应早期拆线。

2. 伤口出现红、肿、热、痛甚至波动感等感染化脓表现或伤口处较大皮下血肿时应及时拆除缝线，充分引流。

（二）拆线时间

1. 伤口拆线时间的确定需综合考虑切口的部位、大小、张力，切口部位血液循环情况，患者的营养状况及年龄等因素。

2. 一般情况下，头面、颈部伤口 4~5d；下腹部、会阴部伤口 6~7d；胸部、上腹部、背部、臀部伤口 7~9d；四肢伤口 10~12d；近关节处伤口和减张缝合伤口需 14d。

3. 伤口出现明显感染或较大皮下血肿时，应提前拆线，充分引流。

（三）延迟拆线的指征

1. 年龄　高龄及婴幼儿伤口愈合不良者。

2. **伴随疾病**　糖尿病患者、服用糖皮质激素的患者、腹压增高的患者（如大量腹水、严重腹胀）、严重失水或水电解质紊乱尚未纠正的患者、胸腹部手术后伴发呼吸道感染咳嗽未控制的患者等。

3. **营养状况**　严重贫血、消瘦及恶病质患者。

4. **伤口血液循环情况**　切口局部水肿明显且持续时间较长的患者。

（四）操作前准备

拆线的操作前准备与换药相同，请参考换药的操作前准备。

（五）操作步骤

1. **开——暴露伤口**　同换药操作步骤。取下切口上的敷料，依次用碘酒和乙醇或用聚维酮碘由内至外消毒缝合切口及周围皮肤5~6cm，待干。

2. **看——观察伤口**　观察伤口愈合情况，有无红、肿及分泌物，判断能否拆线，愈合良好或有明显感染均需拆线。

3. **消——消毒伤口**　用聚维酮碘或75%乙醇棉球清洁、消毒伤口，消毒顺序是从创缘向外周呈离心性消毒，范围约5~6cm。

4. **拆——拆除缝线**　轻提线头，将皮内的线段拉出针眼之外1~2mm；紧贴线结下空隙剪断缝线；将缝线向剪断侧拉出，若反向拉出缝线，可能因牵拉张力导致伤口被拉开。伤口拆线可选择间断拆线，若一次拆除所有缝线可用蝶形胶布减张固定，以免伤口裂开。

5. **盖——覆盖伤口**　聚维酮碘或75%乙醇棉球再次消毒后覆盖敷料，胶布固定。

（六）相关知识——一次性使用皮肤吻（缝）合器

手术切口和创伤的闭合一般是通过缝线手工缝合实现。有文献报道古人用巨蚁咬合，这是最早的不用缝线缝合的案例。缝线缝合操作复杂费力，缝线需穿过皮下组织，易产生排斥反应，生成结缔组织，针眼处易生成所谓的"蜈蚣脚"。为解决这个问题，人们很早就开始尝试用机械代替手工缝合伤口。一次性皮肤吻（缝）合器工作原理与订书机原理相似，故英语称为"stapler"，它是向皮肤内击发置入缝合针来完成对组织的订缝。皮肤吻（缝）合器可以让小血管从缝合针的空隙中通过，相比传统手工缝合打结，对缝合部位及远端的血供影响较小。皮肤吻（缝）合器缝合针排列整齐，力度均匀，缝合针在皮下的间隙降低了对血液循环的影响，操作简单快捷，大大缩短手术时间。拆针时使用专用拆针器，无须过度牵拉及对皮肤施加压力，疼痛感轻。

换药拆线评分标准

项目		评分标准	分值	得分
医生准备	职业素养	穿工作服，戴口罩、帽子，手消毒或洗手	2	
患者相关准备	职业素养	核对床号、姓名，向患者解释换药目的并取得同意	2	
	人文关怀	保护隐私：拉屏风、回避等	2	
	职业素养	询问患者对切口的感受，观察伤口或切口、引流管外敷料是否渗透，引流管是否需要拔除，以提前知晓如何准备换药物品，明确换药顺序，再盖上患者衣被	4	
	人文关怀	请患者做个人准备（心理准备和上厕所等）	1	

续表

项目		评分标准	分值	得分
医生准备	职业素养	再次洗手或手消毒（2分），取换药包并检查有效期（2分）	4	
		用手打开换药包外层（1分），用公共物品区卵圆钳打开内层（1分）并分类摆放好器械（2分），用卵圆钳在公共物品区夹取物品（先干后湿，包括干、湿棉球，小纱布，胶布，8分），换药包和公共物品区严重污染扣40分，直接叫停（细则见备注）	12	
	人文关怀	协助或指导患者摆好体位	1	
换药	职业素养	充分暴露患者换药部位（2分），用手分次轻柔撕开胶布（2分）及外层敷料并放在弯盘或换药碗（2分）	6	
		再次用手消毒或更换手套	2	
		敷料与切口若有粘连，用生理盐水润湿后（2分，口述），按切口方向用操作镊子揭去内层敷料，内面朝上（2分）（用手揭开的直接扣6分），内面朝上放在弯盘或换药碗内（2分）	6	
	职业素养人文关怀	观察切口愈合情况及伤口感染情况并告知患者，并了解患者对切口的感受（2分，口述）	2	
	职业素养	镊子和拆线剪的严格摆放：操作镊和拆线剪用于直接接触伤口或切口，无菌镊专用于传递换药碗中清洁物品（4分）镊子和拆线剪的无菌使用：操作过程中，镊子及剪刀的正确持握方法（2分），无菌镊子在上方，镊子、剪刀、卵圆钳尖端始终向下，尖端始终不能接触及交叉使用（4分）（接触或交叉一次扣2分，扣完为止）	10	
	职业素养人文关怀	蘸有消毒液的棉球自内向外（2分），消毒伤口或切口及周围皮肤2~3次（2分），范围稍大于纱布敷料覆盖的范围（2分，口述），每次消毒范围均小于前次，不留空隙（2分，口述），提前告知患者操作可能带来的不适，如冰凉感，边消毒边询问患者伤口或切口的感觉（2分，口述）	10	
拆线	职业素养人文关怀	评估是否达到拆线标准（如时间、愈合情况）并经患者同意，告知拆线可能带来的不适，如轻微疼痛，并安慰患者	2	
	职业素养	用操作镊轻提线结，露出原皮下一小段缝线（2分），另一只手用拆线剪，贴着皮肤剪断新露出的缝线（2分）	4	
		持镊将缝线抽出，抽线的方向朝剪断线结侧（2分），将剪掉的线头放置污物盘或碗（2分）	4	
	职业素养人文关怀	拆线后检查切口愈合情况（2分，口述），不可将拆线剪与无菌镊放在一起（2分），用聚维酮碘棉球再次消毒1次（2分），告知患者拆线结束，准备覆盖敷料（2分）	8	
换药或拆线	职业素养	覆盖敷料：无菌镊从无菌碗内分次夹取敷料，无接触原则传递操作镊（2分），操作镊夹持敷料完全覆盖切或伤口（2分），从内向外共计8层（2分）	6	
		胶布固定：撕好适当长度的胶布后，再轻柔粘贴固定好敷料（2分），固定胶布方向与躯干长轴垂直（2分）	4	

续表

项目		评分标准	分值	得分
操作后整理工作	人文关怀	整理好患者衣被，告知患者本次换药拆线结束，感谢配合（2分），向患者及家属交代拆线换药后注意事项（保持伤口干燥清洁，不要剧烈运动）和下次换药时间（2分）	4	
	职业素养	医疗垃圾放在弯盘中带到准备间处理（和患者接触过的敷料放在黄色污物桶），镊子、拆线剪放弯盘内，两换药碗折叠放，换药包重新打包，操作车、操作台及病床整洁、有序，回归原位	4	
总分			100	
备注		出现以下严重违反无菌操作原则的情况，直接扣除40分；①直接用手触碰换药碗内部、镊子、剪刀、敷料；②用手直接取公共物品区的无菌纱布、棉球等，造成整个公共物品区污染；③用手直接触碰伤口或切口；④对整个操作造成无法补救的其他严重污染事件		

练 习 题

1. 下列换药操作的描述，正确的是（　　　）

A. 用手揭取内层敷料　　　　　　　　B. 镊子揭开外层敷料

C. 敷料污染面向下放于弯盘内　　　　D. 两把镊子分别用于接触伤口和敷料

E. 清洁伤口周围皮肤的消毒应由外向内

2. 正常情况下无菌手术切口第1次换药时间是（　　　）

A. 当天　　　　　　　　B. 第2天　　　　　　　　C. 第3天

D. 第5天　　　　　　　　E. 第7天

3. 用于普通伤口换药的乙醇浓度为（　　　）

A. 30%　　　　　　　　B. 50%　　　　　　　　C. 75%

D. 85%　　　　　　　　E. 95%

4. 足背部脓肿切开引流后，伤口换药的正确消毒方法是（　　　）

A. 伤口消毒方向为由外周向中央　　　B. 伤口消毒方向为由中央向外周

C. 伤口消毒方向为由左侧向右侧　　　D. 伤口消毒方向为由右侧向左侧

E. 伤口消毒方向可随意

5. 内层敷料取下的正确方法是（　　　）

A. 用手沿伤口长轴揭开　　　　　　　B. 用镊子沿伤口长轴揭开

C. 用手沿垂直伤口方向揭开　　　　　D. 用手将内外层敷料一起揭开

E. 用镊子沿垂直伤口方向揭开

6. 下列不需要延迟拆线的是（　　　）

A. 严重水电解质紊乱尚未纠正者

B. 愈合不良的伤口

C. 伤口出现缝线反应

D. 严重贫血、消瘦、恶病质患者

E. 老年患者及幼儿

7. 以下拆线操作错误的是（　　　）

A. 剪刀头端伸入线结下剪断缝线　　　B. 向剪线侧拉出缝线

C. 避免皮肤外线段经过皮下　　　　　D. 拆线前消毒术口

E. 用镊子提起皮外缝线并剪断

8. 以下部位伤口拆线时间错误的是（　　　）

A. 头颈、面部伤口 4~5d　　　　　　B. 下腹部及会阴部伤口 6~7d

C. 四肢伤口 10~12d　　　　　　　　D. 腹壁减张缝合后 9~10d

E. 关节部位 14d

9. 下列处理措施正确的一项是（　　　）

A. 伤口拆线后即可进行剧烈活动

B. 拆线后 24h 内伤口不应打湿

C. 先拆一侧伤口的缝线，再拆另外一侧

D. 向剪线对侧拉出缝线

E. 拆线后伤口评价Ⅱ/甲，应用蝶形胶布

10. 下列情况应及时拆线的是（　　　）

A. 开放性伤口清创后 1d，伤口稍红肿

B. 头皮缝合后 2d，伤口局部疼痛

C. 前臂术后 9d，线头处不适

D. 阑尾炎术后 3d，切口红、肿伴渗出

E. 胃大部切除术后 4d，伤口疼痛

参考答案

1. D　2. C　3. C　4. A　5. B　6. C　7. E　8. D　9. B　10. D

第十四节　石膏绷带固定技术

一、目的

天然生石膏即硫酸钙（$CaSO_4 \cdot 2H_2O$），研碎后在 100~200℃高温下熔炒成熟石膏即脱

水硫酸钙（2CaSO$_4$·H$_2$O）粉末。遇水浸泡后能迅速吸收水分，还原成坚硬的固体。利用这一特性，将上过浆的纱布绷带加上熟石膏粉制成石膏绷带，用于骨折脱位的固定，模具和假肢的辅助用具，烧伤局部的防护性支架等的制作，是临床上常用的外固定方法之一。

二、适应证和禁忌证

（一）适应证

1. 骨折、骨关节脱位的临时固定及长期治疗所需的固定。

2. 肢体肌腱、肌肉、血管、神经损伤吻合术后或植皮术后，维持肢体位置，保护上述组织修复。

3. 肢体矫形术后，固定肢体，对抗软组织挛缩，防止畸形再发。

4. 骨关节炎症、结核等，可固定肢体，减轻疼痛，促进修复，预防畸形。

5. 运动损伤，包括韧带、肌腱损伤，石膏固定可减轻疼痛，促进修复，减少损伤后并发症的发生。

6. 预防畸形，如运动神经麻痹后神经功能未恢复前，预防肌肉收缩引起的畸形，将关节固定于功能位。

7. 矫正畸形，如通过潘塞提（Ponseti）石膏矫形术治疗先天性的马蹄内翻足。

（二）禁忌证

1. 严重开放性损伤，包括软组织缺损及Ⅱ度以上开放骨折。

2. 肢体严重肿胀，怀疑或诊断为骨 - 筋膜室综合征患者。

3. 局部皮肤病患者酌情应用。

4. 儿童、老人，体弱、神志不清及精神异常者，不能正确描述固定后感觉及异常者审慎使用。

三、操作前准备

（一）材料及物品准备

足够数量、合适尺寸的石膏绷带、温水（35~40℃）、盛水器皿、普通绷带、棉衬或袜套、石膏床，更换或拆除石膏所需的剪锯及撑开器等。

（二）患者准备

1. 向患者及家属解释石膏固定的必要性和注意事项。

2. 告知骨折复位所需体位，去除需固定部位处的衣物，暴露肢体，清洁固定部位。若局部有浅表小伤口，先行换药处理。

（三）操作者准备

1. 核对患者信息，需要手法复位者，根据患者情况可选择合适的麻醉方式。

2. 根据固定范围，测量石膏夹板或管型的长度并准备石膏。

3. 确定复位方式和体位，助手协助牵引或用固定牵引器维持患者肢体位置。

四、操作步骤

（一）石膏绷带固定的基本操作步骤

1. 石膏绷带固定前，应在骨骼隆起部位先垫棉纸或棉垫，以免皮肤受压坏死，形成压疮。

2. 根据测量的固定长度，制作石膏夹板或石膏托。将干燥的石膏绷带平铺于操作台上，粉状石膏绷带平铺 10~12 层，黏胶石膏绷带平铺 8~10 层，根据固定部位的不同，可适当增加层数。石膏托两边和两端应该薄一些，以便包石膏绷带时易于衔接平整，防止石膏压迫引起疼痛或导致压疮。干石膏绷带铺好后，于石膏绷带中央放置标志物，对折两边至中央然后轻轻放入盛水器皿中。如果是粉状石膏绷带卷要轻轻地横放到水桶底部，以防石膏粉散失。等到气泡排完，两手握住石膏绷带卷的两端取出，用两手掌部轻轻对齐，除去多余水分即可使用。若是黏胶石膏绷带，石膏粉末已固定于绷带上并成形，只需将石膏浸没至水中充分浸湿，挤出多余水分即可使用。

3. 将浸透的石膏绷带卷迅速在石膏操作台上摊开，抹平整后置于棉纸衬垫上，棉纸面接触患者皮肤，放置石膏绷带，再用普通绷带缠绕固定石膏。绷带固定过程中，助手用手掌而不是手指平托石膏，以免造成石膏局部的不平整而形成压疮。

4. 在石膏变硬前可用手掌加压塑形，维持骨折复位后的对位对线。石膏硬固前应注意保护，防止变形或折断。石膏绷带边缘需翻转衬垫或修剪，并用石膏绷带固定。

5. 若有创口需要进行观察或更换敷料，石膏绷带固定后，可在创口的相应部位开窗，以便及时检查和治疗。为便于计算治疗时间和判断治疗情况，可在石膏型上用红铅笔写明诊断、受伤日期（或手术日期）、石膏绷带固定日期和医院名称等，可能时画出骨折端的部位和形状，以利于术后观察。

（二）石膏绷带固定步骤实例

以下以科利斯骨折（Colles fracture）为例，介绍石膏绷带的固定步骤。

1. 患者为桡骨远端骨折，可见前臂青紫肿胀，用绷带测量所需石膏长度。桡骨远端骨折固定范围：掌指关节至前臂中上段。

2. 干石膏绷带按预定长度铺好后，对折两边石膏绷带，使其能够放入盛水器皿中。

3. 石膏绷带卷要轻轻地横放到水桶底部，以防石膏粉散失，直至无气泡逸出，取出石膏。用两手掌部轻轻对齐，挤出多余水分，即可使用。

4. 浸泡好的石膏绷带平铺于棉纸上。桡骨远端骨折一般用石膏夹板固定。背侧石膏一般略长于掌侧石膏。

5. 用普通绷带固定石膏夹板。由肢体远端向近端逐层缠包。开始时先在肢体远端缠包 2 圈，以后逐步向上缠绕。每层绷带覆盖上一层的 1/3~1/2，勿刻意拉紧绷带，用手掌而不是手指平托石膏或塑形。

6. 石膏固化前需维持石膏位置，防止骨折移位。石膏固化后，用颈腕带悬吊于胸前，将肢体抬高，置于舒适体位，石膏上做好标记。

五、注意事项

1. 要注意维持固定位置直至石膏完全凝固。一般情况下，石膏绷带 10~15min 硬化后即完成石膏绷带的固定。石膏硬化速度与水的温度有关，冷水可延缓硬化速度，可根据需要决定水的温度。但 24h 后石膏方可达到最大强度，在此期间应告知患者不要剧烈活动患肢，避免石膏变形或断裂。

2. 石膏固定后，要密切观察患肢远端血液循环、感觉及运动情况。如出现疼痛剧烈、麻木、肢端皮肤温度过低、肿胀异常明显，指（趾）颜色发暗、青紫等情况，表明石膏缠绕相对过紧，对局部肢体已产生严重压迫症状，应及时复诊，需将石膏纵行全层剖开松解或拆除石膏。

3. 石膏绷带固定后要抬高患肢，防止因局部组织血液回流不畅导致的肿胀。待石膏完全凝固后进行适当功能锻炼，有利于消除肿胀，预防深静脉血栓形成及肌萎缩。

4. 搬动、运送患者时应注意避免折断石膏，如折断应找医生及时修补或更换。

5. 石膏绷带固定的患肢肿胀消失后，如固定的石膏过于松动，应及时更换或加固石膏以防止骨折移位或保证有效的矫形和固定效果。

6. 环境温度过低时，要加强石膏绷带固定部位的保暖，防止因受冷导致患肢远端肿胀。

7. 当石膏固定的肢体出现瘙痒，切勿用硬物伸进石膏内抓挠，以免损伤皮肤，造成感染。可在瘙痒处轻拍石膏表面，缓解瘙痒症状。

六、并发症及处理

（一）皮肤压疮

皮肤压疮主要是由骨突处未加足够衬垫，包扎过紧，石膏接触皮肤的部分不平坦等造成。特别是操作时手指挤压造成的石膏局部凹陷，接触皮肤的一面则局部突出压迫皮肤，时间长久则出现压疮。石膏未固化前用手掌平托或塑形，避免石膏产生凹陷；患者诉石膏内某一点的持续疼痛，应及时拆开石膏，解除压迫。

（二）神经麻痹

神经麻痹主要是石膏局部压迫解剖位置表浅的神经时间过长，导致相应神经麻痹，如腓总神经、尺神经等。早期发现并及时解除压迫可能恢复，时间过长则难以恢复，重在预防。小腿石膏近端应远离腓骨小头 3~4 横指，长腿石膏腓骨小头处加充足衬垫，局部塑形不可过紧。

（三）骨 - 筋膜室综合征

闭合骨折早期局部血肿、软组织反应会使肢体肿胀逐渐加重，石膏固定过紧则无法给肿胀的肢体留有空间，造成骨折部位骨筋膜室内压力增高，影响血液回流，发生骨 - 筋膜室综合征。早期发现应及时彻底松解石膏，解除肢体的外部压迫。患者往往表现为剧烈疼痛，止痛药难以控制，被动活动手指或足趾会加剧疼痛，应高度警惕，及时处理，重在预防。待 "5P" 症状［疼痛（pain）、苍白（pallor）、无脉（pulselessness）、感觉异常（paresthesia）、麻痹（paralysis）］出现后，患者往往会产生并发症。因此，骨折早期固定不可过紧，要密切观察。

（四）功能锻炼

关节固定时间过久会发生僵硬，粘连，特别是非功能位固定会造成肢体功能障碍，骨折愈合后应及时拆除石膏或改用保护性支具固定。可尽早进行关节功能练习，必要时辅助康复理疗，恢复关节活动度和功能。石膏固定会造成失用性肌肉萎缩、骨质疏松，固定期间应做等长肌肉收缩练习和适当功能锻炼，拆除石膏后加强肌肉力量训练及负重练习。

七、相关知识

1. **传统石膏绷带种类**　"粉状"石膏绷带是将熟石膏喷在纱布上制成不同规格卷带，并密封防水保存，使用时拆封加水进行操作。该石膏绷带在操作过程中，由于石膏粉末和绷带结合不紧密，会造成石膏的大量丢失。黏胶石膏绷带是用粉状煅石膏、聚乙烯醇、聚乙酸乙烯乳液制成一定浓度的匀浆，均匀涂布于纱布上，烘干、切割而成的绷带。石膏与绷带连接紧密，操作过程中不易脱落。这两种石膏价格低廉，操作方便，但不耐磨、不防水，容易断裂，重量大。

2. **高分子石膏**　目前临床上有高分子材料制作的类石膏夹板或卷带，其耐磨、防水、不易断裂，但费用高，其原理也是高分子有机材料遇水或空气中的水蒸气硬化成塑料样结构，硬化之前同样可以进行塑形。硬化后高分子石膏质地硬，容易造成皮肤压迫，特别是边缘锐利，要注意防护，衬垫要充足。

3. **石膏绷带的替代产品**　临床上各种成品支具的应用，可部分替代石膏绷带。如足踝部骨折固定的充气靴，充气后可促进血液回流，减少术后的肢体肿胀。3D打印技术的发展，可个性化快速打印固定支具，更加适合患者个体情况。低温热塑板是一种特殊合成的高分子聚酯，放入60~70℃热水中即可完全透明软化，可随意适当拉伸、塑形，操作简便、快捷。在塑形不满意时，可重新放入60~70℃热水中再次软化，材料可恢复以前大小、形状，并可再次塑形，重复使用。热塑板材透气性好、不怕水，且热塑板上有众多网眼，增加皮肤通气、散热、排汗功能，可防止皮肤红肿、瘙痒。热塑板材质量轻，仅为石膏重量的1/4~1/3，厚度仅1.6~4.0mm，但有很高的韧性，不易破损或折断，使用安全、可靠。

石膏绷带固定评分标准

项目	操作流程（以胫腓骨远端骨折为例）	分值	得分
准备工作	了解患者病情，核对患者信息，明确石膏绷带固定要求	2	
	解释操作目的及意义，让患者配合操作	2	
	着装整洁，举止大方，洗手，戴口罩、帽子，表现出良好的职业素质	2	
	物品准备：合适规格的石膏绷带，普通绷带、温水（35~40℃）、盛水器皿、棉衬或袜套、石膏床，石膏剪等	6	
	患者准备：采取骨折复位石膏固定所需体位，去除需固定部位处的衣物，暴露肢体	3	
操作过程	石膏长度：以健肢或患肢的比例测定石膏长度（大于实际长度的10%），石膏长度从脚趾到小腿中上段，最长不要超过腓骨小头下3~4cm，棉纸衬垫长度应超过石膏绷带长度的5cm左右	10	
	石膏层数：粉状石膏绷带平铺10~12层，黏胶石膏绷带8~10层	5	
	石膏绷带卷要轻轻地横放到水桶底部，以防石膏粉散失。等到气泡出完，两手握住石膏绷带卷的两端取出，用两手掌部轻轻对齐，挤去多余水分，平铺于棉纸衬垫上	10	

续表

项目	操作流程（以胫腓骨远端骨折为例）	分值	得分
操作过程	绷带固定：绷带由远端向近端缠绕，每层绷带覆盖上一层的 1/2~1/3，勿刻意拉紧绷带，手掌而不是手指平托石膏或塑形	5	
	维持体位直至石膏初步固定变硬	4	
	石膏绷带上注明操作时间等相关信息	4	
	操作中询问患者感觉	2	
操作结果	踝关节固定于背伸 90° 左右中立功能位	5	
	足趾均暴露在石膏绷带外，便于观察肢体肿胀和血供情况	5	
	石膏松紧合适，石膏与皮肤间可插入 1~2 个手指	5	
	拆除石膏，未见明显突起压迫皮肤	5	
固定后注意事项	患肢抬高制动，适当功能锻炼	2	
	石膏松动随时复查，常规石膏固定后 1d、7d 复查，其余复查时间遵医嘱	2	
	注意观察末梢血供，若肢体疼痛剧烈、麻木、肿胀明显、青紫，需速来医院处理	4	
	保持石膏干燥，勿打湿，勿用硬物抓挠	2	
结束要求	分类整理用物，洗手	5	
人文关怀	操作前向患者解释操作目的及意义，缓解患者情绪	2	
	让患者取舒适的卧位，并抬高患肢	2	
	操作中询问患者有无不适	1	
	操作完成后规整患者衣物	2	
	谢谢患者配合，交代注意事项，安置患者于舒适体位	3	
总分		100	

练 习 题

1. 小腿石膏固定踝关节骨折后，患者诉足背麻木疼痛，足趾不能背伸，但可以跖屈，发生该情况的最可能原因是（　　）

　　A. 肢体过于肿胀　　　　　　B. 肌腱断裂　　　　　　C. 腓总神经压迫
　　D. 关节僵硬　　　　　　　　E. 骨 - 筋膜室综合征

2. 踝关节骨折不需要手法复位，采取石膏固定时，踝关节应采取何种体位（　　）

　　A. 内翻位　　　　　　　　　B. 外旋位　　　　　　　C. 背伸位
　　D. 跖屈位　　　　　　　　　E. 中立位

3. 安装石膏夹板或管型时，助手需要手扶石膏，操作者进行绷带缠绕，此时助手应

采取手掌平托石膏，此操作的目的是（　　　）

    A. 操作者操作方便   B. 避免石膏局部变形造成压迫

    C. 患者舒服   D. 助手可坚持更长时间

    E. 以上均不是

4. 制作完成的石膏绷带要密封保存，其目的是（　　　）

    A. 便于运输   B. 防止粉尘污染   C. 防止变质失效

    D. 储存方便   E. 可以赚取更多利润

5. 石膏固定术后，患者剧烈疼痛，肿胀明显，手指青紫并有加重趋势，此时的处理正确的是（　　　）

    A. 骨折后的正常过程   B. 抬高患肢制动

    C. 使用更强的止痛药   D. 急诊手术截肢

    E. 检查石膏松紧度，酌情松解石膏

6. 跟腱断裂术后采取石膏托固定，踝关节的位置应固定于（　　　）

    A. 跖屈位   B. 功能位

    C. 内翻位   D. 背伸位

    E. 只要限制活动即可，位置可随意选择

7. 男性患者，52 岁，跟腱断裂术后采取石膏夹板固定，1 周下床如厕后突发气短、心慌，呼吸急促，此时的处理正确的是（　　　）

    A. 摄片检查跟腱是否再次断裂   B. 拆除石膏

    C. 抬高患肢   D. 胸部检查排除肺栓塞

    E. 使用抗生素处理肺炎

8. 目前高分子材料的类石膏使用逐渐普及，使用过程中要更加关注（　　　）

    A. 使用者的保护   B. 防止石膏断裂

    C. 患者的经济承受能力   D. 过敏反应

    E. 硬化后造成的损伤及压迫

参考答案

1. C　2. E　3. B　4. C　5. E　6. A　7. D　8. E

第十五节　脓肿切开引流术

一、目的

1. 当组织感染形成脓肿时，应及时切开引流，以减少毒素吸收，减轻中毒症状，防止脓液向周边蔓延造成感染扩散甚至脓毒血症。

2. 取脓液进行细菌培养及药敏试验以利于抗感染治疗。

二、适应证

体表组织的化脓性感染伴脓肿形成。

三、禁忌证

1. 全身严重出血性疾病。

2. 化脓性炎症早期，脓肿尚未形成；或抗菌治疗有效，炎症有吸收消散趋势。

四、操作过程

1. 操作前准备

（1）患者准备

1）测量生命体征（心率、血压、呼吸），评估全身状况。

2）向患者解释操作的目的，操作过程和可能的风险。

3）告知需要配合的事项（操作过程中需保持体位，如有不适及时报告）。

4）签署手术知情同意书。

5）术前清洗局部，剪去毛发，局部若涂有油脂类药物可用松节油轻轻擦去。

（2）材料准备

1）治疗车：车上载有如下物品，①切开包：包括治疗碗 2 个，无菌杯 1 个，洞巾 1 个（或无菌巾 4 块 +4 把布巾钳），尖刃刀片 1 个（11 号），小刀柄 1 把，血管钳若干，组织钳 2 把，组织剪 1 把，弯盘 2 个，有齿镊 1 把，持针器 1 把，圆针 2 枚，3/0 缝线，纱布若干，棉球若干。②麻醉药物：2% 利多卡因注射液 20mL 或 1% 普鲁卡因注射液 10ml。③其他：无菌钳筒 1 个，无菌持物镊 1 把，10mL 注射器 2 个，生理盐水，无菌凡士林纱布若干，无菌手套 2 副，胶布 1 卷。

2）垃圾桶：医用垃圾桶 1 个，生活垃圾桶 1 个，锐器盒 1 个。

3）手术操作床 1 张。

（3）操作者准备

1）核对患者信息，确保准确无误。

2）了解患者病情，掌握相关病史。

3）掌握浅表脓肿切开引流操作相关知识及并发症的诊断与处理。

4）术前协助患者体位摆放，戴帽子、口罩，并准备齐全器械。

2. 操作步骤

（1）体位：根据脓肿部位，选取患者感到舒适的体位。

（2）消毒铺巾

1）准备：操作者常规七步洗手法洗手，戴无菌手套，在无菌杯中放入数个棉球或小纱布，助手协助倒入 0.5% 聚维酮碘溶液。

2）消毒：使用 0.5% 聚维酮碘棉球或纱布消毒手术区域两遍，消毒范围应距离切口至少 15cm。若皮肤完好无脓肿破溃，则由中心向外周消毒；反之，若脓肿破溃则由外周向中心消毒。

3）铺巾：铺无菌洞巾，确保洞巾中心对准操作区域。

（3）麻醉：浅表脓肿可采用 2% 利多卡因注射液局部浸润麻醉，注射药物应从远处逐渐向脓腔附近推进，避免针头接触感染区域。

（4）切开及排脓

1）在脓肿波动最明显处，使用注射器穿刺回抽，再次确认脓肿并留取脓液。在该处用尖刃刀反挑刺入脓腔，见脓液溢出后扩大切口。

2）纱布蘸尽脓液后，用手指或血管钳伸入脓腔，探查其大小、位置以及形状，可据此考虑行"一""+""⊥"或"++"切开，切口要足够大，超过脓肿边界，且位于低位，以利于引流。

3）清除脓腔内的坏死组织，脓腔内如有分隔应钝性分离使其成为单一的大脓腔，以利引流。

4）术中切忌动作粗暴而损伤血管导致大出血，若出现大出血则缝合止血；同时不可挤压脓肿造成感染扩散。

（5）引流

1）脓肿排尽后，应使用凡士林纱布引流。将凡士林纱布条一端送到脓腔底部，充填脓腔，另一端留置于脓腔外。注意引流口宽松无狭窄，引流物不应填塞过紧，以免影响引流效果。外部以无菌纱布包扎。

2）术后第 1 天更换包扎敷料及凡士林纱布条，之后根据引流量及脓腔愈合情况逐步更换为盐水引流条，并最终拔除。

3）因局部解剖关系切口不能扩大或脓腔过大者，可在两极做对口引流，充分敞开脓腔，并用 3% 过氧化氢溶液和生理盐水冲洗脓腔。

（6）后续处理：书写操作记录，包括脓肿部位、大小，脓液量与性质，描述切口走行、形状、大小，术后换药情况，将脓液送细菌培养及药敏试验。

3. 并发症及处理

（1）出血：脓肿壁渗血不应盲目止血，用凡士林纱布条填塞压迫即可，但如果明确有血管活动性出血还应缝合或结扎止血。

（2）感染扩散：若出现感染扩散，应局部调整引流方式，并全身应用敏感抗菌药物进行治疗。

五、相关知识及注意事项

1. 切口应选择在波动最明显处。

2. 切口位置宜在脓肿最低位，且切口应足够大，确保引流顺畅。

3. 切口方向应选择与大血管、神经干、皮纹平行，避免跨越关节以免瘢痕挛缩影响关节功能。

4. 切口不要穿过对侧脓肿壁达到正常组织，以免感染扩散。

5. 脓肿切开后仍经久不愈，可能与脓腔引流不畅、异物残留或特殊感染有关，应积极寻找原因并调整治疗方案。

脓肿切开引流术评分标准

项目	内容	分值	得分
操作前准备	1. 洗手，核对患者信息（查看病变，确认有波动感，确认无手术禁忌证、无麻醉药品过敏史）	5	
	2. 签署知情同意书	5	
	3. 物品准备：切开包、注射器 2 个、尖刃刀、培养瓶、2% 利多卡因，检查各物品有效期	5	
操作过程	4. 用手打开切开包第 1 层，用持物钳打开第 2 层，持物钳使用方法正确	5	
	5. 消毒范围直径 15cm，有破溃者由外向内，否则由内向外	7	
	6. 核对并抽取麻醉药品（2% 利多卡因），采用局部浸润或区域阻滞麻醉，由远及近麻醉，记录麻醉药品用量	5	
	7. 确认麻醉生效后，用尖刃刀在波动最明显处以反挑式刺入脓腔	7	
	8. 切口方向沿皮纹或放射状切口，利于低位引流	5	
	9. 记录脓液性状及量	5	
	10. 注射器抽取脓液留作培养	5	
	11. 扩大切口至脓肿边缘	3	
	12. 拭净脓液，用手指或血管钳探查脓腔有无分隔，引流是否充分	7	
	13. 选择凡士林纱条或干纱条填塞脓腔	6	
	14. 覆盖无菌纱布，胶布固定，注意粘贴胶布与身体纵轴垂直，超出敷料宽度一半	5	
	15. 交代术后注意事项	5	
	16. 垃圾分类处理，各类包装袋入黑桶，医疗垃圾入黄桶，锐器入锐器盒	3	
职业素养总体评价	17. 操作时动作规范且流畅。	7	
	18. 着装整洁，仪表端庄，举止大方	2	
	19. 人文关怀贯彻始终	8	
总分		100	

练 习 题

1. 脓肿切开时切口位置的选择应为（ ）

A. 脓肿中央 B. 压痛明显处

C. 脓肿顶部 D. 脓肿波动明显处

E. 脓肿边缘

2. 关于脓肿切开引流术的描述，以下哪项是不正确的（   ）

A. 是一种将脓肿切开，使脓液排出的手术方法

B. 主要目的是减轻局部压力、控制感染扩散

C. 切口长度应尽可能大以确保脓液完全排出

D. 需要在脓肿波动感最明显的部位切开

E. 术后需保持引流畅通

3. 关于脓肿切开引流术的术后护理，以下哪项描述是不正确的（   ）

A. 需要密切观察伤口渗血情况

B. 切口感染时应立即拆除感染部位缝线

C. 术后应尽早进行剧烈活动以促进恢复

D. 需要定期更换切口敷料以保持清洁

E. 观察患者体位变化

4. 关于脓肿切开引流术的最佳时机，下列哪项描述是错误的（   ）

A. 脓肿形成并出现波动感时

B. 脓肿尚未成熟，但患者症状严重，需紧急处理

C. 脓肿已自行破溃，但引流不畅

D. 脓肿较小，无明显症状

E. 脓肿压迫周围组织引起严重的功能障碍时

5. 脓肿切开引流术的切口选择，下列哪项不是考虑因素（   ）

A. 脓肿的位置   B. 脓肿的大小   C. 患者的年龄和性别

D. 邻近的重要解剖结构   E. 皮肤纹理走向

6. 脓肿切开引流术后，下列哪项处理措施是错误的（   ）

A. 定期更换敷料，保持伤口清洁   B. 使用抗生素预防感染

C. 缝合伤口，以促进愈合   D. 观察伤口引流情况，及时调整治疗方案

E. 必要时进行伤口冲洗

参考答案

1. D   2. C   3. C   4. D   5. C   6. C

第十六节   清 创 术

一、目的

对新鲜开放性伤口进行清洗去污、清除血块和异物、切除失去生机的组织、缝合伤口，使之减少污染，甚至变成清洁伤口，达到一期愈合，有利于受伤部位功能和形态的恢复。

二、适应证

1. 任何开放性损伤均应争取尽早进行清创手术，通常伤后 6~8h 以内。此时污染伤口的细菌尚未侵入组织深部，是清创术的黄金时间。

2. 即使超过 6~8h，但 24h 以内，感染尚未确立，在抗生素的有效使用下进行清创术也是有益的。

三、禁忌证

超过 24h 的污染创口，已有细菌侵袭深部组织，原则上不应实施彻底清创，但应简单清除明显坏死的组织和异物，建立畅通的引流，留待二期处理。

四、操作过程

1. 操作前准备

（1）患者准备

1）测量生命体征，评估全身状况。

2）向患者解释操作目的、意义和可能的风险。

3）告知需要配合的事项（如操作过程中需保持体位，如有不适及时报告等）。

4）签署手术知情同意书。

（2）材料准备：治疗车上载有的物品包括清创缝合包［内含消毒钳、持针器、镊子（有齿及无齿镊）、线剪、组织剪、无菌治疗碗、碗盘、孔巾］、无菌软毛刷、肥皂水、无菌生理盐水、0.5% 聚维酮碘、3% 过氧化氢溶液、75% 乙醇、消毒棉球、局部麻醉药（2% 利多卡因）、缝合线、无菌纱布、棉垫、胶布、污物桶等。

（3）操作者准备

1）核对患者信息。

2）检测患者生命体征，了解伤口情况，判断有无重要血管、神经、肌腱和骨骼损伤。

3）洗手，戴口罩、帽子，规范着装。

2. 麻醉　上肢清创可用臂丛神经或腕部神经阻滞麻醉，下肢可用硬膜外麻醉。较小较浅的伤口可使用局部麻醉，较大复杂严重者可选用全麻。

3. 操作步骤

（1）清洗去污

1）清洗皮肤：戴清洁手套，用无菌纱布覆盖伤口，备皮（剃除伤口周围至少 5cm 毛发）。更换无菌纱布覆盖伤口，用无菌软毛刷蘸肥皂水刷洗伤口周围皮肤，然后用无菌生理盐水冲洗（若有油污，可用汽油或乙醚擦洗）。更换手套、纱布和毛刷，再次刷洗、冲洗伤口周围皮肤（共 3 次，每次需更换手套、纱布及毛刷，避免使冲洗液流入伤口内），直至刷洗干净。

2）清洗伤口：揭去覆盖伤口的纱布，用无菌生理盐水冲洗伤口，并用无菌纱布轻轻拭去伤口内的污物及异物；用 3% 过氧化氢溶液冲洗伤口后再用无菌生理盐水冲洗干净，然后用 0.5% 聚维酮碘稀释液冲洗伤口并用无菌生理盐水冲洗创口至干净；用无菌纱布擦干伤口周围皮肤。

（2）清理伤口

1）用 0.5% 聚维酮碘消毒棉球消毒伤口周围皮肤（注意方向）2~3 遍。

2）铺无菌巾、穿手术衣、戴无菌手套。

3）2% 利多卡因局部麻醉（若麻醉方式采用局部麻醉），需询问过敏史，注意边进针边回抽。

4）由浅入深探查伤口，识别组织活力。探查有无异物，有无血管、神经、肌腱、骨骼损伤。此过程若有较大出血，需止血。

5）清除血凝块、组织碎片或异物，将不整齐的皮肤边缘切除 1~2mm，切除失去活力的组织。

6）彻底清创后用无菌生理盐水冲洗伤口 2~3 次，用 3% 过氧化氢溶液浸泡伤口 3~5min 后再用无菌生理盐水冲洗创口至干净，用无菌纱布擦干伤口周围皮肤。

7）更换无菌手套及手术器械，伤口周围再铺一层无菌巾。

（3）缝合伤口

1）缝合皮肤前，用 75% 乙醇或 0.5% 聚维酮碘消毒棉球消毒伤口周围皮肤，然后逐层缝合组织。伤后 6~8h 内，组织损伤及污染程度较轻，皮肤可一期缝合，注意针距及边距合适，缝合后对齐皮缘。

2）缝合后再次用 75% 乙醇或 0.5% 聚维酮碘消毒棉球消毒伤口周围皮肤。伤口覆盖无菌纱布后予以胶布固定。

（4）垃圾分类处理，书写操作记录。

五、相关知识及注意事项

1. 清创前须对伤员进行全面体检，如有休克，应先抢救，待休克好转后争取时间进行清创。

2. 如果颅脑、胸、腹部有严重损伤，应先予以处理；如果四肢有开放性损伤，应注意是否同时合并骨折，可拍摄 X 线片协助诊断。

3. 应用止痛药物和术前镇痛药物。

4. 如果伤口较大，污染严重，应预防性应用抗生素，在术前 1h、手术中和手术后分别用一定量的抗生素。

5. 注射破伤风抗毒素或破伤风免疫球蛋白，前者用前需皮试。

6. 伤口清洗是清创术的重要步骤，必须反复用大量生理盐水冲洗，务必使伤口清洁后再作清创术。选用局部麻醉者，只能在清洗伤口后麻醉。

7. 对于深层伤口，应彻底切除失活的筋膜和肌肉（肌肉切面不出血，或用镊子夹不收缩者，表示已坏死），但不应将有活力的肌肉切除，以免切除过多影响功能。为了处理较深部位伤口，有时可适当扩大伤口和切开筋膜，清理伤口，直至比较清洁和显露血循环较好的组织。如果同时有粉碎性骨折，应尽量保留骨折片，已与骨膜游离的小骨片则应予以清除。浅部贯通伤的出入口较接近者，可将伤道间的组织桥切开，变两个伤口为一个。如果伤道过深，不应从入口处清理深部，而应从侧面切开清理伤道。伤口如果有活动性出血，在清创前可先用血管钳钳夹，或临时结扎止血。待清理伤口时重新结扎，除去污染线头。渗血可用温盐水纱布压迫止血，或用凝血酶等局部止血剂止血。

8. 清创后根据污染程度、伤口大小和深度等具体情况，决定伤口是开放还是缝合，是一期缝合还是延期缝合。未超过 12h 的清洁伤口可一期缝合；大而深的伤口，在一期缝合时应放置引流条；污染重的或特殊部位不能彻底清创的伤口，应延期缝合，即在清创后先于伤口内放置凡士林纱布条引流，待 4~7d 后，如果伤口组织红润、无感染或水肿，再做缝合。

9. 头面部血运丰富，愈合力强，损伤时间虽长，只要无明显感染，仍应争取一期缝合。

10. 缝合伤口时，不应留有死腔，张力不能太大。对重要的血管损伤应修补或吻合；对断裂的肌腱和神经干应修整缝合。显露的神经和肌腱应以皮肤覆盖；开放性关节腔损伤应彻底清洗后缝合；胸腹腔的开放性损伤应彻底清创后，放置引流管或引流条。

清创术评分标准

项目	内容	分值	得分
操作前准备	1. 核对患者信息，了解患者伤口情况，判断有无重要血管、神经、肌腱和骨骼损伤	2	
	2. 向患者解释操作目的、意义及风险，签署有创操作知情同意书，监测生命体征	2	
	3. 洗手，戴口罩、帽子，规范着装	2	
	4. 器械准备：清创缝合包［内含消毒钳、持针器、镊子（有齿及无齿镊）、线剪、组织剪、无菌治疗碗、碗盘、孔巾］、无菌软毛刷、肥皂水、无菌生理盐水、0.5% 聚维酮碘、3% 过氧化氢溶液、75% 乙醇、消毒棉球、局部麻醉药（2% 利多卡因）、缝合线、无菌纱布、棉垫、胶布、污物桶等	3	
操作过程	5. 戴清洁手套，用无菌纱布覆盖伤口，备皮（剃除伤口周围至少 5cm 毛发）	2	
	6. 更换无菌纱布覆盖伤口，无菌软毛刷蘸肥皂水刷洗伤口周围皮肤，然后无菌生理盐水冲洗。更换手套、纱布和毛刷，再次刷、冲洗伤口周围皮肤（共 3 次，每次需更换手套、纱布及毛刷，否则不得分），勿使冲洗液流入伤口内，至刷洗干净	6	
	7. 揭去覆盖伤口的纱布，无菌生理盐水冲洗伤口，并用无菌纱布轻轻拭去伤口内的污物及异物	2	
	8. 3% 过氧化氢溶液冲洗伤口，无菌生理盐水冲洗创口至干净，0.5% 聚维酮碘稀释液冲洗伤口，无菌生理盐水冲洗创口至干净，无菌纱布擦干伤口周围皮肤	5	
	9. 0.5% 聚维酮碘消毒棉球消毒伤口周围皮肤（注意方向）2~3 遍	5	
	10. 铺无菌巾、穿手术衣、戴无菌手套	5	
	11. 2% 利多卡因局部麻醉，需询问过敏史，边进针边回抽	3	

续表

项目	内容	分值	得分
操作过程	12. 由浅入深探查伤口，识别组织活力。探查有无异物，有无血管、神经、肌腱、骨骼损伤。此过程若有较大出血，需止血	5	
	13. 清除血凝块、组织碎片或异物，修整皮缘，切除失去活力的组织	5	
	14. 彻底清创后用无菌生理盐水冲洗伤口 2~3 次	3	
	15. 3% 过氧化氢溶液浸泡伤口 3~5min	3	
	16. 无菌生理盐水冲洗创口至干净，无菌纱布擦干伤口周围皮肤	3	
	17. 更换无菌手套、手术器械，伤口周围再铺一层无菌巾	3	
	18. 逐层缝合组织	2	
	19. 缝合皮肤前 75% 乙醇或 0.5% 聚维酮碘消毒棉球消毒伤口周围皮肤	5	
	20. 缝合皮肤（伤后 6~8h 内，组织损伤及污染程度较轻，可一期缝合），针距及边距合适，缝合后对齐皮缘	5	
	21. 再次 75% 乙醇或 0.5% 聚维酮碘消毒棉球消毒伤口周围皮肤	5	
	22. 伤口覆盖无菌纱布，胶布固定	3	
	23. 操作后交代注意事项，恢复体位，整理衣物	2	
	24. 垃圾分类处理	2	
职业素养总体评价	25. 操作时动作规范，动作流畅	7	
	26. 着装整洁，仪表端庄，举止大方	2	
	27. 人文关怀贯彻始终	8	
总分		100	

练 习 题

1. 在进行清创术时，以下哪项操作是不正确的（   ）

A. 彻底清洗伤口，去除所有异物

B. 保留所有坏死组织，以促进愈合

C. 使用适当的消毒剂对伤口进行消毒

D. 根据伤口情况选择合适的麻醉方式

E. 清创过程中注意止血，避免过多出血

2. 以下哪种情况需要立即进行清创术（   ）

A. 浅表擦伤，无出血和感染迹象

B. 深度刺伤，伤口内有异物

C. 烧伤后皮肤完整，无破损

D. 骨折后，骨折端未外露

E. 蚊虫叮咬引起的局部红肿

3. 以下哪种情况不适合进行清创术（　　）

A. 伤口感染严重，伴有全身中毒症状

B. 伤口内有大量泥沙和污染物

C. 伤口已经缝合，但出现感染迹象

D. 新鲜、清洁的切割伤，无感染迹象

E. 动物咬伤导致的开放性伤口

4. 清创术的主要目的是什么（　　）

A. 止血　　　　　　　　　　　　B. 缝合伤口

C. 去除伤口内的污染物和坏死组织　　D. 缓解疼痛

E. 促进伤口局部血液循环

5. 在进行清创术时，以下哪项操作是错误的（　　）

A. 使用无菌技术进行伤口清洗和消毒

B. 尽可能多地保留伤口边缘的健康组织

C. 对所有伤口都应立即进行一期缝合

D. 仔细探查伤口，确保无异物残留

E. 清创后根据情况放置引流管

6. 关于清创术的术后恢复，以下说法正确的是（　　）

A. 术后应立即进行剧烈运动以促进血液循环

B. 术后无需使用抗生素，因为清创术本身已足够预防感染

C. 术后伤口疼痛应尽量避免使用止痛药，以免影响愈合

D. 遵循医嘱，定期复诊，观察伤口恢复情况

E. 术后伤口可直接接触水，无需特殊保护

参考答案

1. B　2. B　3. A　4. C　5. C　6. D

第七章
虚拟仿真与模拟仿真实验操作

虚拟仿真与模拟仿真实验是当前医学教育改革的重要方向。随着医疗技术的复杂化和患者对医疗服务质量要求的提高，传统教学方法已经无法完全满足现代医学人才培养的需求。虚拟仿真和模拟仿真实验通过技术手段，让学生在安全、可控的环境中反复练习医疗操作，从而降低了教学成本，同时提升了教学效果。

第一节　虚拟仿真技术概述

一、定义与基本原理

虚拟仿真技术是基于虚拟现实（VR）、增强现实（AR）、混合现实（MR）及人工智能（AI）等前沿科技的一种综合应用。它通过计算机生成逼真的三维虚拟环境，使用户能够通过视觉、听觉、触觉等感官与虚拟世界进行实时交互，模拟真实场景下的操作和决策过程。在医学教育中，虚拟仿真技术以虚拟人体、虚拟手术室、虚拟病例等形式呈现，帮助学生熟悉临床环境和掌握操作技能。

（一）工作原理

1. 场景构建　利用三维建模技术重构医学器官、组织或病理环境。

2. 交互控制　通过输入设备（如手柄、触控屏、VR 头显）实现对虚拟对象的操控。

3. 实时反馈　根据用户操作，系统即时生成视觉、听觉或力反馈信号，模拟真实人体反应（如流血、器官运动）。

（二）动态调整

系统通过 AI 分析操作数据，可调整难度并提供个性化学习建议。

二、技术特点

虚拟仿真技术在医学教育中展现出独特的技术优势，主要包括以下几个方面。

（一）沉浸性

提供高度逼真的医学场景，学生通过头戴式 VR 设备或沉浸式屏幕进入虚拟手术室或病房。沉浸式体验让学生身临其境地感受医疗场景中的复杂动态，有助于缓解进入真实临床环境时的心理压力。

176

（二）交互性

学生能够与虚拟设备、虚拟患者进行多维互动。例如，在虚拟手术训练中，学生可通过手柄"握住"手术器械，进行精确切割和缝合。一些系统支持多人协作，学生和教师可共同完成虚拟操作任务，提高团队协作能力。

（三）安全性

避免了学生操作失误对真实患者可能造成的风险，特别是在高风险手术或诊疗中，如气管切开术、肝脏移植术等。

（四）可重复性

学生可以反复进行操作练习，无需担心实验材料消耗或时间限制。例如，一个虚拟病例可供学生多次练习不同的诊疗方案。

（五）成本效益高

虽然前期设备投入较大，但长期使用中大幅降低了耗材成本和动物实验的伦理压力。

三、应用场景

虚拟仿真技术已在医学教育的多个领域得到了广泛应用，主要包括以下几个方面。

（一）临床技能训练

1. 手术训练：如虚拟腹腔镜手术系统，让学生在虚拟环境中练习手术技能，并在无风险的情况下熟悉解剖结构和操作流程。

2. 介入治疗：如虚拟心血管介入手术训练，学生可以模拟导管置入过程，熟悉血管路径和复杂操作技巧。

（二）解剖学教育

虚拟解剖系统提供全三维人体结构，学生可以通过放大、旋转等操作深入了解各器官的形态、位置和功能关系。动态演示心脏搏动、肺部呼吸等生理现象，帮助学生建立空间感和动态理解。

（三）疾病诊断与病例分析

提供虚拟患者数据库，包括常见和罕见病种的详细病例。学生通过分析虚拟影像（如CT、MRI）和实验数据，完成疾病诊断。系统模拟患者的动态变化，如心率加快、血压升高，帮助学生实时调整诊疗策略。

（四）医患沟通训练

利用虚拟患者模拟不同类型的患者性格和情绪反应（如焦虑、愤怒、配合度低等），使学生在练习诊断技能的同时，也可提升与患者沟通的技巧和应变能力。

四、技术发展趋势

虚拟仿真技术正在快速发展，以下趋势将进一步推动其在医学教育中的应用。

（一）智能化

结合人工智能技术，虚拟患者可实时响应学生操作，并根据诊疗过程生成智能反馈。例如，系统能提示学生注意遗漏的关键步骤。

（二）多感官集成

加入触觉反馈设备，使学生能够感知器官组织的硬度、弹性和阻力，进一步提高仿真体验的真实感。

（三）云端共享

借助云计算技术，实现跨院校资源共享，学生可以随时随地访问虚拟实验室进行学习。

（四）低成本普及化

随着硬件设备成本的下降，虚拟仿真技术的应用将逐步普及至医学院校。

第二节　模拟仿真技术概述

一、定义与基本原理

（一）定义

模拟仿真技术是一种利用高仿真模型和专业设备，结合计算机控制与传感技术，构建逼真的医疗场景，使学生在可控环境中完成临床技能训练的教学方法。与虚拟仿真技术相比，模拟仿真技术更注重对真实物理反馈的呈现，如组织触感、器官弹性、手术操作力道等，为学生提供真实感强的操作体验。

（二）工作原理

1. 硬件设备　采用解剖学精确的高仿真模型，模拟人体解剖结构和生理功能，如人工心肺、气道模型等。

2. 软件系统　通过控制程序精确模拟人体的生理反应，例如出血、心跳、呼吸变化等。

3. 数据采集　传感器记录学生操作的力度、角度和速度，并生成实时反馈，帮助学生纠正操作错误。

4. 多媒体演示　结合音频、视频和动画展示实验中的动态变化，如组织切割后的断面形态或器官活动状态。

二、技术特点

（一）高仿真度

1. 外观还原　模拟模型的外观和触感接近真实人体，器官表面的纹理、颜色与实际解剖结构相符。

2. 生理功能模拟　例如高仿真气道模型不仅能用于插管训练，还能模拟气道阻塞、咽喉痉挛等复杂情况。

（二）动态响应

通过软硬件联动，模型可根据学生的操作实时反应。例如，在静脉穿刺时，模型会模拟血液回流现象；在心肺复苏时，模型会根据按压深度改变心跳或呼吸参数。

（三）多学科适用性

可应用于外科、内科、妇产科、护理等多个学科。例如，外科可以使用腹腔镜手术训练器，护理学可以通过注射模型练习基础技能。

（四）模块化设计

模拟设备通常采用模块化设计，便于更换不同器官模块或添加新功能。例如，一个多功能人形模型可以同时支持心肺复苏、导尿术和胸腔穿刺操作。

（五）可视化评估

系统实时记录学生的操作数据，如动作轨迹、用力情况和操作时间，生成量化报告，为教师提供客观评估依据。

三、应用场景

模拟仿真技术广泛应用于医学教育的多个领域。

（一）基础技能训练

1. 静脉穿刺　通过仿真手臂模型，学生可在皮肤下触摸到静脉并完成穿刺，模型还能模拟血管塌陷等情况。

2. 导尿术　利用高仿真泌尿系统模型，学生可练习正确插管方法并了解解剖路径。

（二）高级临床技能训练

1. 腹腔镜手术　通过模拟器练习抓取、切割、缝合等手术操作，提高学生在小空间内操作器械的能力（图 7-2-1）。以下是其使用说明。

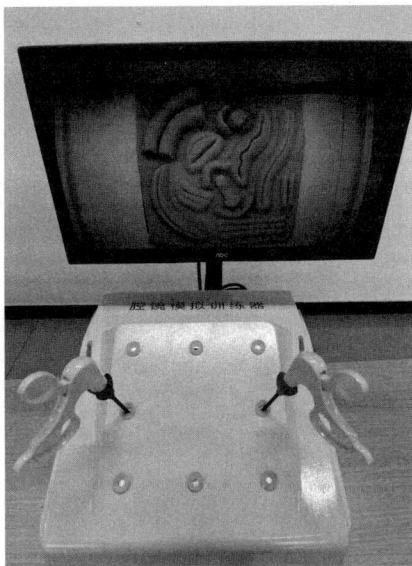

图 7-2-1　腹腔镜手术模拟训练系统

（1）设备组成：腹腔镜模拟训练器通常由模拟器、彩色自动变焦摄像一体机、液晶彩色显示器、手术器械（如抓钳、剪刀、分离钳、持针器等）、操作仿真模型模块等组成。部分训练器还配备开关电源、灯光、不锈钢箱体及电器箱等。

（2）安装步骤

1）打开模拟器前后上盖及摄像机室小方桶盖，清除内部填充物，然后盖好上盖。

2）一般将显示器放在模拟器的右侧，用视频线连接两者，视频线一端连接模拟器视频线插座，另一端插入显示器输入接口。

3）需注意手持摄像机与箱体内固定摄像机不可同时使用。

4）将模拟器和监视器的三插接头电源线插入电源插座，接线可参考电器接线图。

（3）操作前准备

1）摘除摄像机镜头盖，打开监视器和模拟器电源开关，此时指示灯亮起，在显示屏上会显示模型图像。

2）调节图像：可以用上盖板左上方的四个小按键进行操作，右侧两个上下键用于调节图形大小，左侧两个上下键为调整清晰度（对焦）；也可以打开小方桶盖（向上拔起），用摄像机上面板的五个小按钮调节图形大小和图像清晰度，中心小按钮是菜单，还可调整镜头方向摄取模型的部位。

（4）训练项目及操作方法

1）手眼协调训练

方法一：在训练箱内放入两个塑料盘子，其中一个盘子里装有许多黄豆大小的橡胶颗粒、塑料颗粒或花生等物品，在监视器屏幕显示下，用抓钳将盘子中的物品逐个钳夹到另一个盘子里。操作中不可随意碰撞周围，尽量做到稳、准、轻、快。扶镜者需根据手术训练者操作的部位，随时调整镜头及焦距，使术野图像始终保持清晰、准确。

方法二：在训练箱内放入画有图形折叠好的画纸，用抓钳先将画纸打开，再用组织钳将图形剪下。

方法三：在训练箱底板上放置一小撮黄豆和一个窄口瓶，分别用左右手持抓钳将黄豆逐一移入窄口瓶内，还可调整黄豆与窄口瓶的相对位置，进一步训练准确的定位技能。

2）定向适应训练：在训练箱泡沫板上按入针头或钉子，用抓钳将橡皮筋在各针头上有目的地进行缠绕，或用丝线完成类似操作，反复练习以提高腹腔镜操作的定向能力。

也可在训练箱内放入钉有木钉的木板，用抓钳将橡皮筋在各个木钉上有目的地进行缠绕。

3）缝合打结训练：将洗净的动物组织固定在箱内的泡沫板上，用持针器、分离钳进行缝合打结训练，训练如何正确使用持针器，并选择正确进针位置，掌握临床各种打结方法，如单结、方结、外科结等，以及体内缝合技能，如连续缝合、间断缝合。

还可将一块中央椭圆形空心的长方形胶片放置在训练箱底板，进行简单对合缝合，并打结，打结时可让另一学员充当助手角色，协助固定线结以及剪除线尾。熟练掌握简单对合缝合后，可进一步学习连续缝合。

4）组织分离训练：在训练箱内放入香蕉、葡萄、桔子、带皮的鸡肉或橡胶等，用抓钳、剪刀、分离钳、电钩等器械进行钝性、锐性分离训练。

5）施夹训练：腹腔镜手术中会经常应用钛夹、银夹来钳夹组织或止血，可通过在暗箱内训练钳夹器的使用，训练在复杂环境下安全钳夹血管或胆管。

6）模拟胆囊切除训练：选用带胆囊的猪肝，放入训练箱，安置好电刀电极，按照人体胆囊切除的程序，进行胆囊切除训练。

（5）使用后处理：训练结束后，关掉电源，拔掉电源线。对手术器械进行清洁、消毒，妥善保管训练器及相关配件，以便下次使用。

2. 心血管介入 学生可在模拟导管操作系统中完成导管插入、定位、支架置入等复杂操作。

3. 急救技能训练

（1）心肺复苏术（CPR）：学生通过高仿真模型练习按压深度、按压频率和气道管理。模型会实时反馈学生按压是否到位、人工呼吸量是否正确。

（2）创伤处理：使用模拟模型完成包扎、止血、固定和输液等创伤护理操作。

4. 高风险操作演练 通过高仿真模型，学生可在低风险环境中练习气管切开、心脏穿刺等高风险操作，熟悉操作步骤和应急处理。

5. 团队协作训练 通过多学科团队协作模拟，学生可在复杂病例演练中提高团队沟通能力和临床决策能力。例如，急诊室模拟中医生、护士和麻醉师分工协作完成抢救任务。

四、技术发展趋势

（一）智能响应与个性化反馈

未来的模拟模型将结合人工智能，提供更智能的响应功能。例如，模型可以根据学生的操作生成定制化的改进建议，甚至"学习"学生的操作习惯以提升训练效果。

（二）多感官体验升级

增强对视觉、触觉、听觉的全方位模拟。例如，通过触觉反馈设备，让学生在手术中感知不同组织的硬度差异。

（三）远程协作与云端共享

模拟仿真设备与云平台结合，支持跨地域教学和协作，学生可通过互联网远程参与模拟实验。

（四）与虚拟仿真技术融合

将模拟仿真与虚拟仿真结合。例如，学生在虚拟现实中完成诊断后，可通过高仿真模型完成后续手术操作（图 7-2-2）。

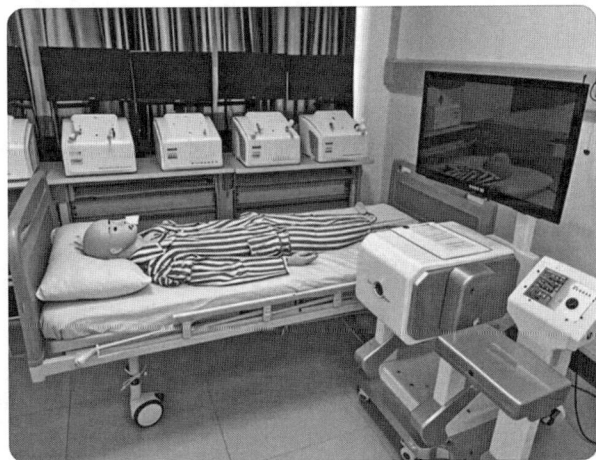

图 7-2-2 高仿真模型

第三节 虚拟仿真与模拟仿真实验操作的设计与实施

一、实验设计原则

（一）目标导向性

实验设计应围绕教学目标展开，明确学生需要掌握的技能和知识点。例如，虚拟解剖实验的目标是让学生掌握人体主要器官的位置和功能，而模拟手术实验的目标是培养学生的手术技能和问题处理能力。

（二）层次性与进阶性

1. 初级层次　设计简单的单一技能实验，例如使用静脉穿刺模型练习血管定位与注射。

2. 中级层次　结合多个技能点的综合实验，例如在急救实验中同时练习心肺复苏、静脉输液和气道管理。

3. 高级层次　面向复杂的病例模拟，例如通过多学科团队协作完成急性心肌梗死患者的抢救任务。

（三）评估与反馈机制

每次实验设计应包含定量和定性评估指标。例如，学生完成模拟气管插管操作后，系统根据插管时间、准确率和生理反应进行评分；教师根据观察结果补充主观评价。

二、实验操作流程

（一）准备阶段

1. 设备与场地准备　确保仿真实验设备正常运行，测试软件版本是否符合实验需求，并检查耗材是否充足（如注射器、模型附件）。

2. 学生分组与任务分配　根据实验内容分配任务，例如小组内一人负责操作，另一人负责记录数据，第三人负责总结并报告。

3. 实验前教学　教师通过 PPT 或短视频演示实验步骤，明确实验目标和评分标准，同时解答学生疑问。

（二）实验阶段

1. 独立操作与团队协作　学生根据任务指引完成实验。例如，在模拟急救实验中，学生需完成胸外按压、气道开放和药物注射等操作；在虚拟病例分析中，学生需独立进行诊断并设计治疗方案。

2. 实时指导与纠错　在操作过程中，教师可根据学生的表现给予即时反馈。仿真设备会自动提示操作错误，例如未能正确插入导管时，模型可能发出报警音或显示缺氧症状。

（三）实验后反馈

1. 数据记录与生成报告　实验完成后，系统自动生成操作报告，记录学生的实验过程数据（如操作时间、用力大小、错误次数等）。

2. 总结与讨论　教师通过案例分析总结实验重点，学生需阐述实验过程中遇到的问题及改进措施。例如，在模拟手术实验中，学生可能会讨论切割时未能避开重要血管的问题。

三、案例示范

（一）虚拟仿真实验案例

1. 实验名称　胆囊切除术虚拟操作。

2. 实验目标　让学生熟悉胆囊解剖位置，掌握器官分离与血管结扎的基本技能。

3. 实验流程

（1）启动虚拟手术系统并进入"胆囊切除术"场景（图 7-3-1）。

（2）熟悉操作手柄：操作手柄模拟了真实手术器械的功能，在开始训练前，先熟悉手柄的各个按键和操作方式。例如，通过手柄的不同动作实现器械的抓取、释放、切割、缝合等操作。

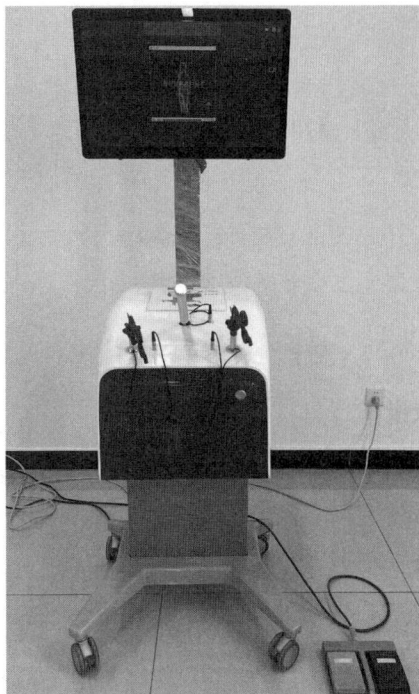

图 7-3-1　虚拟仿真手术系统

（3）开始训练：进入所选的训练场景后，按照系统提示进行手术操作。在操作过程中，要注意观察显示屏上的虚拟手术场景，包括器官的位置、形态和周围组织的情况。同时，根据手术的进展和需要，合理使用操作手柄和脚踏板。

（4）遵循手术步骤：严格按照真实手术的步骤进行操作，如切开皮肤、分离组织、处理血管、切除病变器官等。在每个步骤中，要注意操作的准确性和规范性，避免对周围组织造成不必要的损伤。

（5）应对突发情况：训练系统可能会设置一些突发情况，如出血、器官损伤等，需要及时采取相应的措施进行处理。这有助于提高应对紧急情况的能力和手术的应变能力。

（6）完成训练：当完成手术操作后，系统会自动对训练结果进行评估，包括手术时间、操作准确性、出血量等指标。可以查看评估报告，了解自己的训练表现和不足之处。

（二）模拟仿真实验案例

1. 实验名称　高仿真气道插管训练。

2. 实验目标　让学生掌握正确的气道开放和插管技术。

3. 实验流程

（1）准备高仿真气道模型，学生检查设备并选择合适的导管尺寸。

（2）模拟患者出现呼吸窘迫，学生迅速进行插管操作。

（3）模型实时反馈插管是否正确（如显示气道阻力下降或患者"恢复正常呼吸"）。

（4）实验完成后系统生成操作报告，包括插管时间、成功率等数据。

第四节　虚拟仿真与模拟仿真实验的优点与局限

一、优点

1. 安全性　避免对真实患者的潜在伤害。
2. 可控性　教学环境和实验内容完全可控，适合标准化教学。
3. 重复性　学生可以反复练习直至掌握技能。
4. 数据化评估　每次实验都可以通过记录详细数据进行精准分析。

二、局限性

1. 设备成本高　高仿真设备和虚拟软件开发费用较高。
2. 技术依赖性　若设备出现故障，可能影响实验进度。
3. 真实感不足　即使高仿真设备，也难以完全模拟临床实践中的复杂情况。
4. 学生的适应问题　部分学生可能对新技术的适应能力较低。

三、展望与发展方向

　　虚拟仿真与模拟仿真实验操作为医学教育提供了全新思路。通过技术的不断进步与教学模式的优化，它们将成为培养医学人才的重要工具。未来，在结合 AI、大数据和远程教育等领域的发展下，虚拟仿真与模拟仿真实验将进一步推动医学教育的现代化与国际化。

　　1. 技术整合与智能化　结合 AI 实现个性化教学，根据学生的学习进度和表现，动态调整实验难度。利用机器学习技术优化仿真反馈，使虚拟患者的反应更加智能。

　　2. 虚拟与真实结合　提倡"虚实结合"模式，先在虚拟环境中熟悉操作步骤，再通过模拟仿真设备强化真实感。

　　3. 远程教学应用　学生可以通过网络进行虚拟实验，还可以建立跨院校共享的虚拟实验资源库，甚至能进行国际化合作。

12检